徐梓辉　周芳　路臻　主编

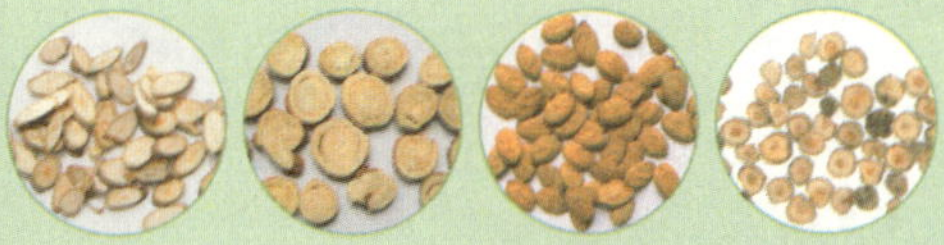

千家妙方

彩图版

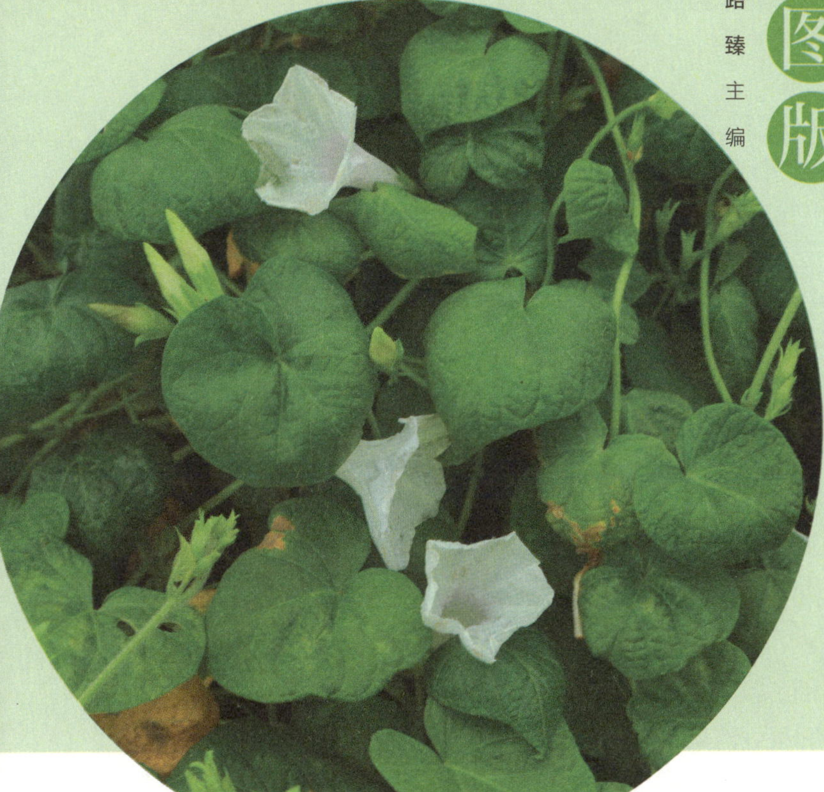

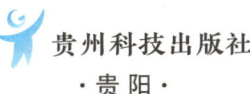

贵州科技出版社
·贵阳·

图书在版编目（CIP）数据

千家妙方：彩图版 / 徐梓辉，周芳，路臻主编． 贵阳：贵州科技出版社，2024.8． -- ISBN 978-7-5532-1347-7

Ⅰ．R289.5

中国国家版本馆 CIP 数据核字第 2024ZT5060 号

千家妙方　彩图版
QIANJIAMIAOFANG CAITUBAN

出版发行	贵州科技出版社
地　　址	贵阳市中天会展城会展东路 A 座（邮政编码：550081）
网　　址	https://www.gzstph.com
出 版 人	王立红
策划编辑	李　青
责任编辑	伍思璇
封面设计	黄　辉
版式设计	徐曼曼
经　　销	全国各地新华书店
印　　刷	三河市兴达印务有限公司
版　　次	2024 年 8 月第 1 版
印　　次	2024 年 8 月第 1 次
字　　数	209 千字
印　　张	12
开　　本	787 mm×1092 mm　1/16
书　　号	ISBN 978-7-5532-1347-7
定　　价	69.00 元

《千家妙方 彩图版》编委会

主　　编　徐梓辉　周　芳　路　臻
副 主 编　谢　宇　刘志杰　王鹏飞　宁迪敏　刘元庆
编　　委　（按姓氏笔画排序）

　　　　　　马　楠　王　庆　王　俊　王忆萍　王丽梅
　　　　　　王郁松　王梅红　卢　军　卢立东　叶　红
　　　　　　冯　倩　吕凤涛　齐　菲　孙　宇　李　惠
　　　　　　李建军　李俊勇　李海霞　杨冬华　肖　卫
　　　　　　余海文　邹智峰　张　坤　陈朝霞　周　芳
　　　　　　郑小玲　赵卓君　赵梅红　耿赫兵　莫　愚
　　　　　　徐　娜　高楠楠　黄　红　董　萍　蒋红涛
　　　　　　谢　言　戴　军　戴　峰　鞠玲霞　魏献波
图片摄影　谢　宇　周重建　裴　华

前言

"妙方"特指在民间流传已久、常见于历代医学著作的有奇效的药方。它是中医学的重要组成部分。不少妙方流传已有数千年历史,经久不衰,因其药源易得、价格低廉、易学易推广一直受到广大群众的青睐。第一,求医在古代不是一件容易的事,可能要走很远的路才能请到大夫,而一些妙方用药简单、药材易寻,对其有一定了解就可自行采药治病。第二,求医问药的费用一般来说是较高的,而找一些妙方治病,往往"花小钱办大事"(前提是必须在专业医生的指导下使用)。第三,对于一些疑难杂症,现代医学目前没有较好的治疗方法,而一些妙方在治疗这些疑难杂症病方面往往能收到意想不到的效果,因此有"小小妙方治大病"之说。

当然,对妙方的质疑声也一直存在,一些人认为它不能治病,尤其是在医学发达的今天。妙方能否治病、是否科学,都要看实际疗效。妙方有的传承了数十年、上百年,有的则传承了上千年,是经过实践检验的,但妙方的疗效会因时令、地域和个人身体状况的不同而有所差异。因此,我们要理智看待对妙方的质疑声,也要谨慎使用妙方。

为了让妙方更好地造福人民,也为了传承中华优秀传统文化,我们特别聘请了中医学专家成立了编委会,搜集、整理了散见于民间的妙方,辑成《千家妙方 彩图版》一书。本书按消化系统、循环系统、神经系统、运动系统、内分泌系统、泌尿生殖系统等把各种常见疾病分门别类,然后列出医治的妙方,力求做到分类清晰,一目了然,便于读者查阅。

中医学有"阴、阳、表、里、寒、热、虚、实"八纲，讲究辨证施治。基于此，专家组在编辑本书过程中对每种常见疾病都有一个简洁的介绍，指出其发病机理、主要症状等，使读者对每种疾病有一个大概的了解，为下一步正确选方用药打好基础。每种疾病都介绍了多种妙方，每方从成分、制法、用法、功效等方面来详细介绍。如此细致入微的讲解是非常有必要的，因为即使是同一种疾病，因个人体质等的不同病症症状表现也会不同。就拿感冒来说，在中医学上，感冒有风寒感冒、风热感冒、暑湿感冒等之分；有发热的，也有不发热的。小儿感冒和成年人感冒的表现等也不相同。只有明辨病因，选对妙方，才能药到病除，否则极可能耽误病情，引起疾病恶化。

妙方中涉及国家重点保护植物和动物等的，为呈现原方，书中不做改动，可用人工培育的或其他药物代替。同时，本书内容仅供您参考，所列妙方请在医师指导下使用，如果病情严重或持续不退，我们还是建议您及时就医，以免延误病情。另外，书中还穿插了"知识链接"板块，内容多为疾病的护理常识、患者注意事项等，体现了中医学"治未病""科学养生"等思想。

本书编委会
2024年春

目录

第一章 消化系统疾病的防治妙方 ... 001

- 消化不良 ... 002
- 胃炎 ... 003
- 消化性溃疡 ... 007
- 胃下垂 ... 008
- 胰腺炎 ... 009
- 脂肪肝 ... 012
- 肝硬化 ... 014
- 胆囊炎 ... 016
- 胆结石 ... 018
- 阑尾炎 ... 020
- 痢疾 ... 022
- 便秘 ... 024
- 痔疮 ... 027
- 肛裂 ... 030
- 肛瘘 ... 032
- 食管癌 ... 033
- 胃癌 ... 036
- 肝癌 ... 038
- 肠癌 ... 041

第二章　循环系统疾病的防治妙方 ············ 043

- 偏头痛 ·· 044
- 高血压 ·· 046
- 低血压 ·· 048
- 高脂血症 ·· 050
- 动脉粥样硬化 ·· 053
- 心悸 ··· 054
- 冠心病 ·· 057
- 病毒性心肌炎 ·· 060
- 贫血 ··· 062
- 白细胞减少症 ·· 064
- 白血病 ·· 065

第三章　神经系统疾病的防治妙方 ············ 069

- 失眠症 ·· 070
- 自汗、盗汗 ··· 072
- 阿尔茨海默病 ·· 074
- 面瘫 ··· 076
- 神经官能症 ··· 078
- 三叉神经痛 ··· 079
- 坐骨神经痛 ··· 082
- 中风 ··· 084
- 中暑 ··· 085
- 神经性皮炎 ··· 087

第四章　运动系统疾病的防治妙方 ············ 089

- 颈椎病 ·· 090
- 肩关节周围炎 ·· 092
- 骨质疏松症 ··· 095
- 骨质增生 ·· 096
- 腰肌劳损 ·· 098

腰椎间盘突出症 …………………………………… 099
　　风湿性关节炎 ……………………………………… 101
　　类风湿性关节炎 …………………………………… 102

第五章　内分泌系统疾病的防治妙方 ………… 105
　　痛风 ………………………………………………… 106
　　肥胖 ………………………………………………… 107
　　糖尿病 ……………………………………………… 109
　　甲状腺肿 …………………………………………… 110

第六章　泌尿生殖系统疾病的防治妙方 ………… 113
　　遗尿 ………………………………………………… 114
　　前列腺增生 ………………………………………… 118
　　前列腺癌 …………………………………………… 119
　　肾炎 ………………………………………………… 121
　　肾结石 ……………………………………………… 122
　　阳痿 ………………………………………………… 124
　　弱精子症 …………………………………………… 125
　　疝气 ………………………………………………… 127
　　乳腺增生 …………………………………………… 128
　　月经不调 …………………………………………… 130
　　痛经 ………………………………………………… 131
　　闭经 ………………………………………………… 133
　　阴道炎 ……………………………………………… 134
　　子宫颈炎 …………………………………………… 136
　　子宫脱垂 …………………………………………… 138
　　子宫肌瘤 …………………………………………… 139
　　习惯性流产 ………………………………………… 141
　　产后出血 …………………………………………… 142
　　产后恶露不下 ……………………………………… 144
　　不孕症 ……………………………………………… 145

第七章 感觉器官疾病的防治妙方 …………… 147

- 皮肤瘙痒 …………………………………… 148
- 脂溢性皮炎 ………………………………… 149
- 接触性皮炎 ………………………………… 150
- 水痘 ………………………………………… 151
- 痤疮 ………………………………………… 153
- 黄褐斑 ……………………………………… 154
- 雀斑 ………………………………………… 155
- 单纯疱疹 …………………………………… 156
- 带状疱疹 …………………………………… 157
- 湿疹 ………………………………………… 159
- 荨麻疹 ……………………………………… 160
- 扁平疣 ……………………………………… 161
- 寻常疣 ……………………………………… 162
- 斑秃 ………………………………………… 163
- 臭汗症 ……………………………………… 164
- 丹毒 ………………………………………… 165
- 冻疮 ………………………………………… 167
- 银屑病 ……………………………………… 169
- 白癜风 ……………………………………… 171
- 皲裂 ………………………………………… 172
- 口臭 ………………………………………… 174
- 牙周炎 ……………………………………… 175
- 青光眼 ……………………………………… 177
- 白内障 ……………………………………… 178
- 耳鸣、耳聋 ………………………………… 179
- 中耳炎 ……………………………………… 180

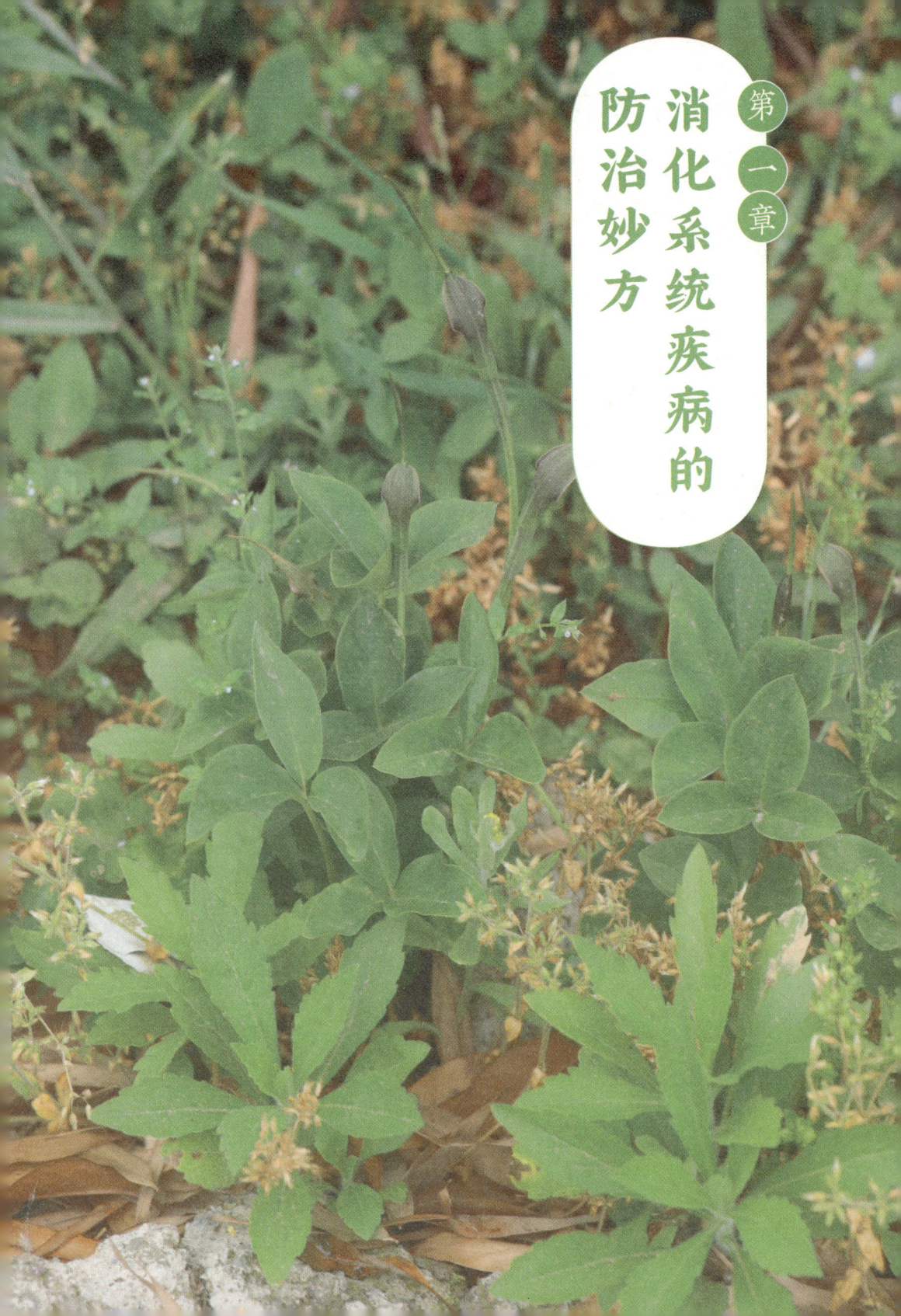

第一章 防治消化系统疾病的妙方

消化不良

消化不良是由胃动力障碍引起的疾病。临床上其主要症状为上腹痛、早饱、腹胀、嗳气。上腹痛多无规律，只有部分患者与进食有关，表现为饱痛，或进食后缓解，或餐后半个小时又出现疼痛。早饱是进食后不久即有饱腹感，使人再也吃不下更多食物。腹胀可呈持续性，或在进餐后加重，同时伴有嗳气。另外，一些功能性消化不良患者还会出现失眠、焦虑、抑郁等症状。

消化不良的防治妙方有以下几种。

橘枣饮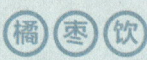

鲜橘皮10克（或干品3克），大枣10枚。先将大枣放入锅内炒焦，然后与橘皮同放入杯中，加沸水冲泡10分钟即成。饭后代茶饮。此方可调中醒胃，适用于消化不良等。

无花果饮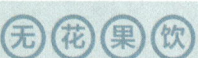

干无花果2个，白糖适量。将干无花果切碎并捣烂，放入锅内炒至半焦，加入白糖冲沏。代茶饮。此方可开胃，助消化，适用于脾胃虚弱导致的消化不良。

山楂丸

山楂、怀山药各250克，白糖100克。将山楂、怀山药晒干，后研成碎末，与白糖混合，炼蜜为丸，丸重15克。每日3次，每次1丸，以温开水送服。此方可补中化积，开胃健脾，适用于脾胃虚弱导致的消化不良。

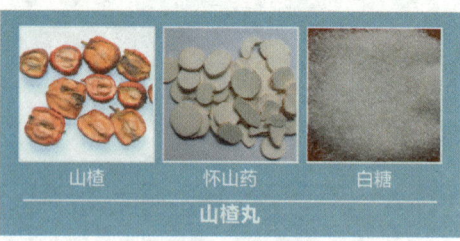

山楂　怀山药　白糖
山楂丸

消痞汤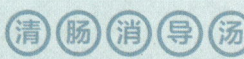

半夏、黄芩、党参各6克，甘草、黄连、陈皮各3克，大枣9克。水煎取汁。每日1剂，分2次服；1岁6个月以下患儿剂量减半；3日为1个疗程。此方可和中健胃，适用于小儿运动紊乱样消化不良，症见小儿每餐进食一半即腹部饱胀不适、上腹部稍膨隆、肠鸣音减弱、舌质淡红、苔薄黄。

清肠消导汤

白头翁、山楂各6克，砂仁、炙甘草各1克，香附4克，焦神曲8克，苍术炭、茯苓各5克。上药加水，浓煎200毫升。每日分多次服。此方可清肠助运，消食导滞，适用于小儿消化不良。

干姜茱萸方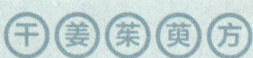

干姜、吴茱萸各30克。上药共研

为细末，装瓶备用。每次取药末6克，以温开水送服。此方可健胃消食，适用于消化不良，症见伤食吐酸水。

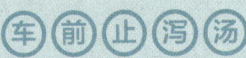

车前子6克，泽泻、茯苓、山药各5克，甘草3克。水煎取汁。口服，每日1剂。此方可健脾养胃，利湿止泻，适用于婴幼儿单纯性消化不良。

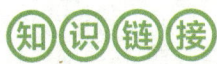

小儿消化不良的预防方法

小儿消化不良的预防方法：有母乳的妈妈可以用母乳喂养孩子，母乳中营养成分丰富，可以提高孩子的免疫力；喂奶时间一定要规律，一次不可喂得太多；等到孩子可以吃辅食时，可让孩子适量喝些米汤、菜汤等易消化的食物；断奶后也要重视孩子的饮食卫生，不让孩子吃剩饭、剩菜等；夏天晚上睡觉时要给孩子盖好肚子，防止受凉。

胃炎

胃炎是胃黏膜炎症的总称，可分为急性和慢性两类。

急性胃炎是由各种原因引起的胃黏膜的一种急性炎症反应。急性胃炎患者常伴有上腹疼痛、嗳气、恶心、呕吐及食欲减退等。其临床表现常轻重不等，但发病均急骤，并且大都有比较明显的致病因素，如暴饮暴食、大量饮酒或误食不洁食物、受凉、服药等。由药物和应激因素引起的胃炎常仅表现为呕血和黑便，一般为少量，呈间歇性，可自止，但也可发生大出血。

慢性胃炎是以胃黏膜的非特异性慢性炎症为主要病理变化的慢性胃病，病变可局限于胃的一部分，也可弥漫到整个胃部。其临床表现为胃酸减少、食欲下降、上腹不适或疼痛、消化不良等。慢性胃炎无特异性，一般可表现为食欲减退、上腹部有饱胀憋闷感及疼痛感、恶心、嗳气、消瘦、腹泻等。

中医学认为，治疗胃炎宜清热利湿，运脾和胃，疏肝健脾，理气活血，益气温中，养阴生津，通络止痛。

胃炎的防治妙方有以下几种。

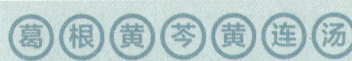

葛根、金银花、黄芩、木香各15克，黄连、厚朴各10克，神曲、山楂、麦芽各30克，甘草3克。水煎取汁。每日1剂，分2次服。此方可清热利湿，适用于属胃肠湿热证之急性胃炎，症见脘腹痞胀、恶心、呕吐、食欲减退、大便溏泻或腹泻如注、小便欠利、发热口渴、身重体倦、舌红、苔黄腻、脉滑数。

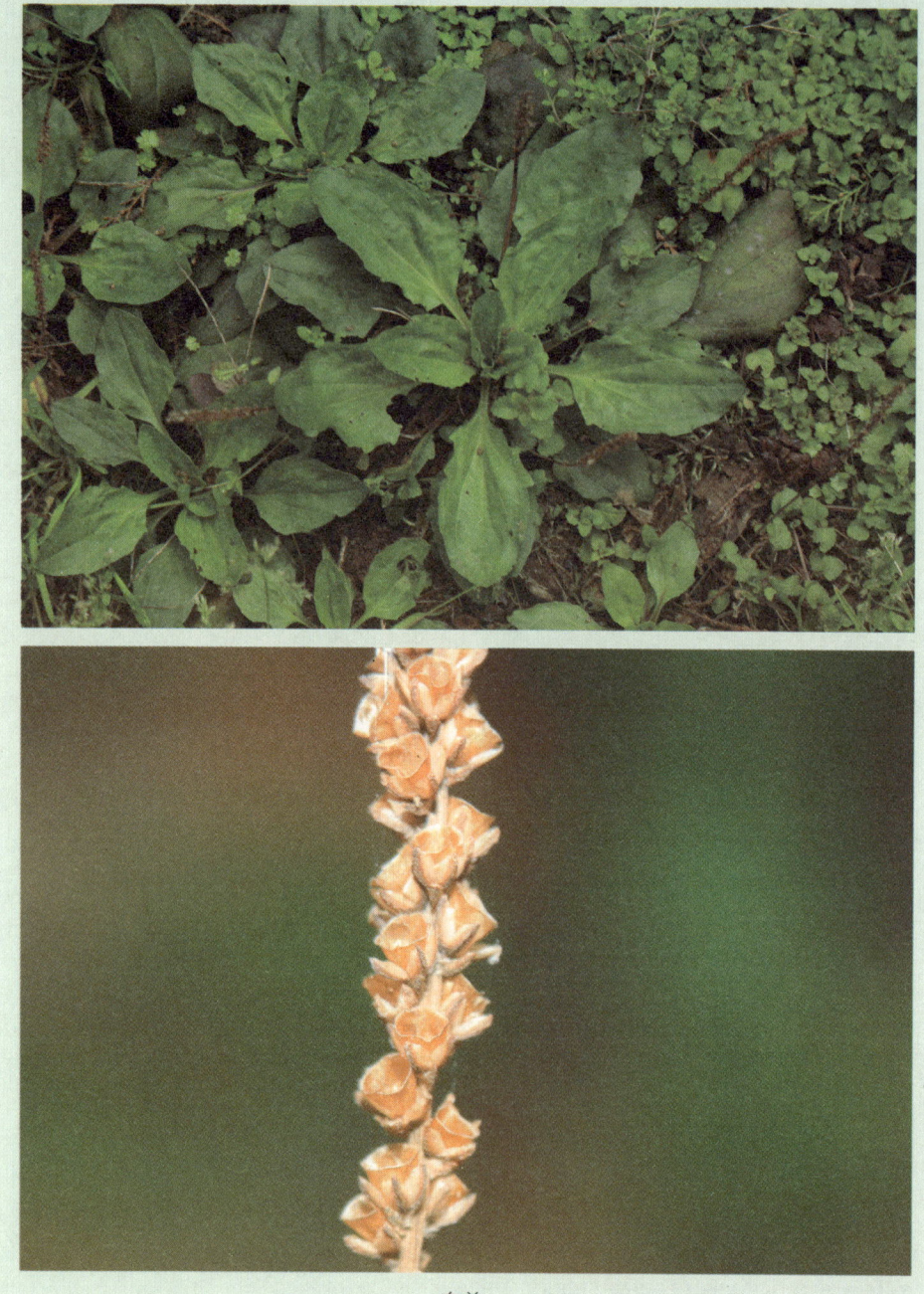

车前

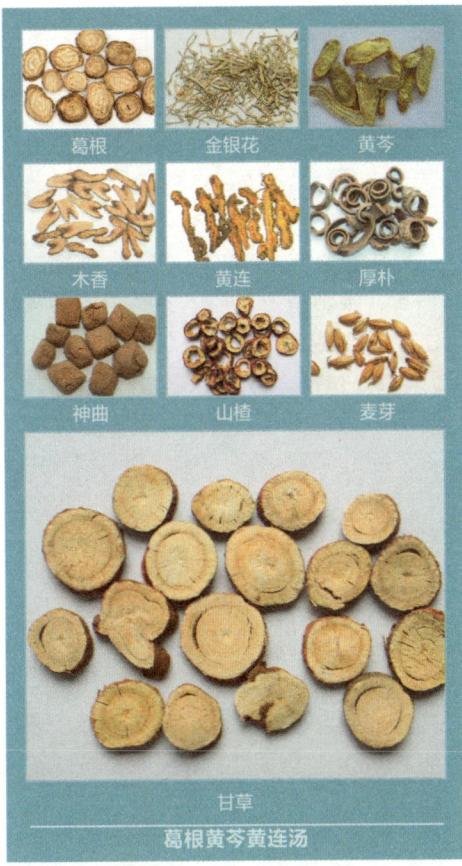

葛根　金银花　黄芩
木香　黄连　厚朴
神曲　山楂　麦芽
甘草

葛根黄芩黄连汤

镇逆汤

代赭石20克，青黛、吴茱萸各6克，半夏12克，白芍15克，龙胆草、党参各9克，生姜3片。上药浓煎取汁250毫升。每日1剂，分3次服，连服30日为1个疗程。此方可清热和胃，降逆止呕，适用于胆汁反流性胃炎。

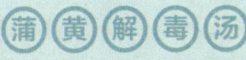

蒲黄解毒汤

黄芪100克，蒲公英、紫花地丁各30克，代赭石、丹参、百合、白芍各20克，酒大黄50克，乌药、甘草各10克。水煎取汁。每日1剂，分2次服。此方可益气健脾，清热解毒，理气通降，适用于急性糜烂性胃炎。

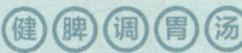

健脾调胃汤

党参、黄芪各30克，代赭石、白术、山药各15克，当归、炮姜、白芍、吴茱萸各12克，木香、乌梅炭、山楂炭、川芎、半夏各9克，黄连、甘草各6克。上药浓煎取汁250毫升。每日1剂，分3次服，连服20剂为1个疗程。此方可健脾益气，和中降逆，理气止痛，养血生肌，适用于慢性胃炎。

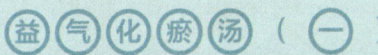

益气化瘀汤（一）

炙黄芪、徐长卿各30克，丹参、莪术、当归、赤芍、延胡索、炙木瓜各10克，砂仁3克。水煎取汁。每日1剂，分2次服，4周为1个疗程。此方可益气化瘀，适用于萎缩性胃炎伴不典型增生、肠上皮化生。

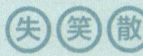

失笑散

炒蒲黄、延胡索、五灵脂、党参、炒白术、茯苓、石斛各15克，怀山药30克，田七10克，甘草5克。水煎取汁。每日1剂，分2次服。此方可化瘀，和胃，止血，适用于属瘀滞胃肠证之急性胃炎，症见脘腹刺痛、呕血、便血色暗、舌有瘀斑点、脉弦涩。

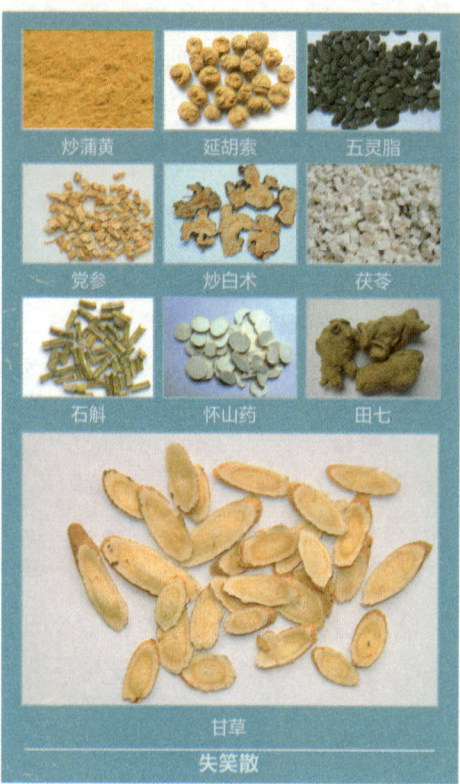

炒蒲黄　延胡索　五灵脂
党参　炒白术　茯苓
石斛　怀山药　田七
甘草
失笑散

升。每日1剂，分2次服。此方可疏肝健脾，清热解毒，适用于胆汁反流性胃炎。

保和丸

山楂20克，神曲、茯苓、连翘、枳实、莱菔子各15克，谷芽、麦芽各30克，鸡内金、半夏各10克。水煎取汁。每日1剂，分2次服。此方可消食导滞，适用于属食滞胃肠证之急性胃炎，症见脘腹胀痛、厌食、嗳腐吞酸或呕吐馊食、肠鸣下气、泻下不爽、臭如败卵、苔厚腻、脉滑或沉实。

脂胡郁黄汤

五灵脂（包煎）、延胡索、郁金各10克，大黄、甘草各6克，砂仁、厚朴各8克。水煎取汁。每日1剂，分2次服，7日为1个疗程。此方可活血，化瘀，解毒，适用于胆汁反流性胃炎。

益气化瘀汤（二）

制半夏、紫苏梗、党参、川楝子各10克，代赭石30克，大腹皮12克。水煎取汁。每日1剂，分2次服，15剂为1个疗程。此方可降逆和胃，健脾理气，适用于胆汁反流性胃炎。

疏肝降逆汤

柴胡、枳实、白术、郁金、陈皮、半夏各12克，白芍18克，黄连、栀子各9克，茯苓15克，代赭石30克，甘草6克。水煎取汁400~500毫

知识链接

胃炎患者要对症下"食"

胃炎患者七分在养，三分在治。所谓"养"，就是从饮食方面来调理。患者日常饮食要规律，定时定量，避免暴饮暴食，减轻胃肠负担；平时注重营养的补充，如热量摄入不足，可用干稀饮食搭配的加餐办法补充；宜多吃一些蛋白质、维生素含量高的食物，如鱼、瘦肉、绿叶蔬菜、

番茄、大枣等，保证机体营养摄入充分，防止贫血和营养不良。

注意食物酸碱平衡。当胃酸分泌过多时，可喝牛奶、豆浆，或吃馒头、面包来中和胃酸；当胃酸分泌减少时，可用浓缩的肉汤、带酸味的水果或果汁等来刺激胃酸分泌，帮助消化。

另外，健胃的食品也宜常吃，如木耳、牛蒡、木瓜等。

消化性溃疡

消化性溃疡指胃或十二指肠的黏膜局部被腐蚀，发生糜烂。本病发病人群主要为20～50岁的青壮年，男性患者多于女性患者，十二指肠溃疡患者又远多于胃溃疡患者。其主要症状为胃脘疼痛，痛点在上腹部正中或略偏左侧，痛如刀割或针刺，而且疼痛与进食有着直接关系。同时，患者还有嗳气、泛酸等症状。另外，消化性溃疡的发病具有一定的季节性，晚秋、冬季、初春的发病人数明显多于其他季节的发病人数。

中医学把消化性溃疡归于"胃痛""胃脘痛"范畴，认为与人无规律饮食、暴饮暴食、嗜酒过度或忧思过度、肝气失调而横逆犯胃等有关。治疗原则：补气健脾，活血化瘀，解郁疏肝，理气通络。

消化性溃疡的防治妙方有以下几种。

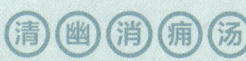

蒲公英20克，金银花、茯苓、鸡内金各15克，炙甘草、木香（后下）各10克，黄连、大黄（后下）各6克，升麻3克。上药加水煎2次，每次加水500毫升，煎至200毫升，两煎所得药汁共400毫升。每日1剂，分2次服，4周为1个疗程。此方可清胃肠积热，行气消滞，适用于胃热型溃疡，症见胃痛、胃中有灼热感。

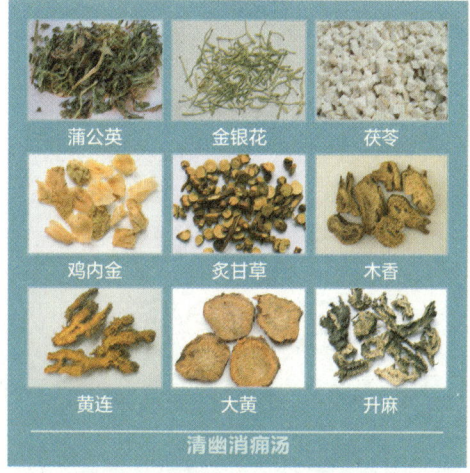

清幽消痛汤

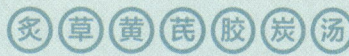

炙甘草30克，生地黄20克，黄芪、皂角刺、阿胶（烊化）、仙鹤草、海底柏、乌药、苍术各15克，蒲黄炭、茜草炭各10克。上药加水浸泡30分钟，然后煎2次，混合两煎所得药汁。每日1剂，分上、下午空腹服，4周为1个疗程。此方可补气健脾，散瘀止痛，祛腐生新，适用于消化性溃疡，症见胃痛、腹胀、嗳气频繁、泛酸等。

甘麦乌贝散

乌贼骨12克，生麦芽31克，川楝子、浙贝母、延胡索、甘松各9克，草豆蔻6克，生甘草5克。水煎取汁。每日1剂，分3次服。此方可温养脾胃，止血化瘀，理气生肌，软坚和化，适用于脾胃阳虚所致的十二指肠溃疡。

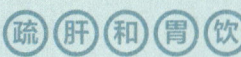
疏肝和胃饮

薤白、当归、柴胡、瓜蒌、半夏、煅瓦楞子、蒲公英各10克，枳实6克，陈皮5克，白芍15克，甘草3克。水煎取汁。每日1剂，分2次服。此方可疏肝和胃，制酸止痛，适用于肝胃不和所致的十二指肠溃疡。

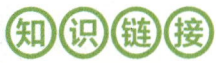
知识链接

胃溃疡患者的饮食调理

胃溃疡多是由吃饭不规律、嗜食生冷食物所致，所以治病要先改变患者日常饮食的不良习惯。患者要按规律进食，少吃多餐，吃易消化的软性食物，尽量少吃煎炸、生拌、熏制、盐腌的食物。胃溃疡会给患者带来腹痛、反酸等诸多不适，导致患者没有什么食欲，所以患者的进食速度很重要，一定要细嚼慢咽。食物只有经过牙齿反复切磨才会变得柔和，进入胃后才不会过于剧烈地刺激溃疡面。

患者日常饮食所选食物最好富含维生素、蛋白质；不宜进食脂肪，因为它难以消化，而且会刺激胆囊收缩素的分泌，抑制胃排空，不利于溃疡的愈合。

胃下垂

胃下垂是人体内脏下垂中最常见的一种疾病。正常的胃呈牛角形，位于腹腔上部。如果胃由牛角形变成鱼钩形垂向腹腔下部，且人出现食欲减退、饭后腹胀等消化系统症状，即可确诊为胃下垂。

中医学认为，胃下垂多是由于人长期饮食失节或劳倦过度，致中气下降、升降失常。患者会出现腹胀（食后加重，平卧减轻）、恶心、嗳气、胃痛（无周期性及节律性，疼痛性质与程度变化很大）等症状，偶有便秘、腹泻或交替性腹泻及便秘。患者多数为瘦长体形，还可伴有眩晕、乏力、直立性低血压、昏厥、食后胀满、头晕、心悸等症状。治疗时宜益气升陷，健脾和胃。

患者平时要积极运动，运动量可由小到大；避免暴饮暴食，日常饮食应富有营养、容易消化；适当多地摄入高热量、高蛋白、高脂肪食物，以增加腹部脂肪而托住胃体。同时，患者还要少吃多餐，减轻胃的负担；卧床时，宜头低脚高。

胃下垂的防治妙方有以下几种。

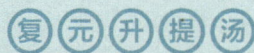
复元升提汤

生黄芪、煨葛根各30克，党参、覆盆子、金樱子、山药、茯苓各15克，莲子10克，升麻6克，鸡内金12克，芡实24克。水煎取汁。每日1剂，分2次服。此方可益肾健脾，益气升阳，适用于胃下垂。

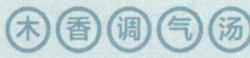
木香调气汤

木香、厚朴、大腹皮、槟榔片、枳壳、莱菔子各30克，乌药25克。水煎取汁。每日1剂，分2次服，24日为1个疗程。此方可和胃健脾，适用于胃下垂。

加味半夏泻心汤

半夏、升麻各10克，党参30克，黄连6克，干姜2克，炙甘草、三七各3克。水煎取汁。每日1剂，分3次服，饭前服，4周为1个疗程。此方可补中益气，升阳举陷，适用于胃下垂。

升提益胃汤

党参40克，炙黄芪50克，枳实、白术、附子各10克，山茱萸15克，升麻15克。水煎取汁。每日1剂，分2次服，30日为1个疗程。此方可健中益气，升阳举陷，适用于胃下垂。

升胃丸

人参30克，黄芪100克，炒枳壳、升麻各60克，鸡内金40克，防风20克，炙甘草18克。上药共研为细末，炼蜜为丸，如梧桐子大。每次服9克，每日2次，以温开水送服。此方可益气补胃，升举清阳，适用于胃下垂，症见脘腹胀满、隐隐作痛、体倦乏力、饮食无味等。

知识链接

胃下垂患者的运动疗法

胃下垂患者可采取运动疗法：在早晨起床后和晚上临睡前，仰卧床上，双脚伸直，全身放松，闭嘴用鼻慢慢吸气3~5秒。吸气过程中，有意识地将腹肌缓慢向上提缩，之后缓慢地呼气，使腹肌缓慢还原。重复此动作20次。一吸一呼之间，腹肌张力就可以得到锻炼。

另外，还要做丹田按摩运动。饭后先静坐20分钟，然后平躺到床上，闭上眼睛，冥想垂胃慢慢地回缩。之后，将手掌放于脐下丹田处，以逆时针方向缓慢、轻柔地按摩腹部半个小时。

胰腺炎

胰腺炎有急性和慢性两种。急性胰腺炎指胰酶激活导致胰腺自身消化而发生的胰腺炎症性疾病；多由胰管梗阻、感染或饮酒引起，当胰腺消化液由胰管壁及腺泡溢出后，即对胰腺组织及主管产生消化作用。慢性胰腺炎指胰腺持续性炎症，并在反复发作的情况下呈局灶性坏死和广泛纤维化病变。急性胰腺炎是常见的急腹症之一，多见于青壮年；其发病率女性高于男性（约2∶1）。急性胰腺炎主要症状是上腹部突然剧烈疼痛、恶心、呕吐、黄疸，严重者可发生休克或并发腹膜炎（高热、腹肌强直、拒按）。慢性胰腺炎主要症状是腹痛、腹包块、黄疸、脂肪泻。胰腺炎急性发作往往由饱餐高脂肪食物或大量饮酒引起。

中医学认为，治疗胰腺炎宜清热解毒，活血化瘀，调理升降，通腑泄浊。

胰腺炎的防治妙方有以下几种。

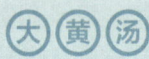
大黄汤

大黄50克。水煎取汁200毫升。轻症者每日1剂，分2次服。此方可活血化瘀，清热解毒，通里攻下，适用于急性胰腺炎。

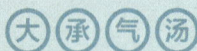
大承气汤

大黄、厚朴、黄芩、黄柏、柴胡各12克，芒硝、枳壳各10克。上药水煎取汁500毫升。每日2剂，每6小时服250毫升。此方可荡涤实热，消痞除满，适用于急性胰腺炎。

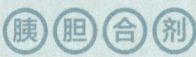
胰胆合剂

柴胡、枳实、生大黄各10克，蒲公英、丹参各30克，黄芩、赤芍、白芍、香附、郁金、生甘草各12克。水煎取汁。每日1剂，分3次服。此方可清热通腑，适用于急性水肿型胰腺炎。

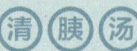
清胰汤

栀子、牡丹皮、木香、厚朴、延胡索各25克，大黄、赤芍各40克，芒硝15克。上药加水800毫升，煎后取汁约500毫升。轻症者每日1剂，分2次服。此方可清热解毒，理气活血，通里攻下，适用于急性胰腺炎。

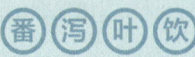
番泻叶饮

番泻叶适量。每次取番泻叶5～10克，泡水300～500毫升。频服，首次大便后改为每日服2～3次，每次5克，保持大便每日3～5次。此方可泻下通便，消炎止痛，适用于急性水肿型胰腺炎。

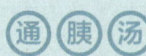
通胰汤

柴胡、郁金、厚朴各15克，黄连、半夏、枳实、木香、芒硝（冲服）各10克，大黄（后下）20克，蒲公英30克。水煎取汁。轻症者每日1剂，分2次服。此方可清热化湿，通里攻下，理气止痛，适用于急性胰腺炎。

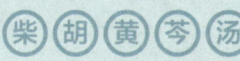
柴胡黄芩汤

柴胡、黄芩、半夏各9克，白芍15克，枳实、大黄各10克，芒硝12

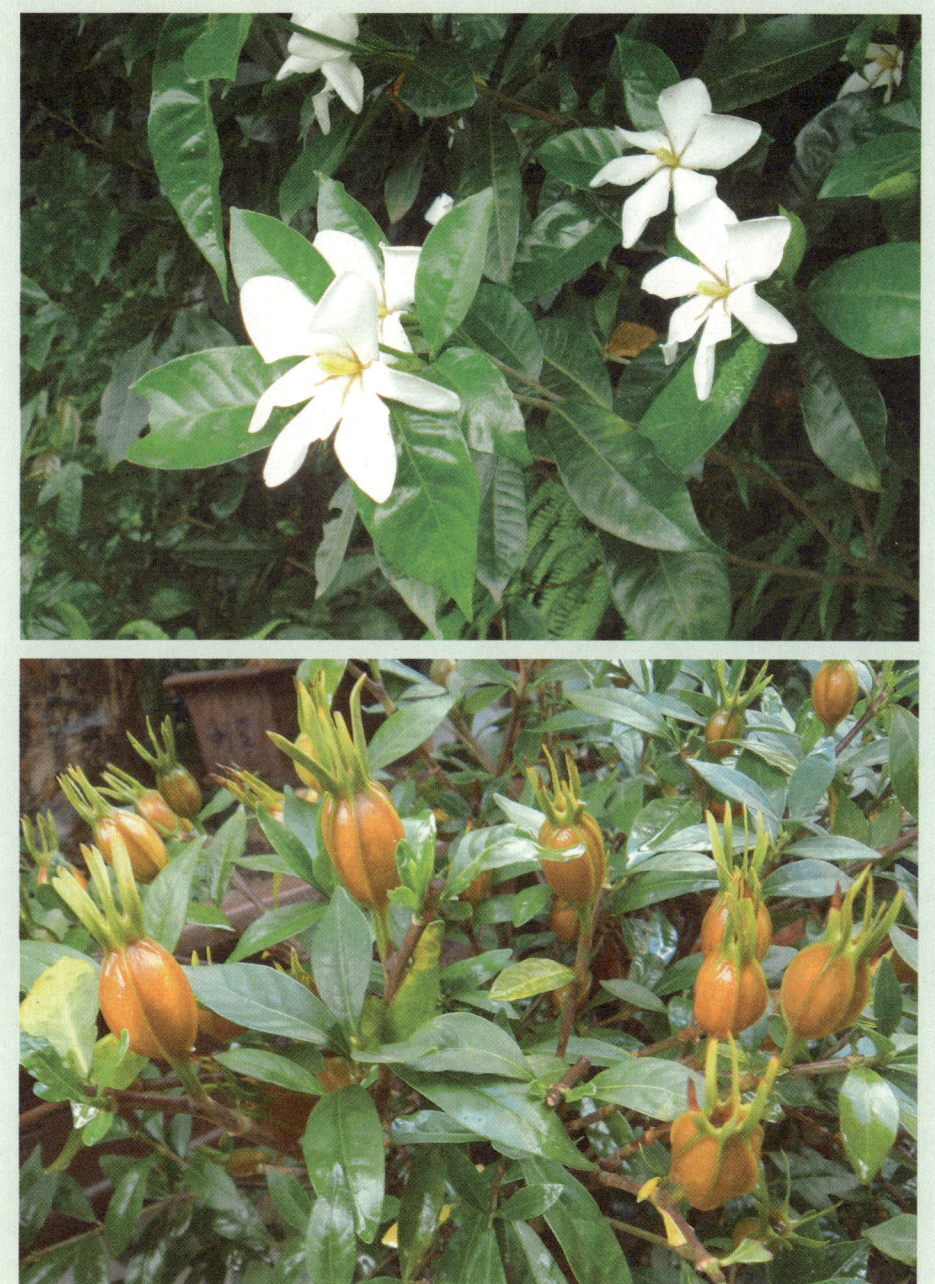

栀子

克,甘遂3克。水煎取汁。轻症者每日1剂,分2次服;重症者每日2剂,各煎2次,分3~4次服。此方可和解通下,清热逐水,适用于急性胰腺炎。

爽。脉沉或沉滑,舌质偏暗,苔多见白腻。治疗时宜清热利湿,行气活血,化痰降浊,疏肝利胆。

脂肪肝的防治妙方有以下几种。

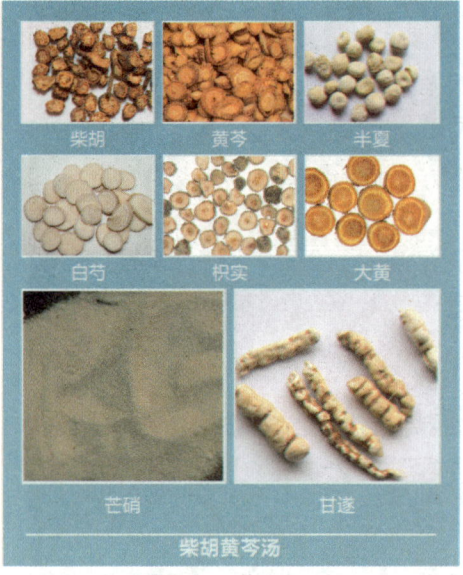

柴胡黄芩汤

脂肪肝

脂肪肝以肝脏中性脂肪异常蓄积和弥漫性肝细胞脂肪变性为病理特征。根据肝细胞内脂滴大小不同,又可分为大泡型脂肪肝和小泡型脂肪肝两大类。引起脂肪肝的原因很多,其中肥胖是一个重要原因;营养素摄入不足、酗酒、糖尿病、肝炎患者吃糖过多等都可引起脂肪肝。

中医学认为,脂肪肝临床主要症状为短期内体重迅速增加,食欲亢进,肢体沉重,大便溏薄则黏滞不

参芪茵陈汤

丹参、黄芪、茵陈各30克,柴胡、当归、鸡血藤各15克,白术、牛膝、泽泻、山楂、枸杞子、淫羊藿、枳壳、黄皮各10克,生大黄(后下)9克。水煎取汁。每日1剂,分2次服,连服2~4个月为1个疗程。此方可健脾补肾,活血通络,行气化湿,适用于脂肪肝。

降脂益肝汤

泽泻20~30克,生何首乌、决明子、丹参、黄精各15~20克,生山楂30克,虎杖12~15克,大荷叶15克。水煎取汁。每日1剂,分2次服,连服4个月为1个疗程。此方可清热利湿,活血化瘀,适用于脂肪肝。

人参枸杞子饮

人参2克,枸杞子30克,粟米100克。将人参晒干或烘干后研成极细末,备用。将枸杞子和粟米淘洗干净,放入砂锅,加适量水,先用大火煮沸,再改用小火煨40分钟,并于粟米将熟时加入人参末,搅匀即成。代茶饮,可连续冲泡3~5次,当日饮完。此方可降脂降压,适用于肝肾阴虚型脂肪肝。

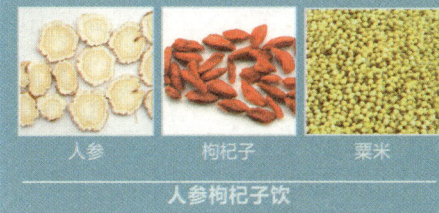

人参　枸杞子　粟米

人参枸杞子饮

祛湿化痰复肝汤

茵陈、白豆蔻、厚朴花、泽兰叶、郁金、金钱草、决明子、生槐花各15克，土茯苓20克，生薏苡仁、山楂、丹参各30克。水煎30分钟，去渣取汁。每日1剂，分2次服。此方可祛湿化痰，平肝活血，适用于脂肪肝。

丹参山楂饮

丹参、山楂各15克。将丹参、山楂洗净，晒干或烘干后研成粗末，充分混匀后一分为二，装入绵纸袋中，封口挂线，备用。代茶饮，每日2次，每次取1袋放入杯中，用沸水冲泡，加盖闷15分钟即可；一般每袋可连续冲泡3～5次，当日饮完。此方可活血化瘀，护肝降脂，适用于气滞血瘀型脂肪肝。

姜黄陈皮绿饮

姜黄、陈皮各10克，绿茶3克。将姜黄、陈皮洗净，晒干或烘干，姜黄切成饮片，陈皮切碎，与绿茶共研为粗末后一分为二，装入绵纸袋中，封口挂线，备用。代茶饮，每次取1袋放入杯中，用沸水冲泡，加盖闷15分钟即

可；一般每袋可连续泡3～5次，当日饮完。此方可活血行气，散瘀降脂，适用于气滞血瘀型脂肪肝。

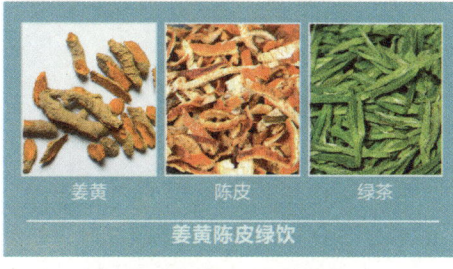

姜黄　陈皮　绿茶

姜黄陈皮绿饮

知识链接

预防脂肪肝

随着人们生活水平的提高，脂肪肝的发病率也越来越高，我国脂肪肝的发病率已超过20%。预防脂肪肝应注意以下几点。

（1）吃得科学。日常少吃高热量、高脂肪、高胆固醇的食物，如甜食、鸡蛋黄、肥肉、动物内脏、鱿鱼等；可选择性地多吃一些蔬菜和水果，如冬瓜、萝卜、菠菜、芹菜、茄子、苦瓜、白菜、西瓜、苹果、香蕉等。

（2）禁酒或少饮酒。酒精需要在肝中分解，酒足饭饱是产生脂肪肝的重要原因之一。患有脂肪肝的人应该禁酒。

（3）多运动。若人体脂肪代谢慢，脂肪肝就易形成。加快人体脂肪代谢的最佳方式就是运动，如跑步、散步、打球等。

（4）控制体重。大部分脂肪肝患

者的体重都超标，应该减肥。

（5）形成良好的生活习惯。良好的生活习惯是健康的基础，例如饭后切忌马上躺倒，也忌坐着不动。

肝硬化

肝硬化是一种常见的由不同病因引起的慢性进行性、弥漫性肝脏疾病。其病理特征为肝细胞变性、坏死、结节性再生、纤维组织增生、假小叶形成、肝结构紊乱，以致影响肝内正常血液循环。

中医学认为，治疗肝硬化要分清气滞、血瘀及湿热和寒湿的偏盛，分别采取行气活血、破瘀逐水、清热化湿、温化寒湿及健脾利水等方法，同时还要注意攻补兼施。

肝硬化的防治妙方有以下几种。

黄芪、丹参各20～30克，黄精、鸡内金（研末冲服）、板蓝根、连翘、败酱草各15～20克，白术、茯苓、郁金、当归、女贞子各12～15克。水煎取汁。每日1剂，分2次服。此方可益气养阴，解毒消积，适用于早期肝硬化。

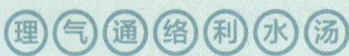

茵陈20克，丹参、郁金、木通、地龙、重楼、连翘、白术、柴胡各10克，板蓝根、厚朴各15克，生黄芪、白茅根、王不留行各30克，熟大黄6克。水煎30分钟，去渣取汁。每日1剂，分2次服。此方可理气活血，通络利水，适用于肝硬化腹水。

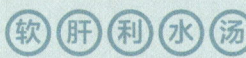

丹参、白茅根各60克，猪苓、茯苓各20克，木通、大腹皮、陈皮、莱菔子各10克，茵陈15克，木香6克，甘草3克。上药水煎3次，混合三煎所得药汁共250毫升。每日1剂，分2次服。此方可行气疏肝，利水活血，适用于肝硬化腹水。

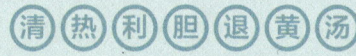

茵陈50克，金钱草、白茅根各30克，郁金、丹参、栀子、大黄、木通各10克，黄柏20克，滑石粉15克。先煮茵陈15分钟，去渣取汁，再合煮其他的药材30分钟，去渣取汁；将分煎的药汁混合。每日1剂，分2次服。此方可清热祛湿，利胆退黄，适用于胆汁性肝硬化。

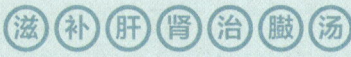

生地黄、郁金各10克，山药12克，丹参、石斛各30克，牡丹皮、泽泻、女贞子各9克，楮实子20克，白茅根、车前子、冬瓜皮、山茱萸各15克。水煎60分钟，去渣取汁。每日1

剂，分2次服。此方可滋补肝肾，利水消臌，适用于肝硬化腹水。

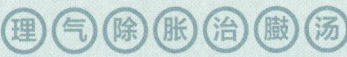

理气除胀治臌汤

柴胡、枳壳、郁金、大腹皮各9克，木香、沉香各6克，丹参、连翘、车前子各15克，厚朴12克，白术、白芍各10克。水煎20分钟，去渣取汁。每日1剂，分2次服。此方可疏肝理气，除湿散满，适用于门脉性肝硬化。

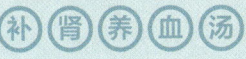

补肾养血汤

盐枸杞子、制巴戟天、制续断、当归、白芍（酒炒）、炒枳壳、泽泻、木瓜、萆薢各9克，厚朴6克，汉防己、茯苓各12克，黄芪15克，竹茹30克。水煎取汁。每日1剂，分2次服。此方可补肝肾，养气血，适用于肝硬化腹水恢复期。

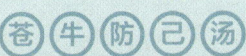

苍牛防己汤

苍术、白术、川牛膝、怀牛膝、防己、大腹皮各30克。上药先用冷水浸泡2小时，浸透后煎煮；煎时以水淹没全药为度，小火煎煮2次，首煎50分钟；煎成后两煎混匀，总量以250～300毫升为宜。每日1剂，分2次服，饭后2小时服；腹胀严重，不能多进饮食，药后腹满加重者，可少量多次分服，分4～5次服亦可，但要在1日内服完1剂。此方可健脾疏肝，活血行水，适用于肝硬化腹水。

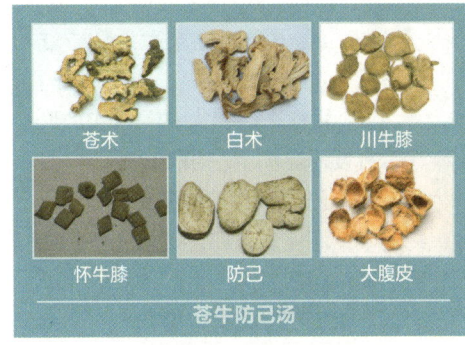

苍牛防己汤

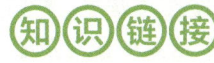

肝硬化患者日常生活中的禁忌

肝硬化患者在日常生活中需要多休息，以利于肝细胞的再生及保持病情的稳定。此外，肝硬化患者日常生活中还有许多禁忌，必须牢记于心。

（1）忌滥服药物。肝硬化患者肝功能会大大降低，药物在肝内的分解过程会变缓，易在体内蓄积，所以要尽量少用药。

（2）忌酒、烟。酒精对肝细胞有直接伤害，更何况肝已经发病，所以肝硬化患者要绝对忌酒。香烟中的尼古丁有收缩血管的作用，长期吸烟会使肝供血量减少，影响肝的营养吸收。

（3）忌食太多的蛋白质。肝硬化患者适当补充蛋白质有利于肝组织的恢复和再生。但是，补充蛋白质应有度，切忌补太多，不能每日三餐都补，否则会适得其反。因为过量的蛋白质在体内会产生大量的氨，受损肝不能及时将氨转化为无毒物质并排出，最终可能导致肝昏迷。

（4）忌大量吃糖。肝硬化患者若

大量吃糖，会出现肝性糖尿病和脂肪肝，不利于肝硬化的治疗。

（5）忌食辛辣和太咸的食物。肝硬化常并发胃黏膜糜烂和溃疡病，辛辣食物会使本已受伤的胃黏膜受到刺激，极易造成上消化道出血。食入太多的盐分容易造成腹水或浮肿，因此肝硬化患者必须严格控制盐的摄入量。

（6）忌情绪悲观。悲观的情绪会影响人体免疫系统正常功能，不利于肝硬化的治疗。

胆囊炎

胆囊炎是胆囊发生的炎症病变，有急性和慢性之分。主要症状：右上腹疼痛，急性且疼痛剧烈者可放射至肩部；腹痛发生12～24小时后会产生不同程度的黄疸；患者胃口差，食欲不振，尤其是不喜食油腻之物；急性胆囊炎患者会发热，体温一般在38.5℃以上。

引起胆囊炎的主要原因是人体内有结石，结石嵌于胆囊颈部或胆囊管内使胆囊胀大，里面浓缩的胆汁排不出去，会对胆囊壁产生强烈的化学刺激，继而引起胆囊壁水肿、发炎。急性胆囊炎起病多与饱食、吃油腻食物、劳累及精神等因素有关，常突然发病，一开始就会出现上腹绞痛，呈阵发性加剧，并向右肩或胸背部放射，伴有恶心及呕吐。

中医学认为，治疗胆囊炎多以清热解毒、祛湿泄浊、疏肝利胆、活血消积、通腑导滞等法为主。

胆囊炎的防治妙方有以下几种。

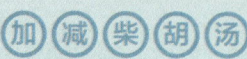

加减柴胡汤

柴胡、黄芩、大黄、海金沙各15克，白芍、丹参各20克，枳实、海浮石、鸡内金各12克，金钱草40克。水煎取汁400毫升。每日1剂，分2次服。此方可疏肝，理气，止痛，清热，利胆，排石，适用于急性胆道感染、胆石症。

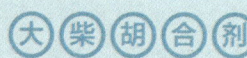

大柴胡合剂

柴胡、黄芩各15克，芍药、半夏各12克，枳实10克，大黄9克，大枣10枚，生姜3片。水煎取汁。每日1剂，分2次服。此方可和解少阳，缓急止痛，适用于胆囊炎引起的胆绞痛。

二金公菌胆汁汤

茵陈、金银花各60克，蒲公英、连翘各40克，赤芍30克，柴胡、鸡内金、黄芩、大黄、姜半夏、生甘草各10克，猪胆汁2毫升。水煎取汁。每日1剂，分2次服。此方可清热解毒，降逆和胃，疏肝利胆，通腑利湿，适用于急性胆囊炎。

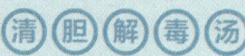

清胆解毒汤

败酱草30克，枳实、郁金、木香各10克，黄芩15克，黄连5克，全瓜蒌20克。水煎取汁。每日1剂，分2次服。此方可清热解毒，活血祛瘀，行气止痛，利胆杀菌，适用于急性胆囊炎。

柴胡芩芍汤

柴胡、黄芩各15克，大黄、芍药、法半夏、芒硝各10克，金钱草、虎杖各30克，枳实12克，生姜2片，大枣3枚。水煎取汁。每日2剂，分4次服。此方可通里攻下，和解少阳，适用于急性胆囊炎。

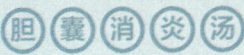
胆囊消炎汤

金钱草、炒薏苡仁各40克，黄芩、青皮、陈皮、枳壳、木香、紫苏梗各10克，槟榔、大黄、郁金、炒白芍各15克，川芎6克，川楝子、延胡索各12克，炙甘草8克。水煎3次，混合三煎所得药汁。每日1剂，分3次服。服药后患者排便次数每日1~2次。此方可疏肝行气，化瘀止痛，清热利湿，适用于急性胆囊炎和慢性胆囊炎。

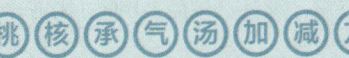
桃核承气汤加减方

大黄、黄芩、黄连、枳实各6克，桂枝15克，甘草6克，桃仁20克。上药加水煎2次，混合两煎所得药汁。每日1剂，分2次服；急性胆囊炎患者每6小时服1次。此方可活血祛瘀，利胆导滞，适用于急性胆囊炎和慢性胆囊炎。

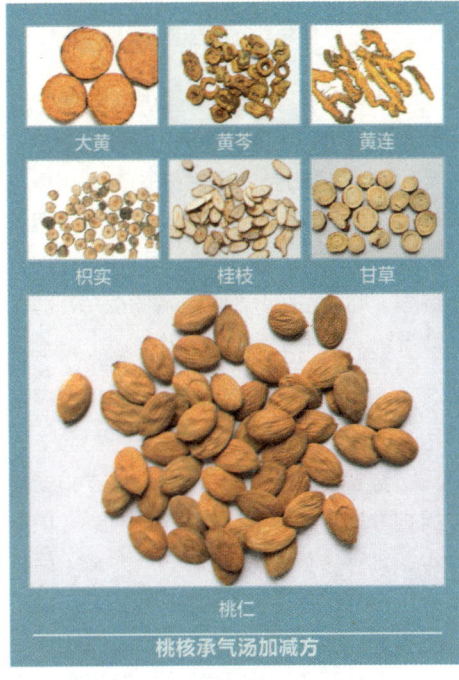

桃核承气汤加减方

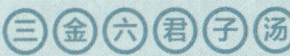
大黄雪金汤

生大黄、郁金各10克，积雪草20克，川楝子、山楂各12克。水煎取汁。每日1剂，分2次服。此方可清热利湿，理气通降，适用于急性胆囊炎。

三金六君子汤

金钱草30克，柴胡、陈皮、白术、鸡内金、郁金、枳壳、姜半夏、茯苓、木香（后下）各10克，黄芪、党参各20克，炙甘草6克。上药加水煎2次，以小火煎，混合两煎所得药汁。每日1剂，上、下午分服，30日为1个疗程。此方可清热祛湿，健运中焦，适用于慢性胆囊炎。

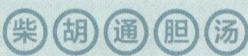

柴胡通胆汤

大黄（后下）9克，柴胡、半夏、紫花地丁各15克，黄芩、连翘各12克，生牡蛎45克，金钱草30克，川楝子10克，生麦芽18克。上药加水煎取400毫升药汁。每日1剂，早、晚分2次温服。此方可疏肝利胆，通腑散结，清泄湿热，适用于急性胆囊炎。

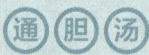

通胆汤

金钱草30克，白术、白芍、柴胡各15克，炙甘草、鸡内金、枳实、黄芩、延胡索、陈皮、大黄（后下）各10克。上药加水煎2次，以小火煎，混合两煎所得药汁。每日1剂，上、下午分服，7日为1个疗程。此方可清热祛湿，疏肝利胆，泻下通腑，理气止痛，适用于慢性胆囊炎、胆结石。

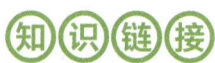

胆囊炎患者忌食的几种食物

肥猪肉性味甘平，含油脂特别多，是胆囊炎患者首要忌口之物。吃肥猪肉太多，会引起胆囊收缩而产生疼痛。

胡椒性味辛热，而胆囊炎在中医学中多属热证，食胡椒会助火性，不利于胆囊炎的治疗。另外，胡椒刺激性强，易引起胆囊强烈收缩，从而诱发胆绞痛。

羊肉为温补性食物，而胆囊炎患者多为胆经湿热偏盛，再吃羊肉极可能致病情恶化。

鸡肉性味甘温，为肥腻壅滞之物，胆囊炎患者应忌食，以免刺激胆囊，引发胆绞痛。

鸡蛋性味甘平，胆固醇含量非常高（特别是蛋黄）。胆囊炎多与胆结石有关，而胆结石的主要成分之一便是胆固醇，所以胆囊炎患者吃鸡蛋是大忌。除鸡蛋外，鸭蛋、鹅蛋、鹌鹑蛋等蛋类胆囊炎患者均不宜多食。

胆结石

胆结石是沉积在胆囊中的结晶状物，它们可大可小，可坚硬也可柔软，数量可能是一个，也可能是数个。一般情况下，患胆结石没有什么症状，只有当胆结石游离到胆囊管，阻塞胆汁流动时，才会引发不适。胆结石典型的症状是腹痛，可伴有恶心、消化不良和发热。疼痛是由于胆囊收缩，常在进餐后1小时之内或半夜发生。

胆结石也可梗阻在将胆汁引流入小肠的胆总管。一旦发生这种情况，往往会引起炎症或不适。持续时间长了，就会出现肝损害和肝功能衰竭，还可引起胰腺炎。

胆结石的发病率有"重女轻男"的现象，女性患者远远多于男性患者。另外，胆结石还常见于40岁以上的肥胖者。

胆结石的防治妙方有以下几种。

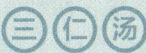
三仁汤

白豆蔻6克，杏仁12克，薏苡仁、大腹皮各20克，淡竹叶10克，通草5克，半夏15克，滑石30克。水煎取汁。口服，每日1剂。此方可利尿祛湿，行气排石，适用于胆结石，症见右胁下郁闷不舒、头痛身重、胸痞不饥、舌白不渴、脉濡。

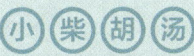
小柴胡汤

柴胡12克，黄芩、半夏、生姜各9克，人参6克，炙甘草5克，大枣4枚。水煎取汁。口服，每日1剂。此方可和解少阳，利胆排石，适用于胆结石，症见胸胁胀满疼痛、心烦喜呕、往来寒热、口苦咽干、不思饮食、目眩、脉弦。

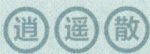
逍遥散

柴胡、白术、茯苓各10克，当归12克，白芍15克，炙甘草、煨姜各5克，薄荷3克。水煎取汁。口服，每日1剂。此方可疏肝解郁，养血健脾，适用于胆结石。

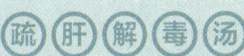
疏肝解毒汤

柴胡、陈皮、青皮、石斛各20克，黄芩、三棱各10克，金钱草、金银花、蒲公英各25克，白芍、连翘各15克。水煎取汁。每日1剂，分2次服。此方可疏肝，解毒，化石，适用于肝胆气郁、湿热蕴结导致的胆结石。

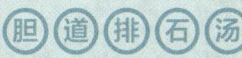
胆道排石汤

黄连、木香、黄柏、黄芩各6～12克，茵陈12～24克，金钱草30克，猫爪草9～24克，甘草6克，大黄5～20克，郁金、西党参、法半夏各12克。水煎取汁。每日1剂，分2次服。此方可清热疏肝，理气通里，适用于肝郁气滞、湿热蕴结导致的胆结石。

四逆散

柴胡、枳实、炙甘草各6克，白芍9克。水煎取汁。口服，每日1剂。此方可疏肝理脾，透热利胆，适用于胆结石合并慢性胆囊炎，症见胸胁胀痛不适、腹痛、小便不利。

三金汤

金钱草、海金沙、鸡内金各15克，柴胡、枳实、半夏、大黄、白芍各10克，甘草5克。上药加水煎15分钟，滤出药汁，再加水煎20分钟，去渣，混合两煎所得药汁。口服，每日1剂。此方可消石止痛，适用于胆结石，症见胸胁苦满、厌食油腻、尿黄。

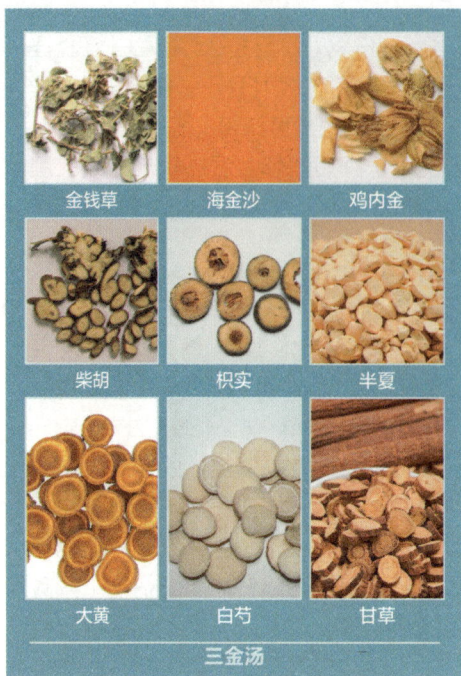

三金汤

阑尾炎

阑尾炎是一种常见的腹部疾病，可分为急性和慢性两种。急性阑尾炎好发于青壮年，主要有腹痛、胃肠症状和发热等全身反应。急性阑尾炎的致病菌（如大肠杆菌、肠球菌等）原就生存于阑尾腔内，人之所以发病，与机体免疫力下降有关。

急性阑尾炎若治疗不彻底，可变为慢性阑尾炎。慢性阑尾炎症状是腹部经常发生剧痛，尤其是脐之右侧，用手按之，痛得更甚；消化系统发生紊乱，出现腹闷胀痛，消化不良，便秘或恶臭稀烂便交替。吃得太多往往也会引起阑尾的疼痛。

中医学认为，治疗阑尾炎宜清热解毒，活血化瘀，通腑理气。

阑尾炎的防治妙方有以下几种。

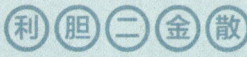

郁金12克，半边莲、海金沙、石韦各15克，鸡内金6克。上药共研为极细粉末，过100目筛，去粗渣，药末装瓶备用。每日中、晚餐后，以开水送服药末3克，坚持服1～3个月。此方可利胆排石，适用于胆结石、慢性胆囊炎，症见胁肋胀满作痛、腹胀口苦、厌油等。

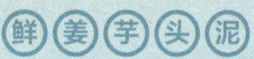

鲜姜、鲜芋头、面粉各适量。将鲜姜、鲜芋头去粗皮，洗净后捣烂为泥，再加适量面粉调匀，备用。将药糊外敷于患处，每日换药1次，每次敷3小时。此方可散瘀定痛，适用于急性阑尾炎及痈。

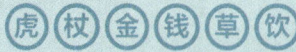

虎杖、金钱草、海金沙、郁金、鸡内金各15克。水煎取汁。口服，每日1剂。此方可清热解毒，利胆除湿，化瘀止痛，适用于胆结石。

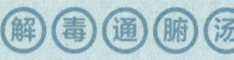

蒲公英90克，厚朴、生大黄（后下）各15克。水煎取汁。每日1剂，分2次服。此方可清热解毒，行气通腑，

适用于妊娠期急性阑尾炎。

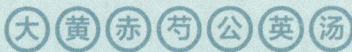

大黄赤芍公英汤

大黄（后下）、重楼、蒲公英、红藤各15克，赤芍20克，甘草6克。水煎取汁。每日2剂，分4次服。此方可清热解毒，活血化瘀，适用于急性阑尾炎。

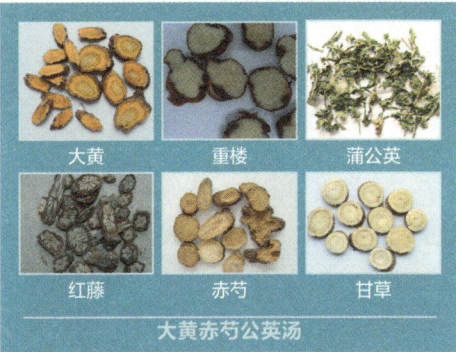

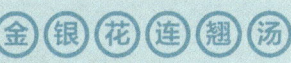

金银花连翘汤

金银花、连翘各30克，大黄（后下）、败酱草各15克，白芍24克，桃仁、玄明粉（冲服）、牡丹皮各9克，柴胡6克，丹参20克，冬瓜子、薏苡仁各18克。水煎取汁。口服，每日1剂。此方可消炎止痛，活血通便，适用于急性阑尾炎未化脓。

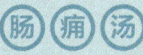

肠痈汤

大黄（后下）、牡丹皮、黄柏、延胡索、芒硝（兑服）各15克，薏苡仁、瓜蒌仁、冬瓜仁各25克，败酱草30克，香附10克。水煎取汁。每日1剂，分3次服。此方可清热利湿，解毒排脓，消肿散结，理气止痛，适用于急性阑尾炎并发局限性腹膜炎。

消痈汤

金银花、蒲公英各30克，穿山甲、皂角刺各10克，当归、赤芍、牡丹皮各12克，炒桃仁、甘草各9克。水煎取汁。每日1剂，分3次服。此方可清热解毒，消肿散瘀，适用于阑尾脓肿。

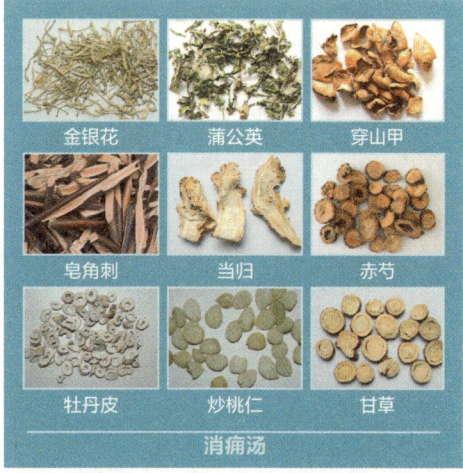

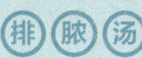

排脓汤

赤芍、皂角刺各15克，桃仁、穿山甲各10克，紫花地丁、败酱草、薏苡仁、冬瓜仁各30克。上药加水800毫升，煎取药汁300毫升。每日1剂，分2次服。此方可清热解毒，活血化瘀，祛湿散结，适用于阑尾脓肿。

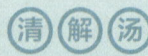

清解汤

大黄、延胡索、赤芍各12克，红藤、紫花地丁、败酱草各30克，金银花15克，牡丹皮、乳香各9克，桃仁6克。水煎取汁。每日1剂，早、晚分2次服。湿热重者加黄连、栀子各6克。此方可清热解毒，活血祛瘀，通里攻下，适用于急性阑尾炎。

痢疾

痢疾是由感染痢疾杆菌引起的急性肠道传染病，以腹痛、大便有脓血为主症，同时伴有全身中毒表现，如发热、血象高、周身不适等。

小儿是痢疾的高发人群，多在夏、秋两季发病。苍蝇是痢疾主要的传播媒介。苍蝇叮了带有痢疾杆菌的粪便再叮食物后，会将病原体带到食物上，小儿吃了受污染的食物就会得病。

痢疾的防治妙方有以下几种。

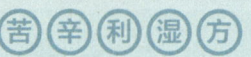

苦辛利湿方

藿香梗、杏仁、茵陈各6克，炒黄芩、泽泻、通草各3克，黄连、炒黄柏各2.4克，炒苍术、厚朴、大腹皮各4.5克，滑石9克，木香1.5克。水煎取汁。口服，每日1剂。此方可行气和胃，化湿止痢，适用于慢性痢疾。

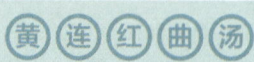

黄连红曲汤

黄芩、黄连（姜汁炒）、白芍、炙甘草、橘红、红曲、枳壳（麸炒）、建莲（去皮）各3克，炒生麻0.6克。水煎取汁。每日1剂，分2次服。此方可清热燥湿，行气止痢，适用于细菌性痢疾。

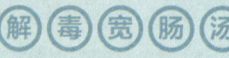

解毒宽肠汤

当归、杭白芍各12克，黄连（酒炒）、莱菔子、木香各9克，薤白15克。水煎取汁。口服，每日1剂。此方可解毒宽肠，适用于细菌性痢疾。

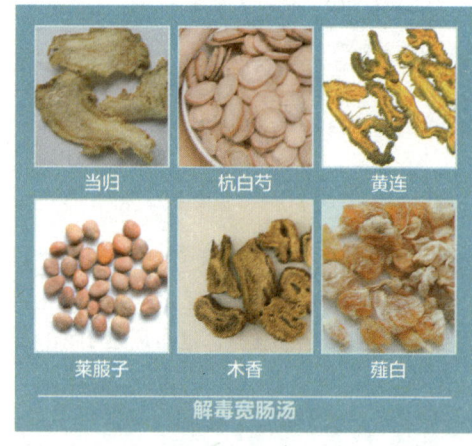

解毒宽肠汤

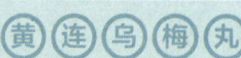

黄连乌梅丸

炒乌梅、黄连（去须）各120克。上药共研为细末，炼蜜为丸，如梧桐子大。每次服20丸，每日2次，以温米汤送服。此方可清热止痢，适用于细菌性痢疾。

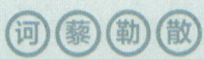
诃藜勒散

煨诃子500克。上药研为细末。每次取9克药末，每日3次，以米汤送服。此方可收涩止痢，适用于痢疾不止、放屁多。

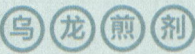
乌龙煎剂

乌梅30克，地榆12克，山楂20克，龙胆草15克。水煎取汁。每日1剂，分2次服。此方可清热燥湿，导滞凉血，收敛止泻，适用于细菌性痢疾。

十味止痢汤

川连3～6克，黄芩、黄柏、苦参、椿根皮各10克，煨木香、炒白芍、乌梅炭各6克，金银花炭、地榆炭各15克。上药加水，煎取药汁150～200毫升。每日1剂，频饮。此方可清热利湿，调气和血，解毒止痢，适用于小儿急性细菌性痢疾。

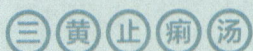
三黄止痢汤

生大黄、黄柏、槟榔、木香、焦山楂、枳壳各10克，黄连3克。上药加水煎2次，混合两煎所得药汁共200～300毫升。每日1剂，分次频服，服药期间忌食生冷、油腻食物。此方可通腑滑肠，止痢，适用于小儿急性细菌性痢疾。

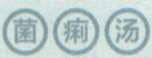
菌痢汤

黄连20克，金银花、白头翁、秦皮、炒地榆、乌梅、仙鹤草、山楂各50克，大黄30克。上药加水浸泡30分钟，煎2次，每次取汁250毫升，共取汁500毫升，置灌肠器中备用。灌肠时每次灌入150～250毫升，药汁温度在37℃左右，保留30分钟，每日2次，3日为1个疗程。此方可清热解毒，凉血止痢，适用于细菌性痢疾。

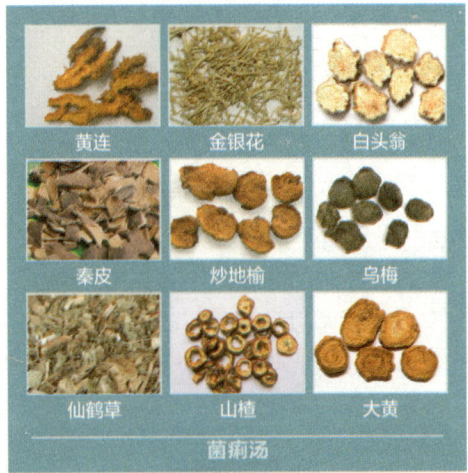
菌痢汤

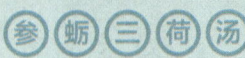
参蛎三荷汤

党参、生牡蛎各31克，荷叶、荷梗、荷叶蒂各15克。水煎取汁。每日1剂，分2次服。此方可清热利湿，解暑止痢，适用于细菌性痢疾。

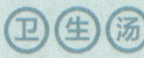
卫生汤

白术、山药、扁豆各9克，升麻

2.5克，泽泻、人参各4.5克，茯苓6克，黄连、木香各3克，甘草2克。水煎取汁。每日1剂，分3次温服。此方可补脾健运，除湿止痢，适用于细菌性痢疾。

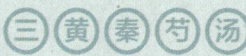

三黄秦芍汤

黄连6克，黄芩、白芍、秦皮、当归各10克，大黄、甘草、木香各5克，白头翁12克。上药加水，煎取药汁250毫升。每日1剂，分3次灌肠。此方可清热解毒，调气行血，适用于小儿急性细菌性痢疾。

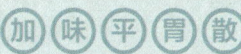

加味平胃散

炒苍术、制厚朴、黄连、黄芩、泽泻、木香、槟榔、陈皮、甘草各45克。上药共研为细末，装瓶备用。用时取药末9克，用米汤煎，去渣，温服，每日2～3次。此方可调中清化，清热祛湿，适用于细菌性痢疾。

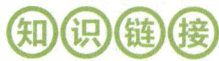

痢疾患者的饮食原则

重症痢疾患者应禁食，以使肠道得到休息。病情减轻后，患者宜进食一些清淡的流质饮食。患病期间一定不能忘记补充水分，可每日喝3～4杯浓茶。茶叶泡水具有抑菌收敛作用，有利于疾病的康复。

患病期间，患者应限制盐的摄入量，以每日不超过5克为宜。吃得太咸会影响消化。

在身体恢复阶段，患者应吃营养全面的低脂肪软食，忌食生冷和刺激性食物，如生黄瓜、辣椒等。

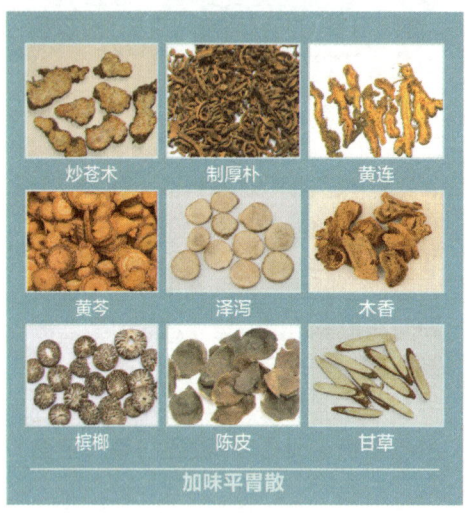

加味平胃散

便秘

粪便在肠道内滞留时间过长，粪便内所含的水分被过度吸收，以致粪便过于干燥、坚硬，排出困难，正常排便规律被打乱，每2～3日甚至更长时间才排便1次，或排出的粪便呈羊屎或兔屎样球状，即为便秘。

便秘的主要原因：生活、工作紧张，环境改变，排便习惯被改变；食物结构改变，高热量、高营养等食物摄入过多，粗纤维食物摄入过少，导致排便次数减少或无规律；滥用泻药或依赖药物排便，如此恶性循环导致肠蠕动无力和肠道干燥等。

中医学认为，治疗便秘宜清热泻火，顺气导滞，益气养血润肠。另外，平时应多食新鲜蔬菜、水果，保持精神愉快，养成定时排便的习惯。

便秘的防治妙方有以下几种。

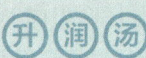
升润汤

黄芪、当归、炙甘草各20克，升麻、防风各10克。水煎取汁。每日1剂，分2次服。此方可升阳润燥，补气益血，适用于属虚证之便秘。

补气宣肺汤

炙麻黄、杏仁、党参、白术、生地黄、炙甘草各10克，当归、桃仁、火麻仁各12克，生黄芪24克，麦冬15克，生石膏20克。上药浓煎取汁250毫升。每日1剂，分2次服，连服3日。此方可补气宣肺，润肠通便，适用于功能性便秘。

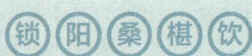
锁阳桑椹饮

锁阳、桑椹各15克，蜂蜜30毫升。将锁阳切片，与桑椹一起水煎取汁，再加入蜂蜜搅匀。每日1剂，分2次服。此方可补肾益气，适用于气虚之便秘。

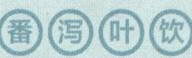
番泻叶饮

番泻叶3～5克。上药用开水浸泡。代茶饮。此方可清热消导，适用于热结性便秘。

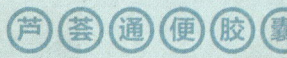
芦荟通便胶囊

芦荟6克。将芦荟研成细末，分装入6粒空心胶囊内。成人每次吞服2～3粒，小儿每次1粒。此方可清热通便，适用于习惯性便秘、热结性便秘。

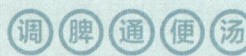
调脾通便汤

白术50克，枳壳、生地黄各15克，黄芪20克，当归、升麻各10克。上药用适量清水浸泡30分钟，煎2次，每次慢火煎约1小时，混合两煎所得药汁。每日1剂，温服，服后多饮水。此方可补气，健脾，助运，适用于便秘。

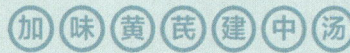
加味黄芪建中汤

黄芪、女贞子各20克，桔梗9克，甘草、桂枝各6克，白芍、当归各15克，大枣12枚，生姜3片，饴糖（烊化）适量。水煎取汁。每日1剂，分2次服，连服10日为1个疗程，一般服1～2个疗程。此方可补气养血，适用于属虚证之便秘。

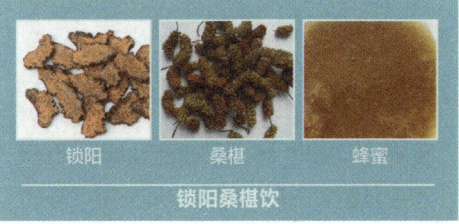

锁阳　桑椹　蜂蜜

锁阳桑椹饮

硝黄散

大黄5克，芒硝20克，黄酒适量。大黄、芒硝研成细末，用黄酒调和，备用。将药糊敷于脐部，上盖医用纱布，用医用胶布固定，再用热水袋热敷10分钟。此方可通便润肠，适用于便秘。

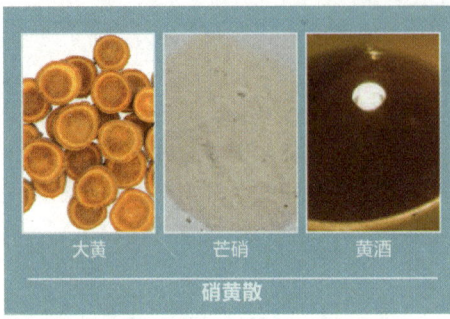

硝黄散

益气活血通秘汤

党参、茯苓、锁阳、当归、桃仁、生地黄、熟地黄各15克，白术、赤芍、红花、火麻仁各10克，山药20克，肉桂、升麻各6克。水煎取汁。每日1剂，分3次服，7日为1个疗程。此方可补气，活血，通便，适用于老年性便秘。

习惯性便秘方

清半夏、藿香、郁李仁、厚朴、当归、炒枳壳、桔梗、杏仁泥、桃仁泥各10克，白豆蔻6克。上药水煎取汁。每2日服1剂，分3次服。此方可温通中阳，宣利湿热，通畅气机，适用于习惯性便秘。

虚秘通

蜂蜜、麻油各250毫升，肉苁蓉、锁阳、生晒参各20克，胡麻仁100克，砂仁10克。将肉苁蓉、锁阳、生晒参、胡麻仁、砂仁共研成细末，然后与蜂蜜、麻油混合拌匀，略加热即成。每日早晨空腹服15～30克。此方可补肾益阴，润燥滑肠，适用于老年性便秘。

芪术地黄汤

熟地黄、黄芪、白术各15克，山茱萸、山药、茯苓、麦冬、肉苁蓉各10克，泽泻、牡丹皮、枳壳各6克，升麻3克。水煎取汁。每日1剂，分2次服。此方可益气养阴，泻下通便，畅通气机，适用于老年性便秘。

通便利水方

鲜芦根30克，清半夏、生赭石、肥知母、旋覆花（包煎）、杏仁泥各9克，嫩桑枝24克，大腹皮、厚朴花、陈皮各4.5克，莱菔子12克，清宁片3克（开水泡兑），玄明粉2.1克（冲服），苏合香丸1粒。水煎取汁，送服苏合香丸。口服，每日1剂。此方可通滞利水，适用于大便燥秘、腹胀如鼓。

调气润肠通便汤

白术60克，甘草、升麻各3克，生地黄、火麻仁各30克，当归、槟榔各10克，肉苁蓉、生何首乌各15克，酒大黄5克。上药浓煎取汁250毫升，每日1剂，分3次服。此方可补虚泻实，润肠通便，升降调和，适用于术后便秘。

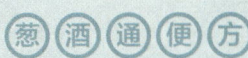

葱酒通便方

葱白2根，酒糟10克。以上2味共捣烂，炒热备用。趁温热敷于脐部，外盖医用纱布。此方可温里通便，适用于里寒内积所致的大便秘结、小便不利。

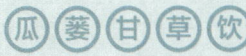

瓜蒌甘草饮

全瓜蒌9克，甘草3克，蜂蜜60毫升。水煎前2味，去渣取汁，再调入蜂蜜。每日1剂，分2次服。此方可益气，补血，润肠，适用于肠燥便秘。

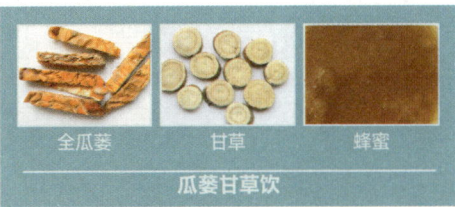

全瓜蒌　　甘草　　蜂蜜

瓜蒌甘草饮

知识链接

熟透的香蕉才可治便秘

大家都知道一个治疗便秘的食疗方法，那就是吃香蕉。其实，这种认识是只知其一而不知其二也。

香蕉，味甘，性寒，具有清肠热、滑便通利的作用，可促进肠蠕动，加快排泄人体内产生的废物。对香蕉的这一药性认识早在《本草纲目》中就已有论述：清脾滑肠。但是，达到通便的目的需要吃熟香蕉，吃生香蕉反而会导致便秘。

生香蕉吃起来有股青涩的口感，是因为其中含有大量的鞣酸。鞣酸进入人体后，会产生很强的收敛作用，使大肠内的粪便脱水而硬化、硬结，从而造成便秘。因此，要想治疗大便秘结或者便秘，香蕉只能吃熟的不能吃生的。

可从香蕉皮上判断香蕉是否熟了。像许多其他水果一样，香蕉的成熟程度可在皮上显示出来。若香蕉皮青绿色中泛着些许黄色，这就是生香蕉，青绿色越重，越生；随着香蕉皮颜色转黄，香蕉会一点点变熟；若香蕉皮表面出现些许黑色斑点，香蕉就算熟透了。

痔疮

痔疮多见于20～40岁的人群，并随着年龄的增长而逐渐加重。痔疮包括内痔、外痔、混合痔，是肛门直肠底部及肛门黏膜的静脉丛发生曲张，形成一个或多个柔软的静脉团的慢性疾病。

中医学临床上将痔疮分为风伤肠络、湿热下注、气滞血瘀、脾胃虚弱四个证型。治疗时以行气活血，逐瘀通络为主。

另外，孕妇在围生期也易发生

痔疮。孕妇大便时会有出血，或伴有块状物脱出，血色鲜红，或觉肛门坠胀、瘙痒，或大便秘结，或小便困难，甚至面色苍白，倦怠乏力。这种痔疮有个专用名词，叫"围生期痔疮"。此时需要孕妇平时注意饮食，多吃水果、蔬菜，不吃刺激性食物，保持大便通畅。

痔疮的防治妙方有以下几种。

尤为适宜。

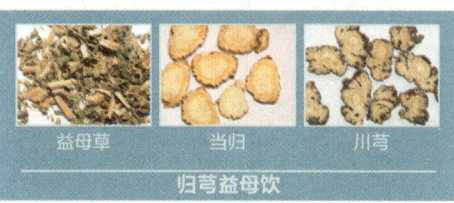
益母草　当归　川芎
归芎益母饮

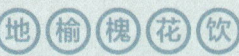 地榆槐花饮

地榆炭、槐花各30克，蜂蜜20毫升。将地榆炭、槐花洗净，放入锅中，加适量水，大火煮沸后改小火煎煮30分钟，去渣取汁，待药汁转温后加入蜂蜜，拌匀即成。上、下午分服。此方可清热，凉血止血，适用于热伤肠络型痔疮，对痔疮便血者尤为适宜。

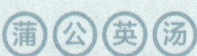 蒲公英汤

鲜蒲公英100～200克。水煎取汁。每日1剂，分2次服。此方可消炎止血，适用于气滞血瘀型痔疮，症见便血色红、肛门滴血。

 归芎益母饮

益母草50克，当归30克，川芎10克。将益母草、当归、川芎放入锅中，加水煎汤，去渣取汁即成。代茶频饮。此方可行气活血，调经止痛，适用于气血瘀滞型痔疮，对肛门坠胀疼痛明显及兼有月经不调、闭经、痛经的痔疮患者

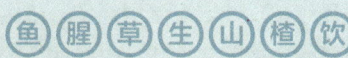 鱼腥草生山楂饮

鱼腥草20克，生山楂、白糖各10克。将鱼腥草、生山楂洗净，放入锅中，加适量水煎煮30分钟，去渣取汁，待药汁转温后放入白糖，搅匀即成。代茶饮。此方可清热解毒，凉血止血，适用于热伤血络型痔疮，对肛门肿痛明显的痔疮患者尤为适宜。

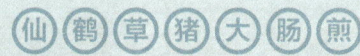 仙鹤草猪大肠煎

仙鹤草鲜根100克，猪大肠200克，盐少许。将仙鹤草鲜根、猪大肠分别洗净，放入锅中，加凉水2500毫升，而后放入少量盐，沸后用小火炖，直到猪大肠炖熟，锅内留水约500毫升。早、晚分2次连汤一起服完，每日1剂。此方可消炎止血，适用于内痔、混合痔，证属风伤肠络型、大便带血，血色鲜红，无明显肿痛。

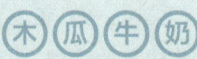 木瓜牛奶

木瓜、冰块各100克，鸡蛋黄1个，白砂糖35克，牛奶220毫升。将木

瓜去皮和籽后，切成小块。木瓜块、鸡蛋黄、白砂糖、牛奶一起放入粉碎机中，一边粉碎，一边倒入冰块，约1分钟即成。上、下午分服。此方可清热利湿，益气健脾，适用于湿热下注型直肠脱垂及痔疮，对体质虚弱者尤为适宜。

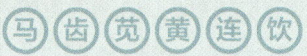

马齿苋黄连饮

鲜马齿苋100克，黄连5克，绿茶10克。将鲜马齿苋拣去杂质后洗净，切成小段，与黄连一同放入纱布袋中，扎紧袋口，再与绿茶同入砂锅中，加水浓煎2次，每次20分钟，混合两煎所得药汁即成。代茶频饮。此方可清热化湿，解毒止血，适用于湿热下注型痔疮便血。

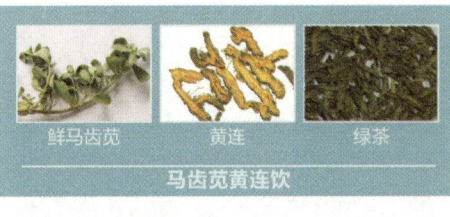

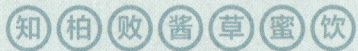

马齿苋黄连饮

知柏败酱草蜜饮

知母、黄柏各10克，败酱草20克，蜂蜜30毫升。将知母、黄柏、败酱草洗净，放入锅中，加适量水，大火煮沸后改小火煎煮30分钟，去渣取汁，待药汁转温后加入蜂蜜，搅匀即成。上、下午分服。此方可清热化湿，凉血解毒，适用于湿热下注型直肠脱垂及痔疮。

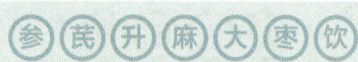

参芪升麻大枣饮

党参15克，黄芪30克，升麻、大枣各10枚。将党参、黄芪、升麻、大枣洗净，放入锅中，加适量水，大火煮沸后改小火煮40分钟，去渣取汁即成。上、下午分服。此方可补中益气，升提固脱，适用于脾虚气陷型直肠脱垂及痔疮。

胶艾四物汤

阿胶（烊化冲服）、当归、六神曲各9克，艾叶、火麻仁各6克，白芍、地榆各10克，熟地黄、何首乌各12克，炙甘草3克。水煎取汁。口服，每日1剂。此方可养血润肠，通便消痔，适用于血虚肠燥型围生期痔疮。

八珍汤

党参、地榆、茯苓、菟丝子各12克，黄芪15克，白术、当归、白芍、熟地黄、阿胶（烊化冲服）、瓜蒌仁（打碎）、补骨脂、杜仲各10克。水煎取汁。口服，每日1剂。此方可补气养血，通便消痔，适用于气血虚弱型围生期痔疮。

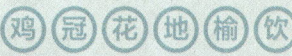

鸡冠花地榆饮

鸡冠花、地榆各15克，仙鹤草6克。水煎取汁。代茶饮，每日1剂。此方可活血润燥，适用于围生期痔疮。

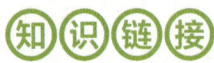

痔疮有哪些危害

痔疮的危害主要体现在以下五点。

（1）痔疮发病到一定程度，或者在特殊情况下，会易出血，患者长期便血可导致贫血。

（2）便血或者肛周坠胀是痔疮的症状，但也是一些肠道肿瘤的症状，所以一些人容易把肠道肿瘤误认为是痔疮，延误了肠道肿瘤的最佳治疗时机。

（3）痔疮痔核露在肛门外，分泌物增多，会诱发肛门瘙痒症或肛门湿疹，女性患者甚至还会出现妇科疾病。

（4）痔疮会堵塞肛门，使大肠道内的气体排出不通畅，废气憋在人体肠道里面会导致小腹胀气。

（5）便秘是诱发痔疮的重要原因，同时痔疮也会加重便秘症状。

肛裂

肛裂是因为强行排硬便而造成的肛门外伤。其原因主要是大便秘结，硬便通过肛管时擦伤肛管皮肤，撕裂肛管。肛门上皮与直肠黏膜不同，伸缩性小，如果大便干燥，排便时肛门上皮容易受刺激，被擦伤。肛裂是一种常见的肛肠疾病，约占肛肠疾病的15%，好发于青壮年，女性患者多于男性患者。肛裂的典型症状是疼痛与便血。早期的肛裂只需要改善日常生活习惯就能治愈。但因为是在肛门处受伤，排便时容易使伤口扩大，伤口也就不容易愈合；再加上持续便秘，大便干燥，会使最初很浅的伤口渐渐加深。

肛裂的防治妙方有以下几种。

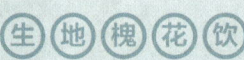

四物火麻仁蜜饮

当归、熟地黄各15克，生地黄12克，火麻仁30克，蜂蜜适量。将当归、熟地黄、生地黄、火麻仁洗净，放入锅中，加适量水，煎煮2次，每次30分钟，混合两煎所得药汁，待药汁转温后加入蜂蜜，搅匀即成。上、下午分服。此方可养血，润肠，通便，适用于血亏肠燥型肛裂。

生地槐花饮

生地黄15克，槐花10克，地榆炭12克，蜂蜜适量。将生地黄、槐花、地榆炭洗净，放入锅中，加适量水，煎煮2次，每次30分钟，混合两煎所得药汁，待药汁转温后加入蜂蜜，搅匀即成。上、下午分服。此方可清热凉血，止血润肠，适用于热结肠燥型肛裂，对肛裂便血明显者尤为适宜。

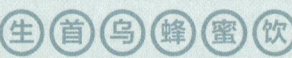

生首乌蜂蜜饮

生何首乌30克，蜂蜜20毫升。将生何首乌洗净后晒干（或烘干），研末，加入蜂蜜，拌匀即成。上、下午分服。此方可养血，润肠，通便，适用于血亏肠燥型肛裂。

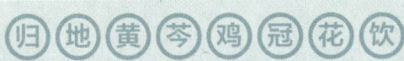
归地黄芩鸡冠花饮

生地黄12克，当归、黄芩、鸡冠花各10克，蜂蜜20毫升。将生地黄、当归、黄芩、鸡冠花放入锅中，加适量水，煎煮2次，每次30分钟，混合两煎所得药汁，待药汁转温后加入蜂蜜，搅匀即成。上、下午分服。此方可清热凉血，止血润肠，适用于热结肠燥型肛裂。

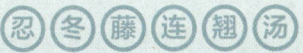
忍冬藤连翘汤

忍冬藤、天冬、麦冬、玄参、生栀子、大生地黄各9克，连翘12克，黄连、生甘草、莲子心各1.5克，灯心草3克，绿豆30克。上药加水，浸泡40分钟，然后煎2次，混合两煎所得药汁，再大火浓缩至100毫升，备用。每次服30毫升，每日2～3次。此方可清热解毒，润肠通络，适用于肛裂。

白及蜂蜜膏

白及150克，蜂蜜10毫升。白及加水煎煮，煮至药汁浓稠，除去药渣，将药汁以小火煮至膏状，离火，加入煮沸的蜂蜜，调匀，装瓶备用。取药膏擦患处，每日1次。此方可泻火凉血，活血化瘀，适用于肛裂。

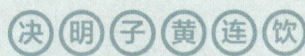
决明子黄连饮

决明子30克，黄连3克，绿茶2克。将决明子、黄连洗净，与绿茶一道放入大号保温杯中，用沸水冲泡，加盖闷10分钟即成。代茶频饮，可冲泡3～5次，当日饮完。此方可清热凉血，止血润肠，适用于热结肠燥型肛裂。

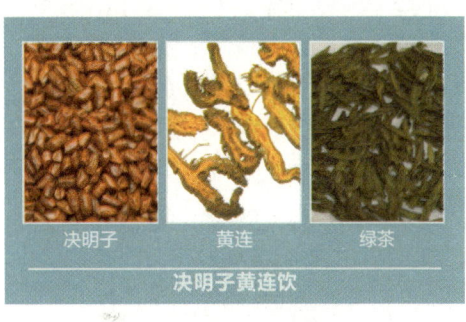

决明子　　　黄连　　　绿茶

决明子黄连饮

知识链接

怎样预防肛裂

预防肛裂的首要任务是保持大便通畅，不便秘。预防便秘最简单的方法就是多喝水，每日至少要喝1500毫升的水，夏天、干重体力活时则更要多喝一些。

一些人如厕时喜欢看书、看报，无形中会导致下蹲和排便时间延长，容易造成肛门、直肠内瘀血而诱发疾病。这种坏习惯一定要改正。

排便时一定不要用力过猛，否则容易给肛门、直肠和盆底肌肉增加不必要的负担，导致局部瘀血，引发肛裂。

肛瘘

肛瘘是肛管直肠瘘的简称。是肛管或直肠与会阴皮肤相通的慢性、感染性通道，是肛门周围脓肿破溃或切口引流的后遗病变。肛瘘以肛周流脓水、肿痛、瘙痒为主要临床表现，继发感染时可出现恶寒发热、口渴、便秘等症状；肛周局部常可见一个或多个溃口，并可触及索状或大片硬结组织。本病治疗以手术为主，食疗等自我治疗方法对肛瘘有辅助治疗作用，可改善流脓水、肿痛、瘙痒等临床症状及协助控制肛瘘继发感染。

肛瘘的防治妙方有以下几种。

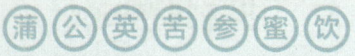
蒲公英苦参蜜饮

蒲公英30克，苦参、地榆各15克，川芎10克，蜂蜜适量。将蒲公英、苦参、地榆、川芎洗净，放入锅中，加适量水煎煮40分钟，去渣取汁，待药汁转温后加入蜂蜜，搅匀即成。上、下午分服。此方可清热解毒，利湿消肿，适用于湿毒内蕴型肛瘘。

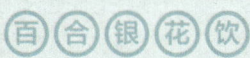
百合银花饮

百合30克，金银花20克，冰糖适量。将百合、金银花、冰糖同放入砂锅中，加水1000毫升，煎沸5分钟，凉后取汁即成。代茶频饮。此方可清热利湿，养阴托毒，适用于阴液亏虚型肛瘘，对口干口渴、舌红少津明显者尤为适宜。

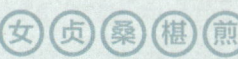
女贞桑椹煎

女贞子、制何首乌各12克，桑椹15克，旱莲草10克。将女贞子、制何首乌、桑椹、旱莲草洗净，放入砂锅中，加适量水，大火煎沸后改用小火煎30分钟，滤渣取汁。再将药渣加适量水，煎煮25分钟，滤渣取汁；混合两煎所得药汁。上、下午分服。此方可养阴清热，利湿托毒，适用于阴液亏虚型肛瘘。

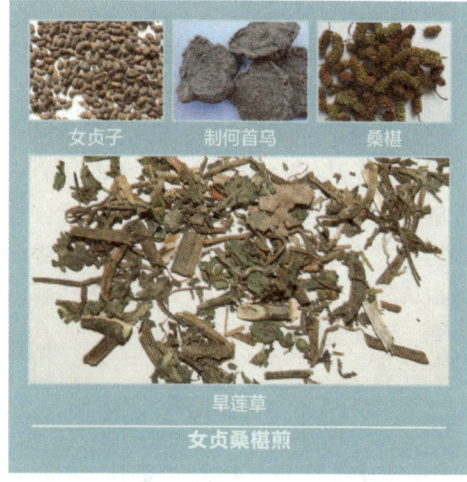

女贞子　制何首乌　桑椹

旱莲草

女贞桑椹煎

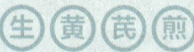
生黄芪煎

生黄芪60～150克。水煎取汁。每日1剂，分2次服。此方可益气托毒，适用于气血不足型肛瘘，症见病程较长、肛门外口皮色暗淡、脓液清稀、形瘦乏力。

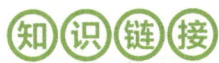

肛瘘患者的饮食宜忌

肛瘘多是湿热郁结所致，所以患者对油腻生湿热的食物的摄入应有所节制，而清淡并含有丰富维生素的食物宜多食，如冬瓜、丝瓜、绿豆、萝卜等。

肛瘘长久不愈必然会影响体质，导致身体发虚，所以患者在日常饮食中宜吃富含蛋白质的食物，如牛肉、猪瘦肉、蘑菇等。

对于酒、葱、辣椒等辛辣刺激性食物，肛瘘患者一定要忌食。鱼、虾、蟹等发物也应忌食。

食管癌

食管癌指发生于食管黏膜上皮或腺体的恶性肿瘤，为消化道的常见恶性肿瘤之一。食管癌最常见的症状为吞咽困难，早期症状多不明显，有时仅感吞咽食物时不适，有食物停滞感或有噎塞感，随病情发展会发生进行性吞咽困难。中、晚期患者伴有前胸后背持续性疼痛，胸骨后有烧灼感，伴发纵隔炎、肺炎、消瘦明显、体重下降、大便秘结、呕吐涎沫、声音嘶哑等症状。食管癌应争取早期发现，早期诊断，早期治疗。现代医学对本病的治疗手段主要有外科手术、放射治疗和化学治疗。外科手术切除对早期食管癌疗效较好，术后5年生存率达90%左右。晚期食管癌不宜手术而常采取放射治疗。食管癌的治疗也可放射治疗、化学治疗和中医治疗相结合，可延长患者生存期，缓解临床症状。

本病在中医学中属"噎膈""反胃"等范畴。

食管癌的防治妙方有以下几种。

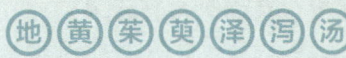

生地黄15克，山茱萸、泽泻、牡丹皮、山药、茯苓、牛膝、薏苡仁、鸡内金、麦冬、石斛各10克，生牡蛎30克。水煎取汁。每日1剂，分2次服。此方可养阴补肾，消肿散结，适用于食管癌。

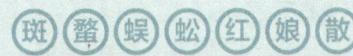

斑蝥1只，蜈蚣2条，红娘子30克，乌梅、木香、轻粉、土鳖虫各10克，山豆根15克，大枣10枚，黄连6克。上药共研为细末。口服，每次6克，每日2次。此方可解毒散结，消肿止痛，适用于食管癌。

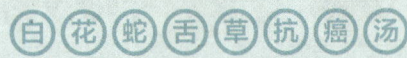

白花蛇舌草30克，蒲公英80克，半枝莲12克，山豆根15克，山慈菇、鸦胆子、黄药子、露蜂房各10克，三七参9克，斑蝥（去头、足）1克，蟾酥0.5克。水煎取汁。每日1剂，分2次服。此方可清热解毒，活血祛瘀，抗癌散结，适用于瘀毒内结型食管癌。

硇砂海藻昆布汤

硇砂2.7克，海藻、昆布各15克，草豆蔻9克，乌梅3颗，白花蛇舌草20克，半枝莲60克。水煎取汁。每日1剂，分2次服。此方可解毒，软坚散结，适用于食管癌等。

四汁莲藤汤

韭菜汁、生姜汁、蜜汁、梨汁、鲜竹沥各适量，半枝莲、半边莲、藤梨根各30克，旋覆花（包煎）12克，代赭石（先煎）15克，姜半夏、陈皮、佛手、薤白头各10克。水煎取汁。每日1剂，分2次服，30剂为1个疗程。此方可降逆和胃，理气化痰，适用于痰湿交阻型食管癌。

僵蚕玄参夏枯草汤

僵蚕、金银花各15克，玄参、麦冬、夏枯草各30克，大枣150克，壁虎5条，莪术、甘草各10克。水煎取汁。每日1剂，分2次服。此方可扶正解毒，适用于食管癌。

党参双冬山药汤

党参12克，麦冬、天冬、山药各15克，代赭石31克，知母、天花粉、当归、法半夏、枸杞子、瓜蒌仁、土鳖虫各10克。水煎取汁。每日1剂，分2次服。此方可益气，化痰，活血，适用于食管癌。

半枝莲丹参汤

半枝莲、代赭石（先煎）、白花蛇舌草、刘寄奴各30克，金沸草、柴胡、香附、郁金、炒枳壳、沙参、麦冬、玄参、清半夏、丹参各10克。水煎取汁。每日1剂，分2次服。此方可益气活血，解毒化痰，适用于食管癌。

土鳖虫蜈蚣汤

土鳖虫15克，蜈蚣2条，山慈菇、半枝莲、党参各20克，半夏10克。水煎取汁。每日1剂，分2次服，7剂为1个疗程。此方可益气活血，解毒化痰，适用于食管癌咽下困难。

参芪白芍山药汤

黄芪30克，党参、白芍各15克，白术9克，山药37克，熟地黄20克，当归11克，赤芍12克，白花蛇舌草40克，焦麦芽、焦山楂、焦神曲各9克，

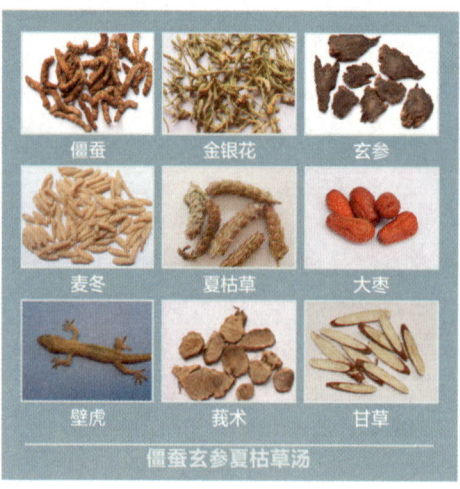

僵蚕玄参夏枯草汤

急性子、生甘草各6克。水煎取汁。每日1剂，分2次服。此方可益气养血扶正，化瘀解毒祛邪，适用于气虚血虚型、瘀毒内结型食管癌。

陈皮半夏木香汤

陈皮、黄连、清半夏、枳壳、木香、厚朴各12克，丹参、重楼各30克，三棱、莪术各13克，大黄、白芷各7克，砂仁6克，吴茱萸、甘草各5克。水煎取汁。每日1剂，分2次服。此方可理气化痰，活血散结，适用于食管癌。

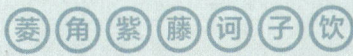
菱角紫藤诃子饮

菱角、紫藤、诃子、薏苡仁各10克。将上药放入砂锅中，加水煎汤。上、下午分服。此方可解热健脾，防癌抗癌，适用于食管癌。

当归红花桃仁汤

当归20克，红花、柿霜、干蟾皮、桃仁、穿山甲、大黄各10克，党参、天冬、半枝莲、代赭石各30克，莪术、半夏、知母各15克。水煎取汁。每日1剂，分2次服。此方可活血化瘀，清热解毒，适用于食管癌等。

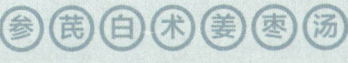
参芪白术姜枣汤

党参12克，黄芪、白术、茯苓各15克，陈皮、半夏各9克，砂仁、甘草各6克，生姜3片，大枣5枚。水煎取汁。每日1剂，分2次服。此方可温补脾肾，益气回阳，适用于气虚阳微型食管癌。

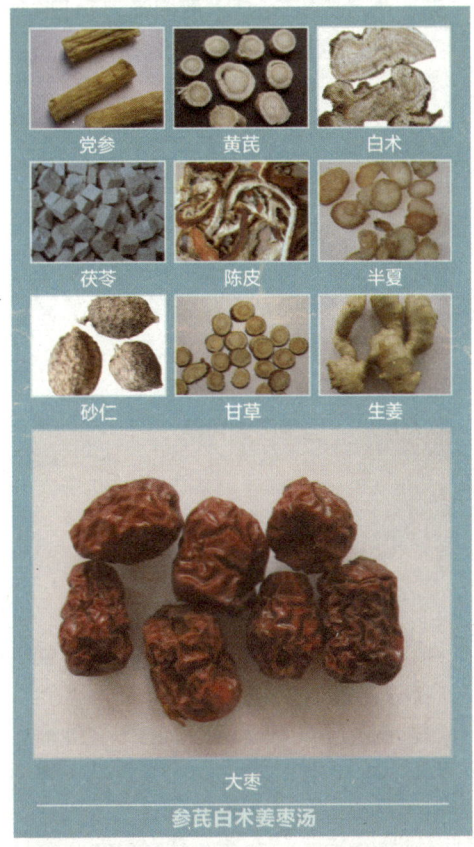
参芪白术姜枣汤

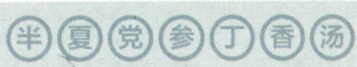
半夏党参丁香汤

半夏、党参各12克，龙葵30克，丁香3克，代赭石24克，桔梗、旋覆花、竹茹、白芷、蛇莓、半枝莲各15克。水煎取汁。每日1剂，分2次服。此方可降气化痰，解毒散结，适用于食管癌。

八角金盘石见穿汤

八角金盘、泽兰、青皮、丹参各10克，石见穿、半边莲、生山楂各15克，八月札30克。水煎取汁。每日1剂，分2次服。此方可清热解毒，活血化瘀，适用于食管癌。

当归杭芍柴胡汤

当归、杭白芍、茯苓各15克，柴胡、焦白术、重楼、白芥子、僵蚕、土鳖虫、旋覆花各10克，郁金12克，夏枯草、代赭石各30克。水煎取汁。每日1剂，分2次服。此方可疏肝理气，软坚散结，适用于食管癌。

胃癌

胃癌是发生在贲门、胃体、幽门部胃黏膜上皮及肠化上皮的恶性肿瘤，在我国，胃癌死亡率占恶性肿瘤死亡率的首位。胃癌的主要症状：早期的胃癌没有什么症状或者说没有什么特殊的症状；随着病情的发展，可以出现一系列的变化，例如上腹饱胀，上腹不适，或感到隐痛甚至剧痛，胃纳减退，消化不良；病情较严重时，会出现消瘦、乏力、精神不振、贫血、呕血、胃穿孔等，同时可伴有低热。如果患者身体较消瘦，自己甚至还可在上腹部摸到肿块。

为什么会得胃癌？很重要的一个原因就是饮食习惯。若平时常吃重口味的食物，如腌制食物、辛辣食物、熏制食物等，可能会增加胃癌发病的概率。进食霉变的食物也会诱发胃癌。除饮食习惯外，遗传因素、环境因素、个人的免疫因素也与胃癌的发病有关。总之，胃癌的病因比较复杂。

胃癌患者在治疗过程中可遵医嘱配合食疗，效果更好。患者要改变不良的饮食习惯，多吃新鲜蔬菜、水果，多饮新鲜牛奶等；不吃烫食，不暴饮暴食，不过快进食，避免进食粗糙食物，不在情绪欠佳时进食，不酗酒，不吸烟。此外，还应切实做到高度重视胃部慢性疾病的治疗，防患于未然。

胃癌的防治妙方有以下几种。

白及乌贼骨散

白及180克，海螵蛸、枯矾各120克，牵牛子、小苏打各240克，蛤蜊粉、瓦楞子各90克，陈皮、香附各60克。上药共研为细末。每日饭前服12～18克，分2～3次服。此方可抗癌，适用于溃疡性胃癌。

石菖蒲土鳖虫汤

石菖蒲3克，土鳖虫、丹参、白豆蔻各9克，金钱草、接骨仙桃草、棉花根、铁树叶各15克，鬼针草30克，甘松、仙茅各4.5克。水煎取汁。每日1剂，分2次服。此方可活血化瘀，消积散结，适用于胃癌。

参苓芪术当归汤

生党参、生黄芪各15克，茯苓、生白芍各12克，醋青皮9克，炒白术、香谷芽、炒当归、广郁金、炒莪术、三棱各10克，绿萼梅6克。水煎取汁。每日1剂，分2次服。此方可益气养血，化瘀散结，适用于胃癌。

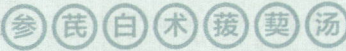
参芪白术菝葜汤

党参、黄芪各15～20克，白术15克，生薏苡仁、菝葜各30克，生半夏12～15克，狼毒3～4.5克，陈皮6克，甘草3克。水煎取汁。每日1剂，分2次服，3个月为1个疗程。此方可健脾散结，适用于晚期胃癌。

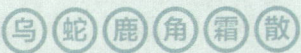
乌蛇鹿角霜散

乌梢蛇、鹿角霜、螃蟹各60克。以上3味晒干后碾为细末，装瓶备用。每次5克，每日3次。此方可破瘀消积，通络止痛，适用于气滞血瘀型胃癌。

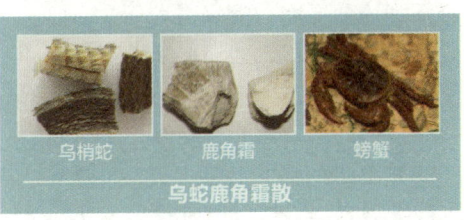

乌梢蛇　鹿角霜　螃蟹
乌蛇鹿角霜散

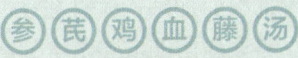
参芪鸡血藤汤

生黄芪、太子参、鸡血藤各30克，白术、茯苓各10克，枸杞子、女贞子、菟丝子各15克。水煎取汁。每日1剂，分2次服。此方可益气养阴，健脾益肾，适用于胃癌。

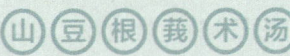
山豆根莪术汤

山豆根、山慈菇、土茯苓、金银花、连翘、虎杖、焦栀子、半枝莲、浙贝母、三棱、莪术、丹参、赤芍、穿山甲、土鳖虫、党参、黄芪、焦麦芽、焦山楂、焦神曲各10克。水煎取汁。每日1剂，分2次服。此方可益气活血，解毒散结，适用于胃癌。

附子人参良姜汤

附子、沉香各4.5克，人参7.5克，高良姜4克，姜半夏9克，木香3克。水煎取汁。每日1剂，分2次服。此方可温阳暖胃，理气化瘀，适用于属寒证之胃癌。

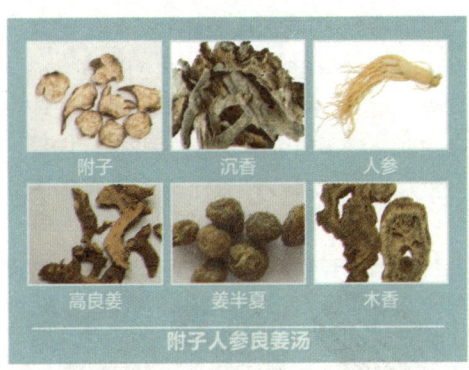

附子　沉香　人参
高良姜　姜半夏　木香
附子人参良姜汤

参术茯苓枸杞汤

党参、生黄芪、芡实、莲子肉、熟地黄各15克，白术、茯苓、黄精各

12克，甘草3克，白毛藤、白花蛇舌草各30克，三七（研末冲服）1.5克，大枣6枚，沙参10克，枸杞子9克。水煎取汁。每日1剂，分3次服。术前、术后或化学治疗中均可服。此方可扶正培本，健脾和胃，理气消导，消瘀化结，适用于胃癌。

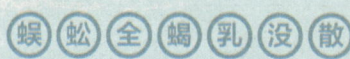
蜈蚣全蝎乳没散

炙蜈蚣、全蝎各10克，乳香、没药各15克。将炙蜈蚣、全蝎、乳香、没药分别拣杂，洗净，晒干或烘干，炙蜈蚣、全蝎切碎，乳香、没药敲碎，共研为细末，分成9包，做好防潮，装瓶备用。每日3次，每次1包，以温开水送服。此方可活血止痛，解毒散结，适用于气滞血瘀型胃癌引起的疼痛。

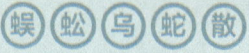
蜈蚣乌蛇散

蜈蚣40条，乌梢蛇120克，土鳖虫、血竭各60克，白术、枳壳各100克。将以上6味晒干或烘干，共研为细末，装瓶备用。每次服药末3克，每日3次。此方可解毒化瘀，抗癌，适用于瘀毒内阻型胃癌。

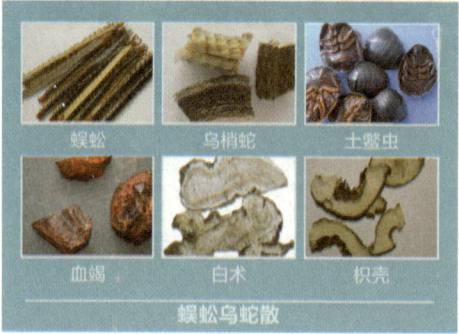
蜈蚣乌蛇散

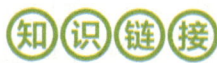
知识链接

预防胃癌的要点

预防胃癌需要注意以下六点：第一，注意饮食，少吃刺激性食物，多吃易消化食物；第二，尽量少吃油炸、油煎的食物，不吃过烫的食物；第三，不吃发霉、变质的食物，多吃新鲜蔬菜和水果；第四，有胃溃疡的人应积极治疗，定期做胃镜检查，以防溃疡癌变；第五，患有萎缩性胃炎的人如果出现胃息肉，特别是其直径大于2厘米以上者，应定期做胃镜检查；第六，胃癌高发地区的人应定期做胃部检查，防患于未然。

肝癌

肝癌是发生于肝的恶性肿瘤。肝细胞癌变初期，症状通常不太明显，容易被人忽视，但还是有以下特点：食欲明显减退，腹部闷胀，消化不良，有时出现恶心、呕吐；不明原因的鼻出血、皮下出血；右上腹隐痛，或肝区持续性或间歇性疼痛，变换体位时疼痛有时加剧；体重减轻，四肢无力；不明原因的发热及水肿，皮肤瘙痒，甚至出现黄疸。

肝癌分为两种，即原发性肝癌和继发性肝癌。人们日常所说的肝癌多为原发性肝癌。原发性肝癌的发病率位列恶性肿瘤发病率的前五位。病毒性肝炎患者是肝癌高发人群，特别是乙型病毒性肝炎患者，其患肝癌的概率比没有患过乙型病毒性肝炎的人患肝癌的概率要高10倍。长期大量酗酒、长期进食含毒素的食物的人群，患肝癌的风险也会随之增大。

肝癌的防治妙方有以下几种。

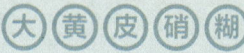

大黄、黄柏、芒硝、芙蓉叶、姜黄各50克，乳香、没药、冰片、天南星各20克，雄黄30克，天花粉10克。上药共研为细末，以水调为糊状。将药糊外敷于患处，每日1次。此方可止痛消肿，适用于肝癌引起的疼痛、上腹肿块。

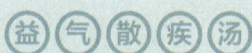

黄芪、茯苓、白花蛇舌草、半枝莲各30克，白蔹25克，党参18克，制香附、全当归各15克，白术（土炒）、三棱、莪术、延胡索各10克，三七粉（冲服）2克。上药（三七粉除外）水煎取汁。喝药汁。此方可益气活血，散瘀止痛，适用于气虚血瘀型肝癌。

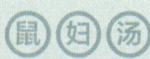

干燥鼠妇60克。上药加水适量，水煎2次，各取汁240毫升，混合两煎所得药汁，备用。口服，分次服。服药期间禁食酸、辣、腥味食物。此方可破血，利水，解毒，止痛，适用于肝癌引起的剧痛。

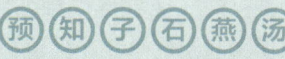

预知子、石燕、马鞭草各30克。水煎取汁。口服，每日1剂。此方可清热化痰，解毒散结，适用于肝癌。

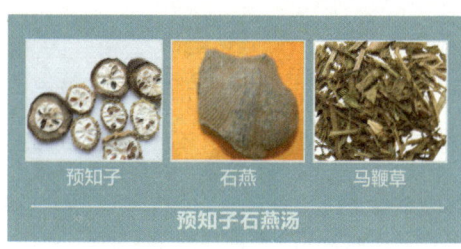

预知子　石燕　马鞭草
预知子石燕汤

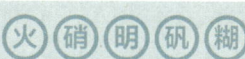

火硝、明矾各9克，胡椒18克，黄丹、麝香各3克，米醋适量。上药（米醋除外）共研为细末，然后以米醋调成糊状。将药糊外敷于涌泉穴。此方可止痛，适用于肝癌引起的疼痛。

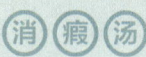

鳖甲（先煎）、白术各15克，白芍30克，枳壳、木香各1.5克，甘草、郁金各3克，白豆蔻2粒，牡丹皮、天花粉、香附各6克，茯苓、巴戟天各10克。水煎取汁。每日1剂，分2次服。此方可导滞散结，适用于肝癌。

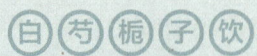
白芍栀子饮

白芍35克，栀子、川贝母、牡丹皮、没药、枳壳、金银花、甘草、蒲公英、青皮各10克，当归25克，茯苓20克，白糖30克。上药除白糖外加水适量，以中火煮沸后再用小火沸煎25分钟，去渣取汁，加入白糖，搅匀即成。每次饮汁100毫升，每日3次。此方可祛瘀消肿，适用于肝癌。

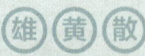
雄黄散

雄黄、朱砂、五倍子、山慈菇各等份。上药共研为细末。每次吸入少许药末。此方可清瘀散结，解毒化瘀，适用于肝癌。

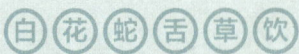
白花蛇舌草饮

白花蛇舌草、白茅根各200克，白糖30克。将白花蛇舌草、白茅根洗净，放入锅中，加水，大火烧沸后改小火煎煮25分钟，去渣取汁，加入白糖，搅匀即成。每日3次，每次饮汁100毫升。此方可解毒消症，适用于肝癌。

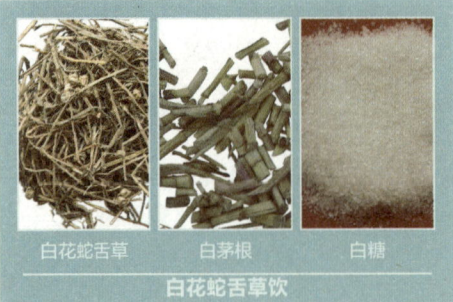

白花蛇舌草 / 白茅根 / 白糖
白花蛇舌草饮

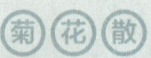
菊花散

菊花60克，紫金锭6克，牛黄、青黛各12克。上药共研为细末，装瓶备用。用时取3克冲服，每日3次。此方可清热解毒，适用于肝癌。

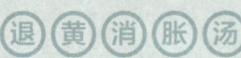
退黄消胀汤

石见穿、半枝莲、白花蛇舌草各30克，郁金9克，丹参、马蹄金、八月札、矮地茶各15克。水煎取汁。口服，每日1剂。此方可退黄消胀，适用于肝癌，症见黄疸、肝区胀痛。

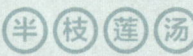
半枝莲汤

玉簪根9克，半枝莲、半边莲、薏苡仁各30克。水煎取汁。每日1剂，口服。此方可清热解毒，化湿消肿，适用于肝癌。

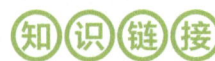

如何减轻肝癌带来的疼痛

肝癌发展到晚期时，病灶会出现反射性疼痛，给患者带来身心上的痛苦。可使用以下几个小方法来缓解疼痛。

（1）取舒适的体位。患侧卧位及半卧位可以减轻腹壁紧张度，从而减轻疼痛。

（2）局部按摩，动作轻柔，千万别用力，否则容易造成肿块破裂或扩散。

（3）看电视、小说、漫画等，转

移注意力。

（4）疼痛发作时，做胸式深呼吸来减轻疼痛。

（5）多吃一些清淡、低脂、无刺激性的易消化食物，一次进餐不能太饱，少吃多餐。

（6）保持乐观情绪，紧张、焦虑的情绪通常会让疼痛加剧。

（7）实在疼痛难忍时，可以采取药物治疗。

肠癌

肠癌是发生于人体肠道的恶性肿瘤，主要指直肠癌和结肠癌。直肠和结肠都属于人体大肠组织，当其细胞癌变时，人通常会出现便血，并有不同程度的便不尽感、肛门下坠感，甚至出现腹泻。人们往往会忽视这些细胞癌变示警信号，误认为是痔疮。癌症若继续恶化，会出现腹泻、贫血、体力下降等症状。肠癌还会侵犯膀胱、肺等，引发尿急、尿痛、干咳、胸痛等。

关于肠癌发病的原因，医学界至今还未有一个清晰的结论。但可以肯定的是，肠癌的发病与人的饮食习惯、遗传因素等有密切关系。

中医学认为，肠癌与人们过食肥甘、霉变食物或与大肠慢性疾病等有关。

肠癌的防治妙方有以下几种。

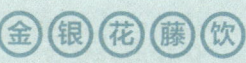

金银花藤、半枝莲、龙葵各50克，白花蛇舌草100克，白糖30克。上药（白糖除外）加水煎煮，先用大火烧沸，再用小火煎25分钟，去渣取汁，加入白糖，搅匀即成。每日3次，每次服150毫升。此方可散结消肿，适用于直肠癌。

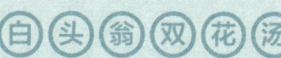

白头翁50克，金银花、木槿、白糖各30克。上药加水，煎取浓汁200毫升，加入白糖，搅匀即成。温服，每日1剂，分3次服。此方可散结消瘀，清热解毒，适用于大肠癌。

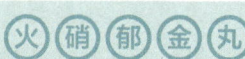

火硝、郁金、制马钱子、白矾各15克，生甘草3克。上药共研为细末，水泛为丸，如绿豆大。每次服0.3~0.9克，每日3次，以开水送服。此方可化痰解毒，消肿散结，适用于肠癌，症见肿块坚硬、疼痛。

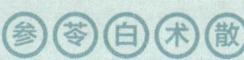

党参15克，当归、白术、茯苓各12克，扁豆、山药各20克，薏苡仁25克，砂仁、肉桂各5克，桔梗、防风各10克，甘草6克，大枣3枚。水煎取汁。每日1剂，分2次服。此方可益气养血，实脾健运，适用于结肠癌术后腹痛腹泻、消化不良等。

夏枯草饮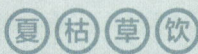

夏枯草90克，黄糖（红糖）5克。将夏枯草加水1500毫升煎煮，去渣取汁，再加入黄糖煎煮30分钟即成。代茶频饮。此方可清肝火，散瘀结，适用于直肠癌。

龙葵饮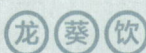

龙葵15克，白糖30克。龙葵加水煎煮，先用大火烧沸，再改小火沸煎25分钟，去渣取汁，加入白糖，搅匀即成。每日3次，每次服100毫升。此方可散结利尿，适用于直肠癌。

海藻水蛭散

海藻30克，水蛭、壁虎各15克。上药焙干后共研为细末，再分成10等份。每日1份，以黄酒冲服。此方可逐瘀破血，清热解毒，适用于直肠癌。

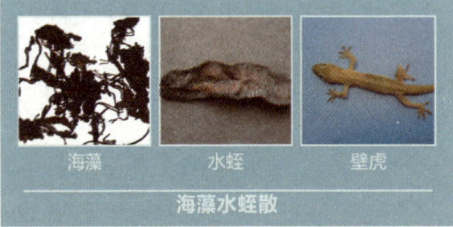

海藻　水蛭　壁虎
海藻水蛭散

石见穿消瘤汤

石见穿、地榆、茯苓、生薏苡仁、重楼、党参、昆布、天龙、苦参各100克。水煎取汁。口服，每日1剂。此方可软坚消瘤，健脾化湿，适用于直肠癌。

红藤活血汤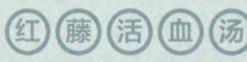

红藤15克，半枝莲30克，白槿花、重楼、苦参、白头翁各9克。水煎取汁。口服，每日1剂。此方可清热解毒，利湿活血，适用于肠癌。

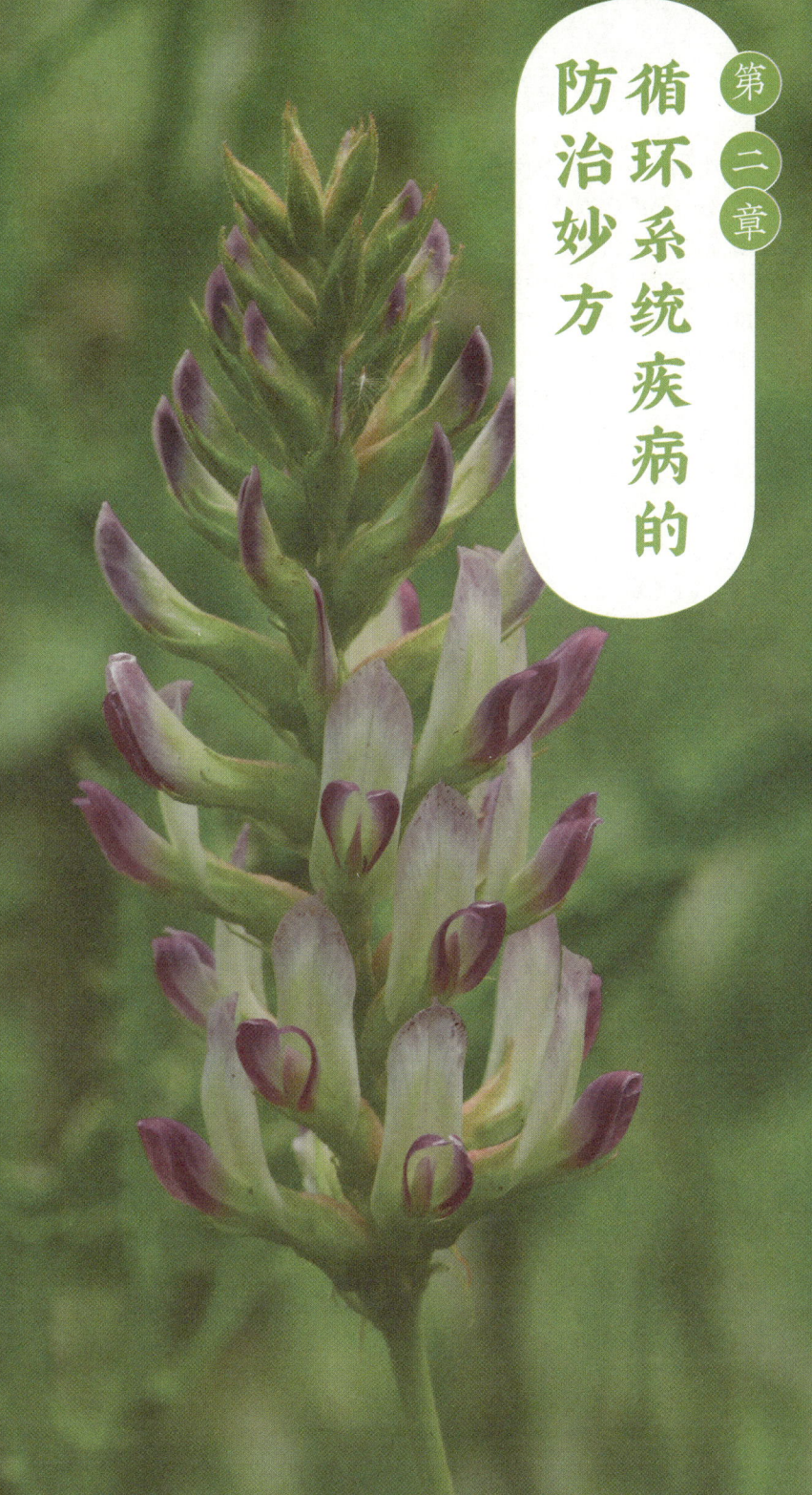

第二章 循环系统疾病的防治妙方

偏头痛

偏头痛是一种原发性头痛,表现为头部一侧疼痛甚剧,以阵发性刺痛、跳痛为主,甚至可引起眼疼、牙疼。现代医学认为,本病是脑血管舒缩功能发生障碍,脑血管时而痉挛、时而扩张所致。

中医学中所说的"头风"就是偏头痛。中医学认为,本病实为肝、肾、脾虚,加之受风邪侵扰头部,于是发病。治疗时宜养血祛风,化瘀通络。

偏头痛的防治妙方有以下几种。

柴胡细辛汤
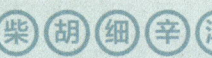

柴胡、当归、泽兰、川芎、制半夏、土鳖虫、丹参各10克,细辛、黄连、薄荷(后下)各6克。上药加水煎2次,混合两煎所得药汁,备用。每日1剂,每隔4小时服1次。此方可补血活血,化瘀逐风,清热燥湿,适用于偏头痛。

葛根二白汤
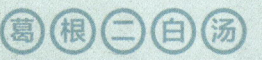

葛根30克,白芍20克,柴胡、钩藤(后下)各15克,白芷、川芎、土鳖虫各10克。上药加水煎2次,混合两煎所得药汁,备用。每日1剂,上、下午分服,12日为1个疗程。此方可祛风平肝,活血通络,适用于偏头痛。

香芎散

炒香附、川芎、石膏(水飞)、白芷、甘草、薄荷各30克。上药共研为细末,装瓶备用。每次取药末6克,以清茶送服。此方可散瘀止痛,适用于偏头痛。

颅宁汤

当归、生地黄各15克,白芍20克,白芷、防风、蝉蜕、川芎、柴胡、甘草各10克。上药加水煎2次,混合两煎所得药汁,备用。每日1剂,分2次服,14日为1个疗程。此方可养血补血,活血化瘀,柔肝解郁,祛风散邪,适用于偏头痛。

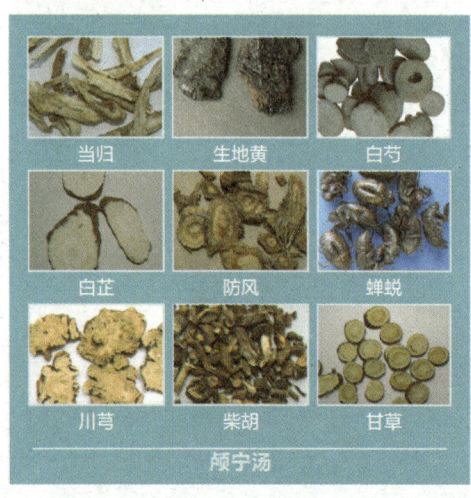

颅宁汤

天麻钩藤汤
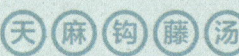

天麻15克,钩藤(后下)、蔓荆子、刺蒺藜、藁本、白僵蚕、白芍各

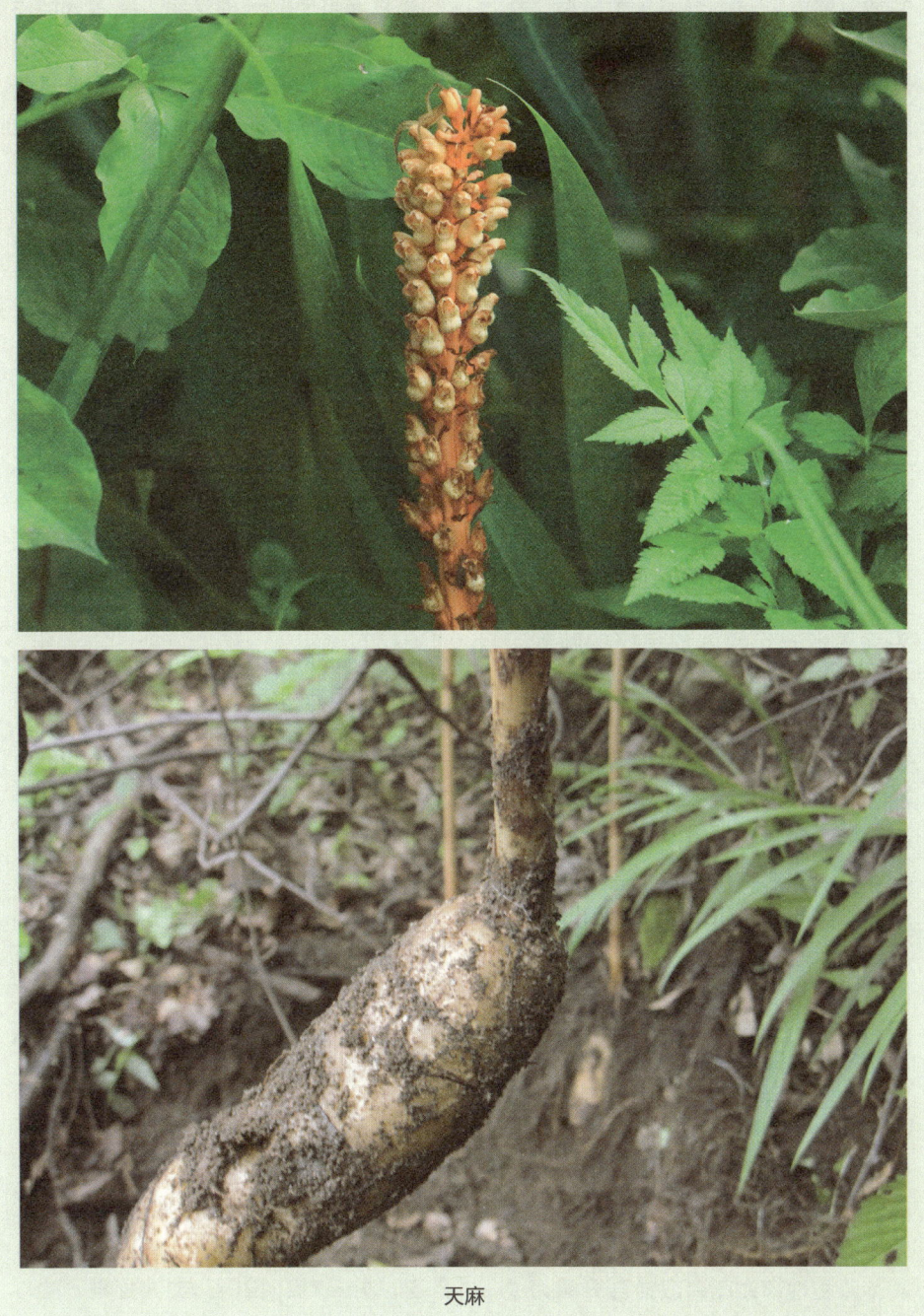
天麻

12克，酸枣仁9克，白芷6克，熟附块5克，三七（打碎）、炒全蝎各4克。水煎取汁。口服，每日1剂。此方可祛风通络，化瘀止痛，适用于偏头痛。

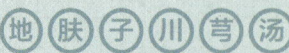
地肤子川芎汤

地肤子50克，川芎、菊花各15克。水煎取汁。口服，每日1剂。此方可清脑明目，散瘀止痛，适用于偏头痛。

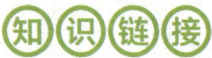
知识链接

偏头痛患者日常生活中的调理原则

要想减少偏头痛发作次数，偏头痛患者一定要养成良好的睡眠习惯，加强生活的条理性，并注意劳逸结合。居住场所要注意通风。一些药物可诱发偏头痛，如避孕药、硝酸甘油、利血平、雌激素，偏头痛患者要尽可能远离它们。暴风雨、耀眼的阳光等气候变化也可诱发偏头痛，所以偏头痛患者应注意避风寒、保暖。

高血压

高血压一般指动脉血压高于正常指标，可伴有心脏、血管、脑、肾等器官功能性或器质性的改变。高血压分为原发性高血压及继发性高血压两类。原发性高血压是以血压升高为主要临床表现的一种疾病，患者人数占高血压患者人数的80%～90%。继发性高血压是在某些疾病中并发血压升高，仅仅是这些疾病的症状之一，故又叫症状性高血压，患者人数占高血压患者人数的10%～20%。

中医学认为，治疗高血压宜化痰降浊。

高血压的防治妙方有以下几种。

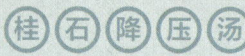
桂石降压汤

熟地黄20克，山茱萸、天麻、牡丹皮、鸡内金、丹参、炙甘草、钩藤各10克，山药、杜仲、白术各12克，肉桂、黄柏各5克，生石决明、桑寄生、茯苓各15克。水煎取汁。每日1剂，分2次服，4周为1个疗程，一般连服2个疗程。此方可滋补肝肾，调理脾胃，适用于高血压。

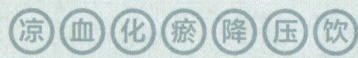
凉血化瘀降压饮

牡丹皮60～80克，钩藤30克，川芎、玄参、牛膝、白芍、龙骨各25克，桑寄生20克。水煎取汁。每日1剂，分2次服，4周为1个疗程，一般连服2个疗程。此方可益肾平肝，凉血息风，适用于高血压。

二仙汤

仙茅、淫羊藿、巴戟天、知母、黄柏、当归各10克。水煎取汁。每日1剂，分2次服，20日为1个疗程。此方

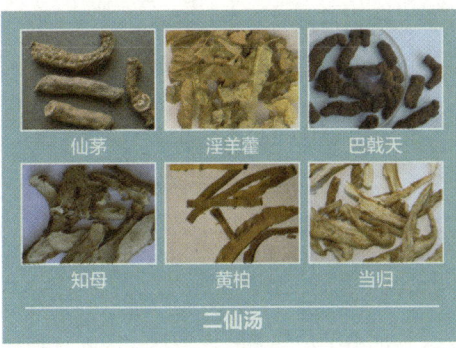
仙茅　　淫羊藿　　巴戟天
知母　　黄柏　　当归
二仙汤

可温补肾阳，滋阴益精，濡养冲任，适用于女性更年期高血压。

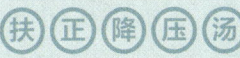
扶正降压汤

生黄芪、刺五加各30克，丹参、白芍、葛根、川牛膝各20克，天麻10克，钩藤（后下）、滁菊花各12克，泽泻、酸枣仁、黄芩各15克，生甘草5克。上药加水煎2次，混合两煎所得药汁。每日1剂，分3次服，4周为1个疗程。此方可调整阴阳，扶正降压，适用于高血压。

参七楂蒲汤

丹参、生山楂各30克，天麻15克，三七、石菖蒲、钩藤、水蛭各10克。上药加水煎2次，混合两煎所得药汁。每日1剂，分2次服，连服30日。此方可降压降脂，适用于高血压。

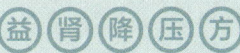
益肾降压方

黄芪15～30克，汉防己、牛膝、茯苓、当归、赤白芍各12克，川芎、白术各10克，益母草、黄芩、泽泻、车前草各15克。水煎取汁。每日1剂，分2次服，4周为1个疗程，一般连服2个疗程。此方可益气健脾，活血利水，适用于肾实质性高血压。

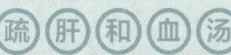
疏肝和血汤

柴胡10～12克，川芎6～10克，炒白芍10～15克，绿萼梅6～12克，延胡索10～20克，益母草20～30克，地龙12～20克。水煎取汁。每日1剂，分2次服，连服1个月，次月隔日1剂，第3个月隔2日1剂，3个月为1个疗程。此方可疏肝解郁，调和气血，适用于原发性高血压。

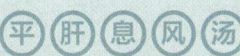
平肝息风汤

夏枯草、女贞子各15克，白蒺藜、黄芩、黄菊花、白芍各10克，丹

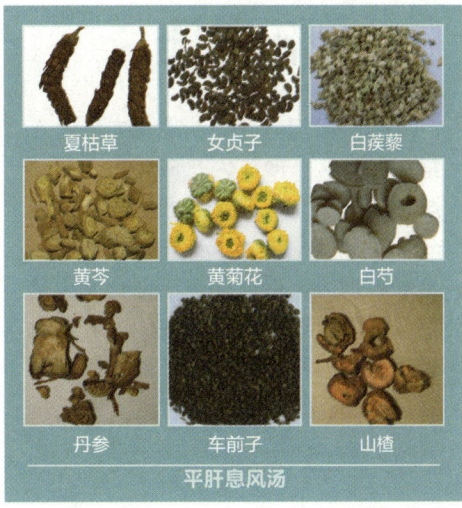
夏枯草　　女贞子　　白蒺藜
黄芩　　黄菊花　　白芍
丹参　　车前子　　山楂
平肝息风汤

参、车前子各30克，山楂12克。水煎取汁。每日1剂，分2次服，连服2周；血压稳定后隔日1剂，连服4周。此方可育阴潜阳，平肝息风，降压降脂，适用于肝肾阴虚、肝阳上亢之高血压。

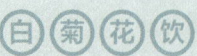

白菊花15克。将白菊花揉碎，放入茶杯中，加入沸水冲泡，加盖闷10分钟。代茶饮，可冲泡3～5次，每日1剂。此方可疏风清热，平肝明目，适用于肝火亢盛、肝阳上亢之早期高血压。

白芍、玄参、天冬、龙骨、牡蛎、龟板各15克，代赭石、牛膝各30克，胆南星6克。水煎取汁250毫升。每日1剂，分2～4次服。此方可滋阴潜阳，平肝息风，适用于高血压。

低血压

低血压指体循环动脉压力低于正常的状态。一般认为，成年人上肢动脉血压低于12/8千帕或收缩压较原先降低5.34千帕即为低血压。低血压的主要表现为头晕、食欲不振、脸色苍白、困倦、乏力等；早晨的症状往往比较明显，四肢软弱无力，精神萎靡不振，经过短暂的午休后，可得到一定程度的改善，但到下午或傍晚又会感到乏力。病情严重时会有四肢冷、心悸、呼吸困难、直立性眩晕等表现。

许多人对低血压了解比较少，认为它的危害性比高血压要低得多。其实不然。长期低血压的人身体机能会大大下降，视力、听力会下降，头晕、昏厥、跌倒、骨折的发生率会大大增加。另外，低血压还会诱发脑梗死、心肌缺血，加重阿尔茨海默病症状。因此，我们对低血压不可掉以轻心。

低血压的防治妙方有以下几种。

黄芪、陈皮、白术各10克，党参、炙甘草、熟地黄、葛根各9克，当归12克。水煎取汁。每日1剂，分2次服。此方可健脾养心，适用于心脾两虚导致的低血压。

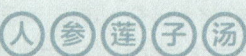

人参、莲子各10克，冰糖30克。将人参、莲子分别洗净，放入锅中加水、冰糖煎煮，至莲子烂熟即成。每日1剂，连服3日。此方可大补元气，益智安神，适用于低血压。

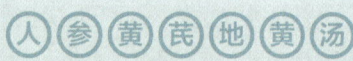

人参、生甘草各6克，黄芪、熟地黄、山药各25克，山茱萸、枸杞子各20克，牡丹皮、泽泻、麦冬、茯苓、五味子各10克。水煎取汁。每日1剂，分3～4次服，15日为1个疗程。此方可益气固体，滋补肝肾，适用于低血压。

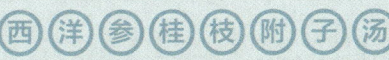

西洋参5克，桂枝15克，制附子12克，生甘草10克。上药用开水泡服。代茶频饮，每日1剂，服至血压恢复正常为止。此方可补气养阴，温经通脉，适用于低血压等。

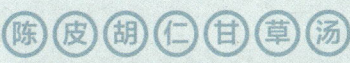

陈皮15克，胡桃仁20克，甘草6克。水煎取汁。每日2剂，连服3日。此方可理气调中，适用于低血压。

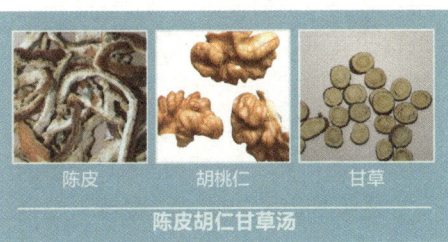

陈皮胡仁甘草汤

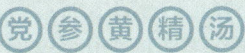

党参、黄精各30克，炙甘草10克。水煎取汁。每日1剂，顿服。此方可补中益气，润肾强身，适用于低血压。

高丽参10克，炙甘草5克。上药水煎4小时。每日1剂，顿服。此方可大补元气，生精安神，适用于直立性低血压。

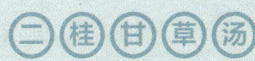

肉桂、桂枝、甘草各15克，五味子25克。水煎取汁。口服，每日1剂。此方可补元气，通血脉，适用于低血压。

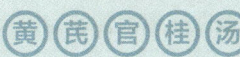

生黄芪、党参各15克，肉桂8克，黄精20克，大枣10枚，生甘草6克。上药加水煎3次，混合三煎所得药汁。每日1剂，早、中、晚分3次服，20日为1个疗程。此方可补气固体，增强体质，适用于低血压。

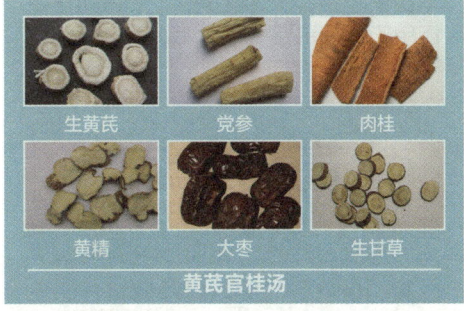

黄芪官桂汤

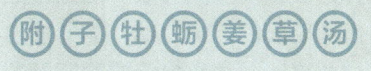

附子、牡蛎各15克，干姜、炙甘草各30克。上药加水煎2次，混合两煎所得药汁。每日1剂，顿服。此方可补火救阳，清心镇静，适用于急性低血压。

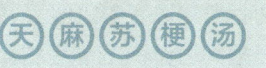

天麻、紫苏梗各12克，桂枝10

克。水煎取汁。每日1剂，分次服。此方可祛风通络，止眩防晕，适用于低血压。

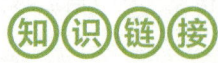

低血压患者要吃得好

低血压患者宜吃一些高蛋白、高胆固醇的食物，如肉类、鸡蛋、海鲜、牛奶等，从而提高动脉的紧张度，使血压上升。莲子、桂圆、大枣、桑椹等具有养心益血、健脾补脑之力，低血压患者也宜常吃。一些寒凉、破气的食物要尽量少吃，如菠菜、萝卜、芹菜等；玉米等具有降压作用的谷类也要尽量少吃。

高脂血症

高脂血症是人体血液中脂类浓度过高的疾病。一般以胆固醇和甘油三酯作为血液中脂类代表。高脂血症一般没有明显的自觉症状，需要抽血检验才能确诊。高脂血症的诊断标准：胆固醇≥5.7毫摩尔/升，甘油三酯≥1.7毫摩尔/升。凡有一项及以上超标，就可诊断为高脂血症。统计数据显示：单纯胆固醇高的患者占高脂血症患者的40%，单纯甘油三酯高的患者占高脂血症患者的20%，胆固醇和甘油三酯同时升高的患者占高脂血症患者40%。

高脂血症与家族遗传和饮食习惯有密切关系。人体血液中脂类浓度高，就会增加血液的黏稠度，从而可能诱发冠心病、脑血管病。近年来，由于生活水平的提高，高脂血症患者不断增多，并且趋向低龄化。

高脂血症在中医学中属于"痰浊""血瘀"范畴。中医学认为，饮食不节，过食甘肥，脾肾功能失调，三焦气化失常，均可导致津液停聚而成"湿浊"，进一步发展成"痰浊"；痰浊久郁化热，阻壅经络，生成"血瘀"，于是形成了高脂血症。所以，治疗高脂血症的基本原则是健脾阳，滋肾阴，渗湿祛痰，活血化瘀。

高脂血症的防治妙方有以下几种。

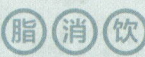

山楂25克，神曲（后下）、薏苡仁、陈皮各20克，白术、泽泻、制半夏各15克，枳壳、鸡内金、柴胡、郁金各12克。上药加水煎2次，混合两煎所得药汁共300毫升，备用。每日1剂，早、晚分服，50日为1个疗程。此方可健运脾胃，渗湿祛痰，疏肝化瘀，适用于高脂血症。

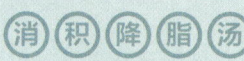

决明子、麦芽各30克，丹参25克，葛根、山楂、蒺藜各20克，鸡内金、泽泻、陈皮、苍术、制半夏、茯苓、甘草各15克，大黄（后下）、胆南星各10克。上药加水用小火煎2次，

每次加水2500毫升，煎至200毫升，混合两煎所得药汁共400毫升。每日1剂，分2次服，4周为1个疗程。此方可渗湿利水，活血化瘀，疏肝解郁，适用于高脂血症。

二黄首乌汤

黄芪、黄精、何首乌、丹参、枸杞子各20克，玉竹、莱菔子、海藻各15克，决明子、山楂各30克，白僵蚕、陈皮、泽泻、红花各10克。上药加水700毫升，小火煎成300毫升，去渣取汁。每日1剂，分2次服，2个月为1个疗程，每个疗程后检测血脂1次。此方可滋补肾阴，平肝息风，活血化瘀，适用于高脂血症。

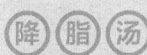

降脂汤

丹参、黄精、何首乌、山楂、泽泻各15克。水煎取汁。每日1剂，分3次服。此方可滋补肝肾，适用于肝肾阴虚导致的高脂血症。

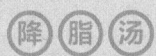

降脂汤

党参、郁金、白术、枸杞子、车前子各15克，桑寄生（先煎）、黄精、山楂、丹参、海藻、茯苓各20克，大黄（后下）、制半夏、泽泻各10克。上药加水煎2次，混合两煎所得药汁，备用。每日1剂，上、下午分服，40日为1个疗程。此方可振脾阳，补肾阴，活血化瘀，渗湿祛痰，适用于高脂血症。

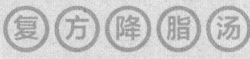

复方降脂汤

制何首乌、制黄精各20克，桑寄生18克。水煎取汁。每日1剂，分2次服。此方可滋补肝肾，益气养血，适用于肝肾不足、气血虚弱导致的高脂血症。

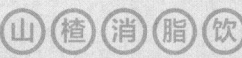

山楂消脂饮

山楂30克，荷叶15克，决明子10克，槐花5克，白糖适量。上药（白糖除外）水煎，待山楂将烂熟时，将其碾碎，再煎煮10分钟，去渣取汁，最后放入白糖调匀即成。可常饮。此方可降脂清热，活血化瘀，适用于气滞血瘀型高脂血症。

消脂丸

炒白术、何首乌、红花、丹参、炒枳壳、郁金、茺蔚子、远志、蒺藜、杭菊花、车前子、肉苁蓉各60克，决明子、炒山楂各180克，泽泻120克，白茯苓90克，制胆星、陈皮、石菖蒲各40克。上药共研为细末，过筛，水泛为如绿豆大的药丸。每次服5克，每日3次，3个月为1个疗程。此方可行气活血，化湿消痰，适用于高脂血症。

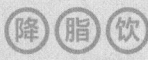

降脂饮

枸杞子10克，山楂、何首乌、决明子各15克，丹参20克。上药加水以

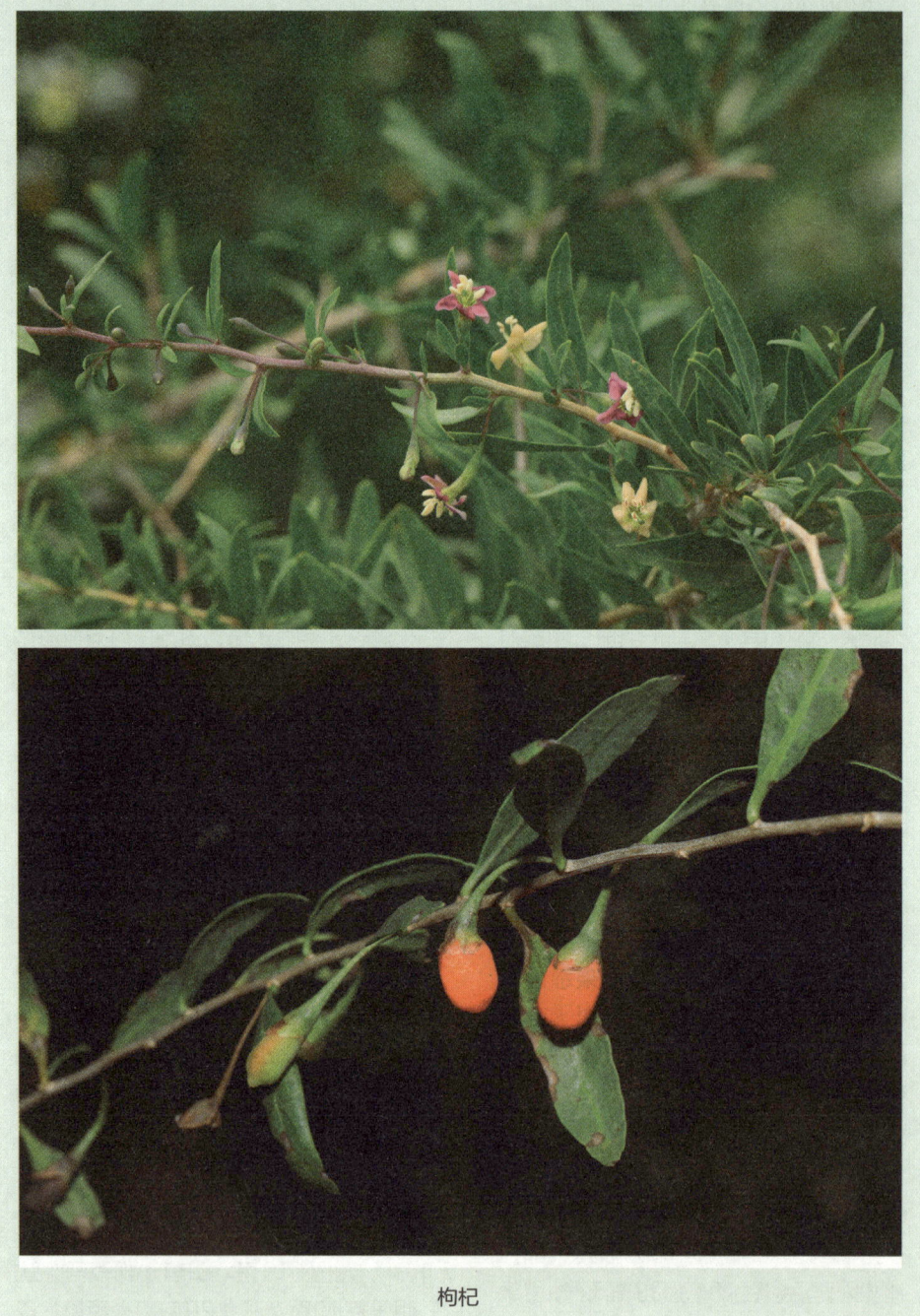

枸杞

小火煎后取汁，储于保温杯中。代茶频饮。此方可益阴化瘀，适用于肝肾阴虚、气滞血瘀导致的高脂血症。

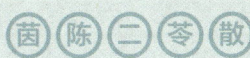
茵陈二苓散

茵陈30克，猪苓、茯苓、山楂、丹参各20克，泽泻10克，白术15克，桂枝6克。上药加水煎2次，混合两煎所得药汁，备用。每日1剂，上、下午分服，1个月为1个疗程。此方可渗湿利尿，活血化瘀，适用于高脂血症。

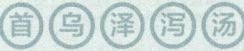
首乌泽泻汤

制何首乌30克，丹参10克，玉竹15克，泽泻20克。上药加水煎3次，混合三煎所得药汁，备用。每日1剂，分3次服，15日为1个疗程。此方可降脂，适用于高脂血症。

动脉粥样硬化

动脉粥样硬化是动脉的一种非炎症性血管病变。本病往往随着年龄的增长而出现，通常是在青少年时期出现，至中老年时期加重、发病，在血管病变过程中，动脉管内壁开始增厚、变硬，失去弹性，管腔变狭小。

人体有三处最危险的动脉粥样硬化区，即心脏动脉硬化、脑动脉硬化和颈动脉硬化。心脏动脉硬化可诱发心肌梗死，脑动脉硬化可诱发脑溢血，颈动脉硬化则会造成脑组织缺血、缺氧，使人头晕目眩，思维能力下降，时间长了会导致脑萎缩、偏瘫、失明等。

动脉粥样硬化的防治妙方有以下几种。

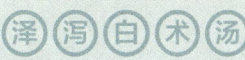
泽泻白术汤

泽泻30克，白术、天麻、半夏、牛膝、牡丹皮、杏仁（后下）各12克，决明子20克，沙苑子、蒺藜、桑寄生各18克，胆南星6克，钩藤（后下）25克，全蝎5克。水煎取汁。口服，每日1剂。此方可平肝潜阳，化痰通络，降脂，适用于动脉粥样硬化，兼治眩晕、耳鸣、记忆力减退等。

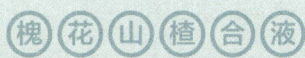
槐花山楂合液

槐花、木贼、丹参、山楂各25克，赤芍、牛膝、虎杖、何首乌、黄精、川芎、徐长卿（后下）各15克。上药加水煎2次，首煎加水煮20分钟，滤出药汁；再加水煎20分钟，去渣取汁；混合两煎所得药汁。每日1剂，分次服。此方可清热泻火，降脂防毒，适用于动脉粥样硬化。

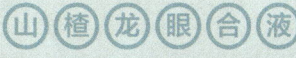
山楂龙眼合液

山茱萸、山楂、龙眼肉各20克，石决明、决明子、菊花、何首乌各15克，生地黄、金银花、蒲公英、赤芍、甘草各10克。上药加水煎2次，首煎加水煮20分钟，滤出药汁；再加水煎20分钟，去渣取汁；混合两煎所得药汁。每日1剂，分次服。此方可降脂化瘀，适用于动脉粥样硬化，兼治失眠、多梦。

人参汤

人参5克。将人参切成薄片，备用。用开水冲泡人参片，每日1剂。此方可养血生津，补气固脱，适用于动脉粥样硬化、健忘、失眠等。

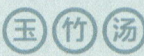
玉竹汤

玉竹12克，白糖20克。玉竹、白糖放入锅中，加水煮熟，备用。饮汤食药，每日1剂。此方可滋阴润肺，养胃生津，适用于动脉粥样硬化。

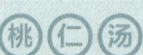
桃仁汤

桃仁20克。水煎取汁。饮汁，食桃仁，每日1剂。此方可活血化瘀，适用于动脉粥样硬化。

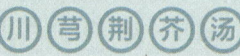
川芎荆芥汤

川芎、菊花、赤芍各15克，荆芥、防风、香附、薄荷（后下）、羌活、白芷、延胡索各10克，细辛3克，龙胆草12克。上药以茶叶为引，水煎取汁。口服，每日1剂。此方可疏风散邪，活血化瘀，通脑活络，适用于脑动脉硬化，对目眩、偏头痛等也有效。

知识链接

吸烟易导致颈动脉硬化

研究显示，吸烟对颈动脉硬化的发生影响最大。香烟中含有尼古丁、一氧化碳等对人体有害的成分，它们进入人体后会损伤动脉内壁；血液中的脂质成分（如胆固醇等）会滞留在动脉内壁伤损处，形成斑块，进一步加快动脉硬化速度。这一机理类似用水壶烧开水，水壶内壁会逐渐附着水垢。同时，吸烟也会引起冠状动脉收缩、痉挛，减少血流量。因此，为防止颈动脉硬化，最好戒烟。

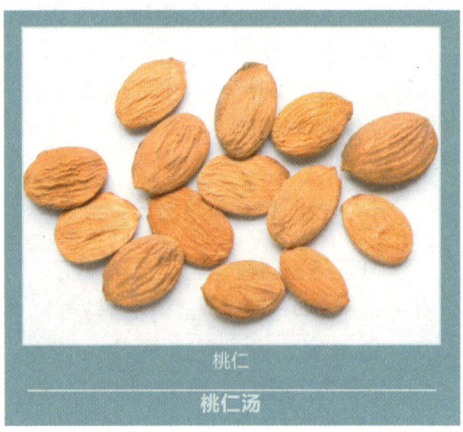

桃仁

桃仁汤

心悸

心悸指患者自觉心跳快而强，伴有心前区不适。心悸发病过程中多伴有失眠、健忘、眩晕、耳鸣等症。为

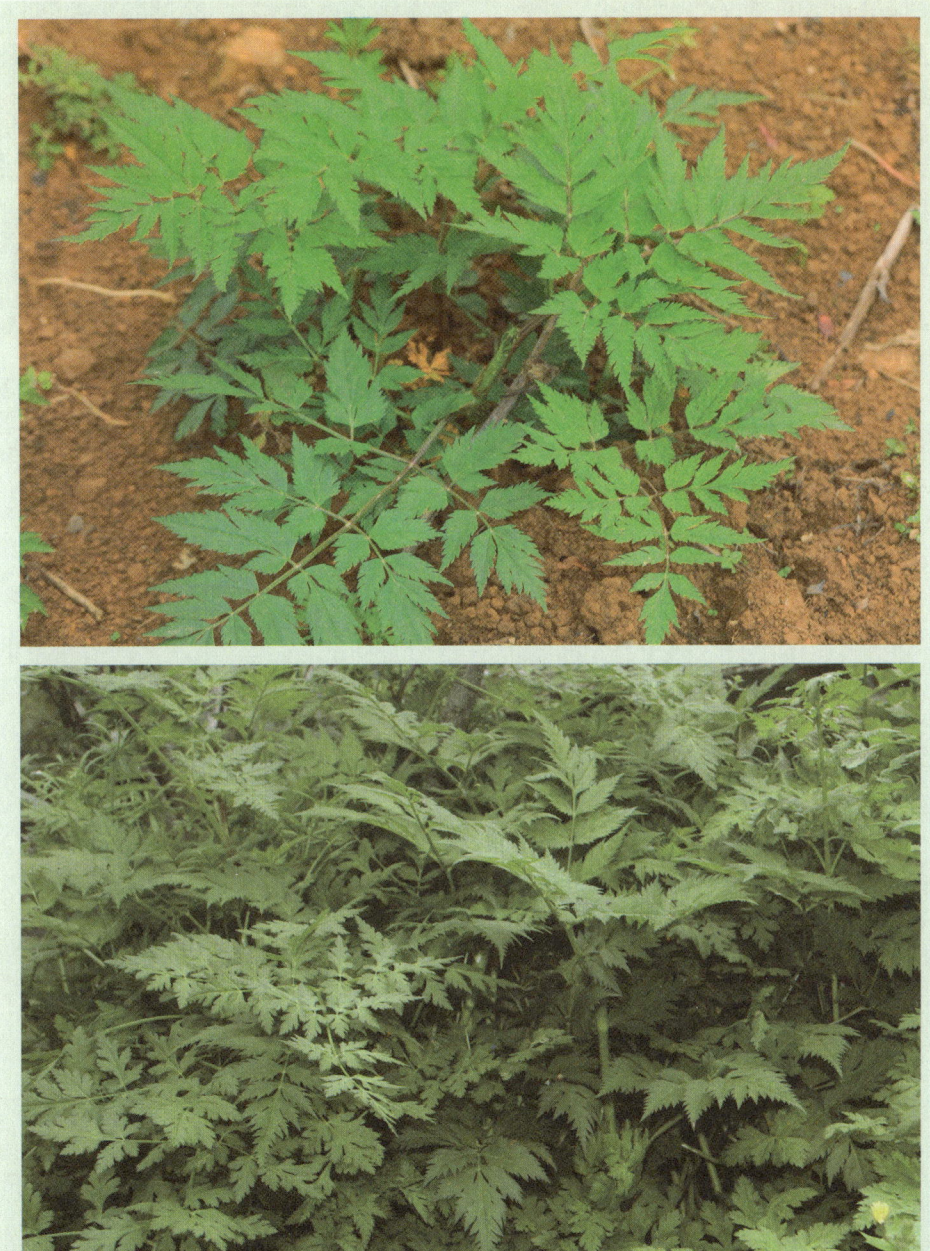

川芎

什么会发生心悸呢？研究发现，它与多种病症有关，最常见的就是心血管疾病，心肌炎、心包炎、心律失常及高血压等都可引起心悸。贫血、低血糖、高热、甲状腺功能亢进、肺部炎症、肠梗阻等可引起心悸。一些神经系统出现问题（如患有神经衰弱症、自主神经功能紊乱等）的人会出现心悸的症状。另外，服了氨茶碱、阿托品等药物后往往也会出现心悸。

心悸在中医学中属"惊悸""怔忡"范畴。中医学认为，心悸之证虚为本，实为标，人患此病多与体质虚弱、情志所伤、劳倦、汗出受邪等有关。

心悸的防治妙方有以下几种。

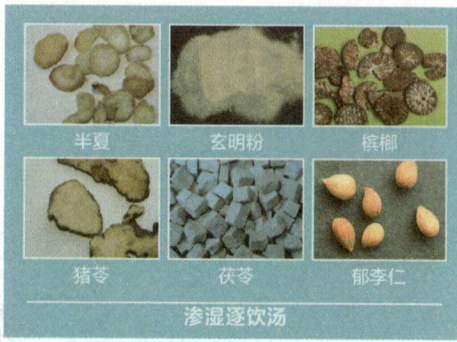
渗湿逐饮汤

惊恐不寐方

炒酸枣仁、陈皮、生甘草、朱寸冬、郁李仁、法半夏、远志肉、枳实各10克，龙骨粉、牡蛎粉、茯苓、丹参、猪胆皮（酒炒）各15克。水煎取汁。分3次服，5剂为1个疗程。此方可镇静安神，祛痰涤饮，适用于受惊导致的夜不能寐、惊悸、头晕、目眩等。

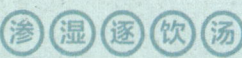
渗湿逐饮汤

半夏、玄明粉（冲服）、槟榔各10克，猪苓、茯苓各31克，郁李仁16克。上药加水煎2次，混合两煎所得药汁，备用。每日1剂，分次服。此方可渗湿逐饮，适用于痰饮心悸，症见心悸心慌，伴有失眠、头痛等。

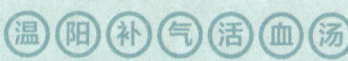
温阳补气活血汤

黄芪、丹参各30克，枳壳、制附子、瓜蒌、薤白、红花、桂枝各12克，炙甘草10克。水煎取汁。每日1剂，分次服。此方可温阳益气，活血通脉，适用于病态窦房结综合征导致的心悸、胸闷、乏力等。

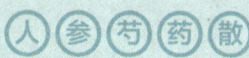
人参芍药散

人参、麦冬、当归、芍药、黄花、五味子、甘草各适量。上药加水煎2次，混合两煎所得药汁。每日1剂，分次服。此方可益气补血，养心调脉，活血化瘀，适用于心律失常。

木耳参糖煎

白木耳9克，太子参15克，冰糖适量。先将白木耳、太子参用水煎，熟时加冰糖调味即成。口服，每日1剂。此方可滋阴补肾，适用于气阴不足所致的心悸。

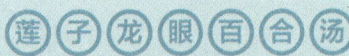

莲子肉、五味子各9克，百合12克，龙眼肉15克。水煎取汁。口服，每日1剂。此方可清心安神，适用于心虚所致的心悸。

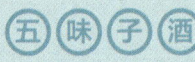

五味子50克，优质白酒500毫升。五味子洗净，泡入白酒中，封紧瓶口，每日摇晃1次，15日后即可饮用。饭后喝药酒，每次饮3毫升，每日3次。此方可补肾强心，适用于神经症引起的失眠、头晕、心悸、健忘、乏力、烦躁等。

冠心病

冠心病是冠状动脉粥样硬化性心脏病的简称。冠心病是一种在40岁以上人群中较为多见的心脏病。中老年人生理机能逐渐衰退，如果对钙质摄取不足，会导致钙质从骨组织中大量释出。这一方面会造成骨质疏松，另一方面会使骨组织中的胆固醇等物质大量释出并沉淀或附着在血管壁上，加重血管硬化，从而影响人体血液循环。冠状动脉是供给心脏血液的血管，如果在此血管的内膜下有脂肪浸润堆积就会使管腔狭窄，堆积越多狭窄越严重，如此就限制了血管内的血流量。血液是携带氧气的，如果心脏需氧增多或血流量减少到一定程度，就会使心肌缺乏氧气，不能正常工作。

冠心病的防治妙方有以下几种。

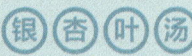

银杏叶6克。上药加水300毫升，煎至150毫升。顿服。此方可活血养心，适用于冠心病，症见胸部刺痛、固定不移、入夜更甚，或心悸不定、舌质紫暗、脉沉涩。

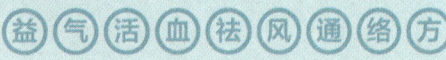

黄芪、葛根、丹参、炒酸枣仁各30克，前胡12克，细辛3克，羌活6克。水煎取汁。每日1剂，分2次服。此方可益气活血，祛风通络，适用于冠心病。

紫丹参、炒酸枣仁、天冬、桃仁、广郁金、枸杞子、生地黄、当归、茯苓、远志各10克，降香、桔梗各6克。水煎取汁。每日1剂，分2次服，3个月为1个疗程。此方可滋阴养血，养心安神，适用于冠心病、心绞痛、心阴亏损证。

葛根、川芎各500克，黄芪300克，红花200克，全蝎、乳香、冰片各50克，地龙、水蛭各100克。先将全蝎、地龙、水蛭共研为细末（乳香、冰

片单研为末另放），再将葛根、川芎、黄花、红花水煎取浓汁150毫升，拌入全蝎、地龙、水蛭的药末中，混匀，烘干研末，再加入乳香、冰片细末混匀，分装成90包即成。每日3次，每日1包，舌下含服。此方可行气活血，通脉宣痹，适用于气滞血瘀型冠心病。

补肾化瘀汤
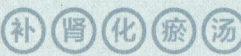

黄芪30克，淫羊藿、桂枝、太子参、麦冬、丹参、赤芍、川芎各15克，五味子、红花、当归各10克。水煎取汁。每日1剂，分2次服。此方可益气养阴，温肾活血，适用于冠心病。

桃红四物汤

黄芪、赤芍、瓜蒌各30克，当归、川芎、桃仁各12克，丹参15克，红花、薤白、柴胡各10克，枳实9克，桔梗、甘草各6克。水煎取汁。每日1剂，分2次服，30剂为1个疗程，一般服2~3个疗程。此方可扶正固本，祛邪外出，宽胸散结，活血化瘀，行气止痛，适用于冠心病、心绞痛。

益气涤痰化瘀汤

黄芪、茯苓、陈皮、当归、制半夏、胆南星、郁金、枳实、石菖蒲、桃仁、红花、川芎、甘草各10克。水煎取汁。每日1剂，分2次服，3个月为1个疗程。此方可益气，涤痰，化瘀，适用于老年肥胖者冠心病和心绞痛。

补阳汤
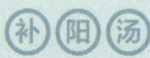

黄芪、丹参、赤芍、郁金、当归、麦冬、桃仁、红花、地龙、川芎各10克。水煎取汁。每日1剂，分2次服，3个月为1个疗程。此方可补气温阳，活血化瘀，适用于冠心病、心绞痛。

冠痛灵汤
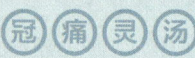

黄芪30克，丹参、鸡血藤、石菖蒲各15克，川芎、人参、郁金、枳壳、决明子各10克，三七3克，琥珀粉2克，藏红花1.5克。水煎取汁。每日1剂，分2次服。此方可益气活血，通脉止痛，适用于气虚血瘀型心绞痛。

冠脉宁
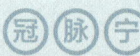

党参25克，麦冬、瓜蒌各20克，五味子、红花、赤芍、丹参、薤白各15克，桂枝10克。水煎取汁。每日1剂，分2次服，30日为1个疗程。此

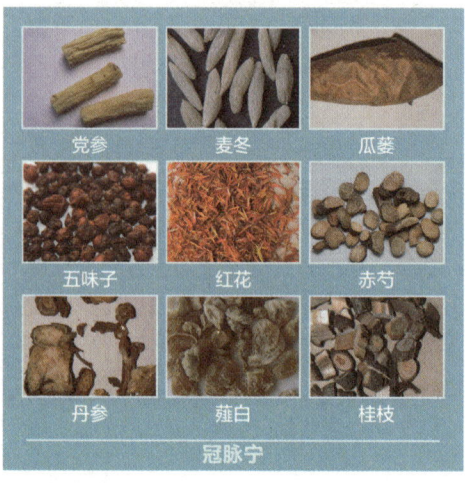

冠脉宁

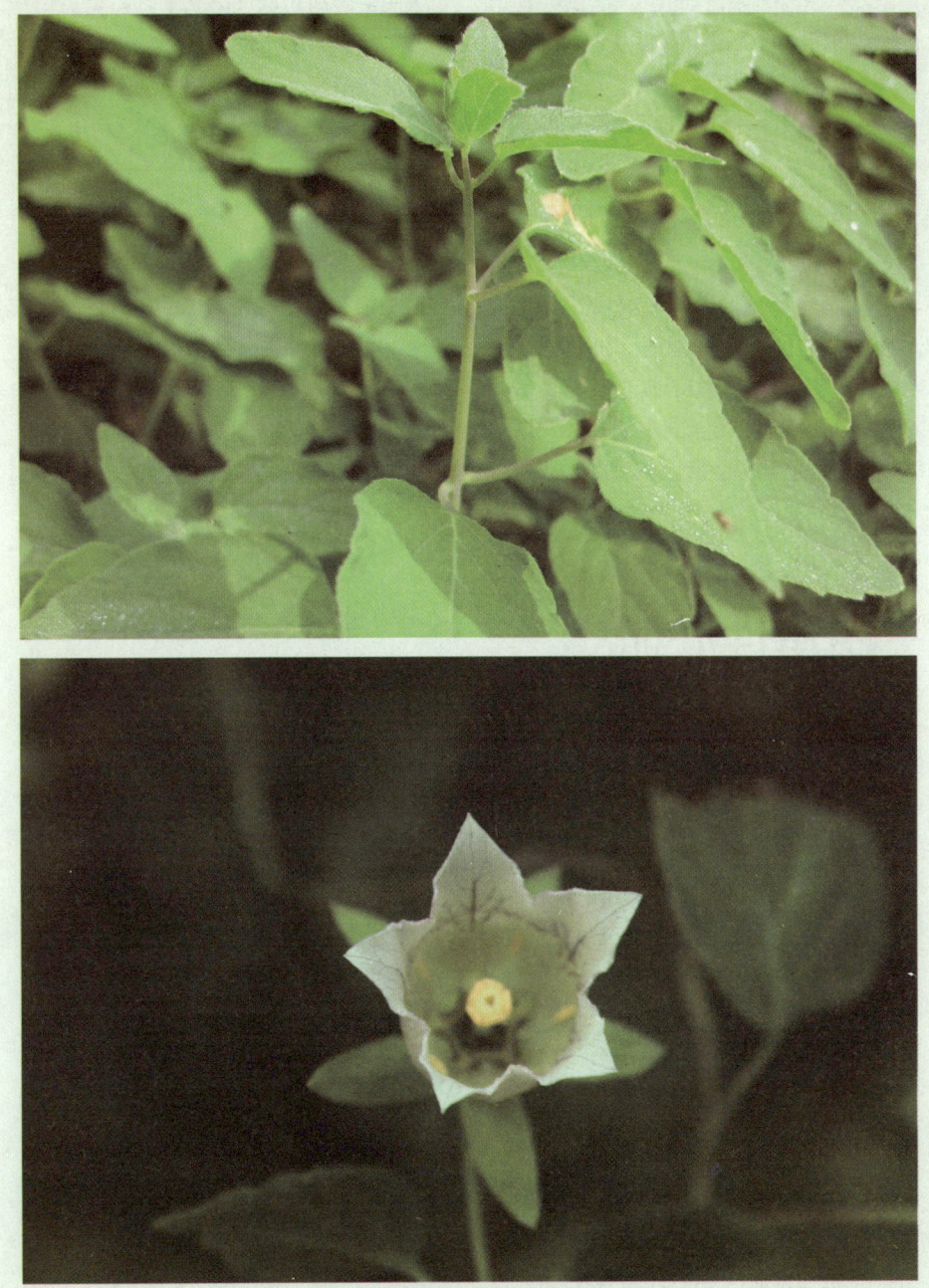

党参

方可益气养阴，活血通痹，适用于冠心病。

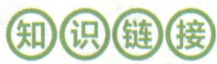

得了冠心病后不能吃太饱

冠心病患者一定不能饱餐，不能一顿吃很多东西。人在饱餐后，血液中的儿茶酚胺含量会增加，极易诱发冠状动脉痉挛，使冠状动脉血流量急剧减少，从而引起心绞痛、心肌梗死。所以，冠心病患者为了自己的健康，应避免暴饮暴食。

病毒性心肌炎

病毒性心肌炎是病毒感染引起的心肌本身的炎症病变，是最为常见的心肌炎的一种类型。引发心肌炎的细菌、病毒有很多种，如细菌性白喉杆菌、溶血性链球菌、肺炎链球菌、伤寒沙门菌、柯萨奇病毒、艾柯病毒等。以病毒感染为例，病毒通过血液循环进入心肌纤维，在心肌细胞内膜繁殖复制，会引起心肌细胞溶解、坏死、水肿及单核细胞浸润等炎症反应。

冬、春季是病毒性心肌炎的高发期。病毒性心肌炎临床表现不尽相同，多数患者在发病前2周左右有过发热、咽痛、身痛等先驱病毒感染史，而病毒的感染与过度劳累、营养不良等因素导致机体免疫力下降有关。

中医学认为，治疗病毒性心肌炎宜清热解毒，益气养阴，活血化瘀。

病毒性心肌炎的防治妙方有以下几种。

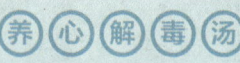

黄芪、丹参各30克，党参、麦冬、连翘、金银花、板蓝根、当归各15克，五味子10克。水煎取汁。每日1剂，分2次服，15日为1个疗程，一般服2～3个疗程。此方可益气养阴，清热解毒，活血化瘀，适用于病毒性心肌炎。

太子参、大青叶各20克，沙参、苦参、玄参、丹参、炙甘草、桂枝各10克，黄芪30克，五味子6克。水煎取汁。每日1剂，分2次服。此方可益气养阴，适用于病毒性心肌炎。

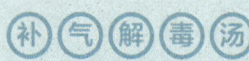

黄连、五味子各3克，黄柏6克，炙黄芪、党参、麦冬各12克，生地黄20克，当归、炙甘草、黄芩各9克，琥珀粉（分次吞服）1.5克。水煎取汁。每日1剂，分2次服。此方可益气养阴，清热解毒，适用于病毒性心肌炎。

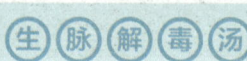

太子参、金银花各15～30克，麦

冬10~30克，五味子6~9克，蒲公英10~20克，丹参20~30克，炙甘草6克。水煎取汁。每日1剂，分2次服，连服15~30剂。此方可益气养阴，清热解毒，适用于病毒性心肌炎。

强心汤

党参、炙甘草、黄芪、葛根、瓜蒌、丹参各15~30克，白菊花、甘松、麦冬、郁金、生地黄、当归、百合各10~15克。水煎取汁。每日1剂，分2次服。此方可益气养心，强心通络，适用于病毒性心肌炎。

益心汤

黄芪、党参各30克，五味子、丹参、赤芍、茯苓各10克，桂枝、炙甘草各6克，麦冬15克。水煎取汁。每日1剂，早、晚分服，10日为1个疗程。此方可益气养血，通阳复脉，适用于病毒性心肌炎。

毒性心肌炎。

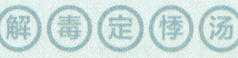
解毒定悸汤

金银花、连翘、板蓝根、酸枣仁、黄芪各15克，黄芩、全瓜蒌、葛根、炙远志、炒枳壳、丹参、赤芍各12克，炙甘草6克。水煎取汁。每日1剂，分2次服，连服10~60剂。此方可清热解毒，理气化瘀，宁心定悸，适用于病毒性心肌炎。

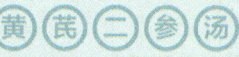
黄芪二参汤

黄芪80克，丹参30克，苦参、玉竹各20克，当归、茯神各15克，琥珀（冲服）3克。水煎取汁。每日1剂，分2次服，1个月为1个疗程。此方可益气养阴，活血解毒，适用于病毒性心肌炎。

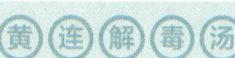
黄连解毒汤

黄连、甘草各5克，焦栀子、当归、川芎、郁金各10克，丹参30克，连翘、赤芍、黄芪、党参各15克。水煎取汁。每日1剂，分2次服，30日为1个疗程。此方可养血化瘀，扶正祛邪，适用于病毒性心肌炎。

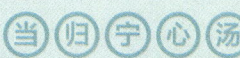
当归宁心汤

当归、党参、炒栀子、炙远志、柏子仁、茯苓、茯神、石菖蒲、酸枣仁、煅龙齿各10克，炙甘草6克。水煎取汁。每日1剂，分2次服，15日为1个

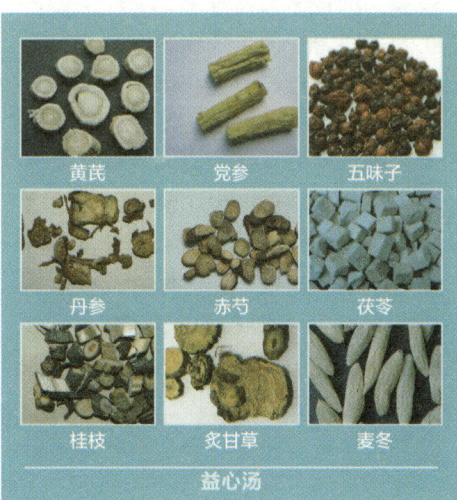
益心汤

疗程。此方可益气养阴，宁心安神，活血开窍，适用于病毒性心肌炎。

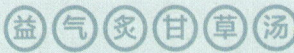
益气炙甘草汤

黄芪30～60克，炙甘草10～18克，生地黄20～30克，丹参25克，生龙骨、生牡蛎各30克，磁石40克，木通、五味子、大枣各12克，当归、板蓝根各15克，薤白5克，桂枝10克，党参12～18克。上药加适量水和50毫升白酒同煎，取汁。每日1剂，分2次服。此方可益气养血，滋阴通脉，宁心安神，适用于病毒性心肌炎。

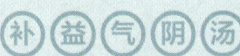
补益气阴汤

党参、炙黄芪、白术、丹参各20克，麦冬、黄精、玉竹各15克，五味子、炙甘草、酸枣仁各10克，黄连5克。水煎取汁。每日1剂，分2次服，15日为1个疗程。此方可补益气阴，适用于病毒性心肌炎。

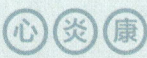
心炎康

北沙参、板蓝根、金银花各20克，麦冬、全瓜蒌各15克，薤白、牡丹皮、郁金各10克，黄连、淡竹叶、生甘草各6克，黄芩12克，通草5克。上药加水煎2次，每次取汁250毫升，共取汁500毫升，备用。每日1剂，早、晚各服250毫升，30日为1个疗程。此方可清热解毒，疏利气机，适用于病毒性心肌炎。

贫血

贫血是人体循环血液中的红细胞总量低于同年龄、同性别、同种族、同海拔人群正常值低限的疾病。造成贫血的原因有很多种，如缺铁、出血、溶血、造血功能障碍等。

缺铁性贫血是人体内用来合成血红蛋白的贮存铁缺乏，影响血红蛋白的合成而引起的一种小细胞低色素性贫血。成年男性发病率为10%，成年女性发病率为20%，孕妇发病率为40%，儿童高达50%。其主要临床表现有疲乏无力、面色苍白、心悸气急、头昏眼花及黏膜损害等。多数患者发病缓慢。本病病因主要有慢性失血、吸收障碍、营养不良等。

再生障碍性贫血是由物理、生物、药物因素及不明原因等引起骨髓干细胞及造血微环境损伤，以致红髓被脂肪髓代替、血中全血细胞减少的疾病。患者多为青壮年，男性患者多于女性患者。本病从病因等方面可以分为原发性和继发性两类。其中，原发性者可为获得性、先天性或家族性。继发性者主要病因为长期或过量使用相关药物和接触化学毒物，如氯霉素、保泰松、氨基比林、苯、重金属等；物理因素，如各种形式的电离辐射X线、γ线等超过一定的量，可直接损伤多能干细胞或造血微环境；生物因素，如肝炎病毒、巨细胞病毒、登革病毒等，可影响造血干细胞或祖细胞的功能；各种恶性肿瘤，如淋巴瘤、多发性骨髓瘤、霍奇金病，能产生红细胞生成素抑制因子导致再生障碍性贫血；其他如甲状腺功能亢进、慢性肾衰竭、系统性红斑狼疮、妊娠等都可引发再生障碍性贫血。

贫血在中医学中属"虚证"范畴，常见的有血虚、气虚、阴虚、阳虚等几种。治疗时宜补肾健脾，益气养血。

贫血的防治妙方有以下几种。

健脾补血汤

太子参（或党参）、当归、白芍、枸杞子、女贞子各20克，白术、鸡内金、陈皮各15克，茯苓、生山药各30克，皂矾2克，炙甘草6克，大枣7枚。水煎取汁。每日1剂，分2次服。此方可健脾生血，和胃消积，适用于脾气虚弱型缺铁性贫血。

黄芪乌梅汤

黄芪15克，乌梅10克，甘草、五味子各6克，党参、当归各9克，制何首乌、陈皮各12克。水煎取汁。每日1剂，分2次服。此方可健脾养血，酸甘化阴，适用于气血两虚型缺铁性贫血，症见面色苍白、头晕乏力、心悸耳鸣、食欲不振、舌质淡红或苔薄、脉虚或虚大。

健脾造血汤

党参、焦山楂、焦神曲、焦麦芽、淫羊藿各15克，白术、茯苓、熟地黄各9克，丹参18克，甘草6克。水煎取汁。每日1剂，分3次饭前服。此方可健脾补血，适用于脾气虚弱型缺铁性贫血。

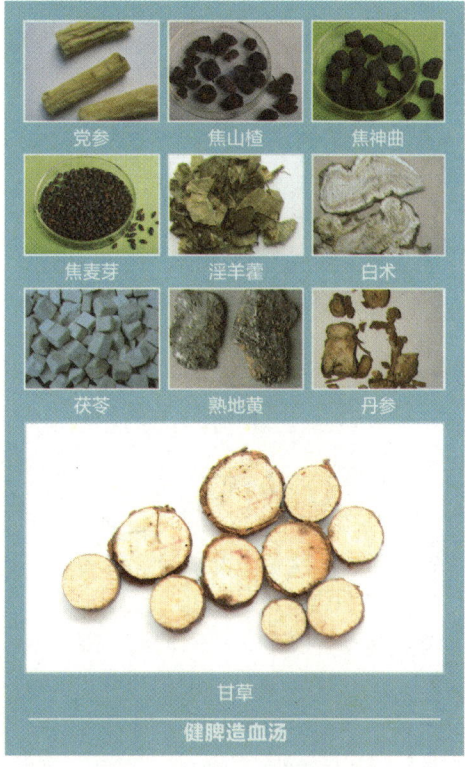

健脾造血汤

健脾补血方

黄芪、黄精各15克，当归、白芍各10克，熟地黄30克。水煎取汁。每日1剂，分3次服。此方可健脾养胃，益气养血，适用于小儿脾气虚弱型缺铁性贫血，症见面色黄白或苍白、食欲不振、身倦、不活泼、易感冒等。

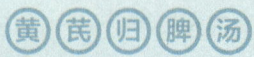
黄芪归脾汤

黄芪30克，当归25克，党参、白术、茯苓各15克，远志、阿胶（烊化冲服）、益母草各10克，甘草6克。水煎取汁。每日1剂，分2次服。此方可益气健脾，补血养心，适用于气血两亏型缺铁性贫血。

健脾益气方

生黄芪、党参各15克，白术12克，陈皮9克，白糖适量。水煎取汁，加白糖浓缩成约15毫升。每次服5毫升，每日3次。此方可健脾益气，适用于小儿脾胃虚弱型缺铁性贫血。

补脾化瘀方

黄芪、鸡血藤各30克，党参、白术、当归、熟地黄、女贞子、何首乌、补骨脂、菟丝子、鹿角胶（烊化）、丹参各10克，三七粉（吞服）、陈皮、甘草各6克。水煎取汁。每日1剂，分2次服。此方可健脾补肾，祛瘀生新，适用于脾肾两亏、瘀血内阻型再生障碍性贫血。

白细胞减少症

健康成年人每毫升血液中含有4000~10 000个白细胞，其中中性粒细胞占60%~75%，而当人体每毫升血液中白细胞数持续低于4000个时，就要怀疑是白细胞减少症了。本病临床上主要表现为头晕、乏力、头痛、四肢无力、食欲不振、低热、失眠等，有的患者则易出现肺炎、尿路感染等，甚至发生败血症。本病发病较慢，最初许多人可能不会感觉到身体有什么异样，等到感觉到异样时，疾病已经持续一段时间了。

白细胞减少症的病因较多，如受各种放射性物质辐射影响，吃抗肿瘤药物、抗甲状腺药、磺胺类药等都可引发白细胞减少症。

白细胞减少症在中医学中属"虚劳""气血虚"范畴。其病机与心、肝、脾、肾有关，尤与脾、肾关系最为密切，治疗时多以健脾补肾、益气生血为原则。

白细胞减少症的防治妙方有以下几种。

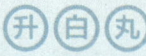
升白丸

补骨脂、黄芪、大枣、虎杖各30克，女贞子、鸡血藤各60克，淫羊藿、山茱萸、当归、丹参各15克，三七粉9克。上药研末，混匀，制成丸剂，每丸含生药1.85克。每次服5丸，每日3次。此方可补益脾肾，养血化瘀，适用于白细胞减少症。

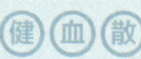
健血散

棉花根30克，山茱萸9克，丹参、黄芪、茯苓、炒白术各6克，太子参8克，川芎、炙甘草各5克，炒枳壳3

克，大枣15克，糖粉、糊精各适量。上药制成散剂，每袋18克。每日2次，每次1袋，用开水冲服，一般以20～30日为1个疗程。此方可补血益气，适用于白细胞减少症。

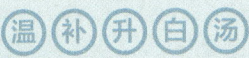
温补升白汤

鸡血藤、太子参、大枣各30克，黄芪、枸杞子各15克，淫羊藿、巴戟天各10克，红花5克。水煎取汁。每日1剂，分次服；服药期间停用其他补血药物，并禁食米醋、萝卜、蟹、虾、干咸鱼等。此方可温补脾肾，益气养血，适用于病因不明的白细胞减少症。

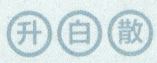
升白散

鸡血藤3000克，炒白术、女贞子、补骨脂各1500克，灵芝600克，苎麻根800克，白糖、淀粉各适量。上药（白糖、淀粉除外）共研为细末，然后加白糖、淀粉制成颗粒，分成小包，每包30克。每日2次，每次1包，用开水冲服。此方可滋补脾肾，益气养血，适用于白细胞减少症。

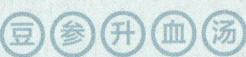
豆参升血汤

赤小豆、黑大豆、扁豆各30克，丹参、淫羊藿、补骨脂、柴胡各9克，苦参15克。水煎取汁。每日1剂，分次服；服药期间停用其他药物。此方可补益脾肾，养血活血，适用于慢性白细胞减少症和粒细胞缺乏症。

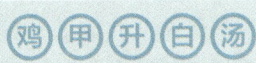
鸡甲升白汤

鸡血藤、山茱萸各30克，炮山甲、当归、鹿角胶各10克，党参、黄芪、熟地黄各15克。水煎取汁。每日1剂，分次服，3周为1个疗程。此方可补益气血，适用于气血两虚型白细胞减少症。

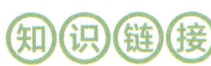
知识链接

白细胞减少症患者的饮食

白细胞减少症患者的饮食应富有营养、易于消化，要补充足量的蛋白质和维生素，并摄入补益气血、温养脾胃的食物（如人参、桂圆、黄鳝、鹿茸、莲子、大枣等）。另外，白细胞减少症患者还要忌烟、酒，忌辛辣刺激性、肥腻食物，忌偏食，忌多食甜食，忌生冷的食物，每天脂肪的摄入量不能超过70克。

白血病

白血病是儿童和青少年中较为常见的一种恶性肿瘤，俗称"血癌"，是人血液中的造血干细胞出现异常，肝、脾、淋巴结等器官和组织中的白细胞大量增生积聚，并使正常造血受到抑制。其临床症状为贫血、出血、感染及各器官浸润症状。

在临床上，白血病有急性和慢

性之分。急性白血病病情发展迅速，自然病程仅有数周至数月。慢性白血病发病缓慢，早期通常表现为倦怠乏力，然后逐渐出现头晕、心悸气短、低热、盗汗、皮肤瘙痒等症状。慢性白血病的病情一般不易被察觉，等到患者觉察到自己身体出现异常时，已经耽误了治疗的最佳时机。

日常生活中，许多因素均会引发白血病，如病毒、药物、遗传因素、化学毒物等，而且往往多种因素会交织在一起。就化学毒物来说，苯致白血病已经得到证实，所致白血病通常为急性粒细胞白血病、红白血病和慢性粒细胞白血病三类；烷化剂则可致继发性白血病。

一些白血病有家庭性。另外，单卵双胞胎如一人患白血病，另一人患白血病的概率为20%。

中医学中没有"白血病"这种说法，有关白血病的症候、治疗等内容散见于"虚劳""恶核"等病症中。

白血病的防治妙方有以下几种。

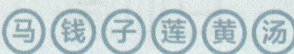

马钱子0.9克，大黄、猪殃殃、半枝莲、白花蛇舌草各30克。水煎取汁。每日1剂，早、晚分服。此方可清热，解毒，抗癌，适用于急性白血病。

犀角4克，藕节、仙鹤草、生黄芪、大蓟、小蓟、墨旱莲、羊蹄根各30克，生地黄、牡丹皮、女贞子、血余炭、地榆炭、大青叶各20克，杭白芍15克，露蜂房10克。水煎取汁。每日1剂，分次服。此方可清热解毒，凉血止血，适用于阴虚血热、迫血妄行型白血病。

黄芪15～30克，熟地黄15克，肉桂3～10克，白术、白芍、鹿角、当归各10克，党参10～15克，陈皮6克，茯苓12克，大枣5枚，甘草3克。水煎取汁。每日1剂，分次服。此方可健脾补肾，益气壮阳，适用于阴虚型白血病。

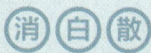

壁虎、蜈蚣、旱三七各30克，朱砂、皂角、雄黄各15克，僵蚕、青黛、枯矾各20克。上药共研为细末，装瓶备用。每次服药末1.5克，每日2次。此方可清热解毒，软坚止血，适用于慢性粒细胞白血病。

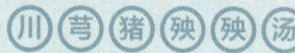

川芎、板蓝根、川射干各15克，猪殃殃48克，水煎取汁。每日1剂，分4次服。此方可活血行气，开郁止痛，适用于白血病。

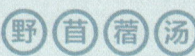

野苜蓿15克。水煎取汁。每日1剂，分2次服。此方可清热解毒，敛阴

止汗，适用于白血病。

玄参解毒汤

玄参、浙贝母、清半夏、生南星（先煎2小时）各12克，牡蛎、夏枯草、昆布、半枝莲、海藻、白花蛇舌草各30克，甲珠、瓜蒌、金线草各15克，山慈菇、重楼各20克。水煎取汁。每日1剂，分次服。此方可清热解毒，软坚散结，适用于热结痰核型白血病。

兰州方

生地黄12克，山茱萸、浮小麦各30克，北沙参、党参、人参须、太子参各15克，山药、桂枝、麦冬、白芍各10克，大枣4枚，五味子、炙甘草、生姜各6克。上药加水1500毫升，浸泡1小时，用小火煎40分钟，滤取药汁；再加水500毫升，煎30分钟，去渣取汁；混合两煎所得药汁。每日1剂，分2次服；服药期间禁食生冷、辛辣刺激性食物。此方可扶正固本，补肾健脾，适用于白血病，兼治再生障碍性贫血等疾病。

当归丹参慈菇汤

当归、丹参、沙参、赤芍各20克，川芎10克，板蓝根、山慈菇各50克，麦冬15克，山豆根30克。水煎取汁。每日1剂，分次服。此方可养血活血，清热解毒，适用于急性白血病。

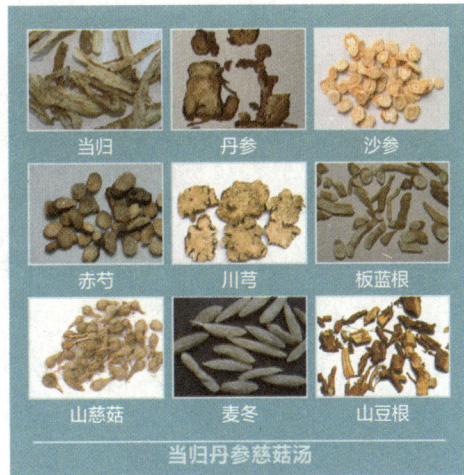
当归丹参慈菇汤

黄芪马兰根汤

生黄芪、马兰根、党参、猪殃殃、大青叶各30克，当归、麦冬、生地黄、茯苓各12克，红花、白术各9克，姜半夏6克。水煎取汁。每日1剂，分次服。此方可益气养阴，适用于急性淋巴细胞白血病、急性粒细胞白血病等。

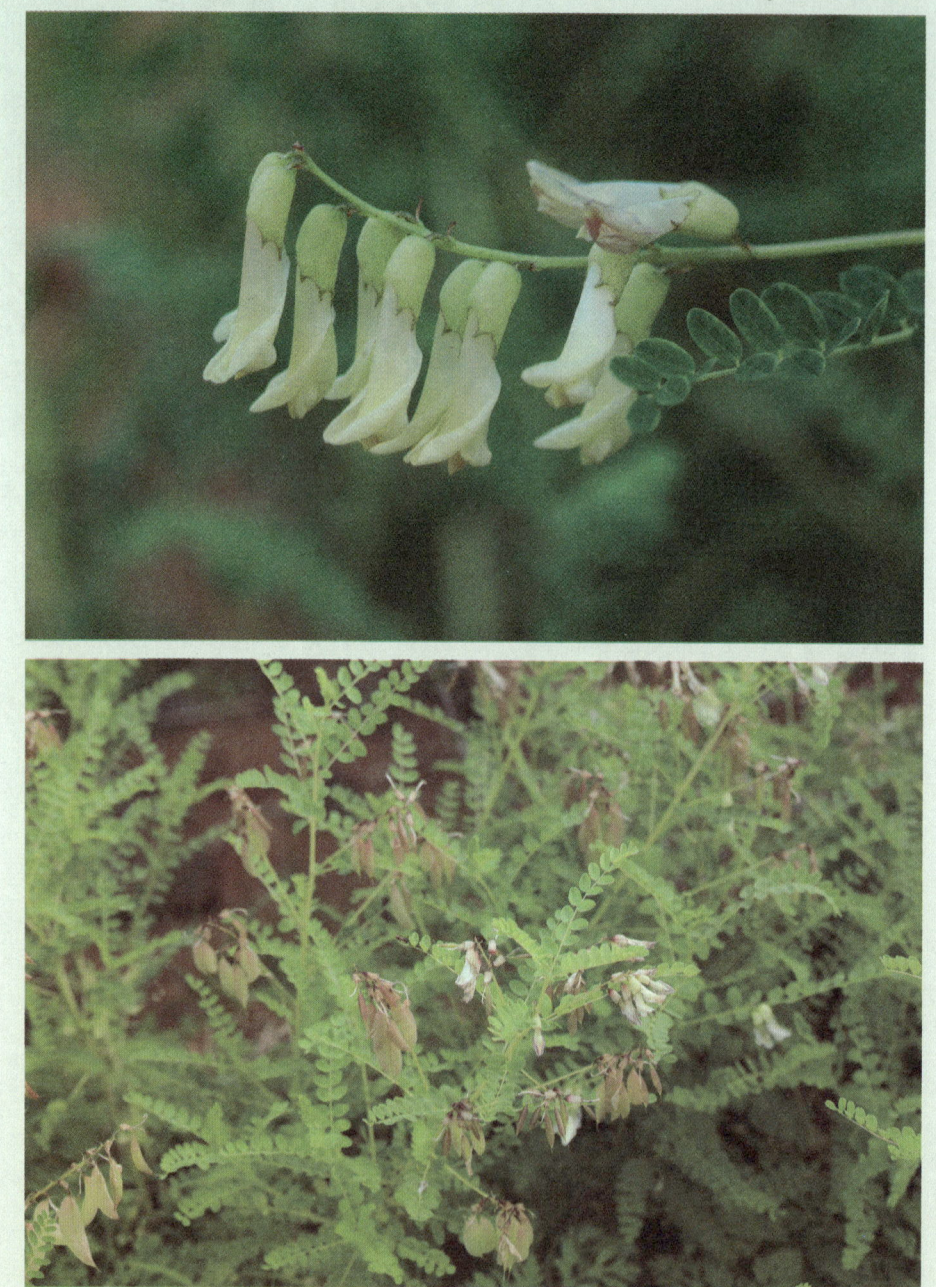

蒙古黄芪

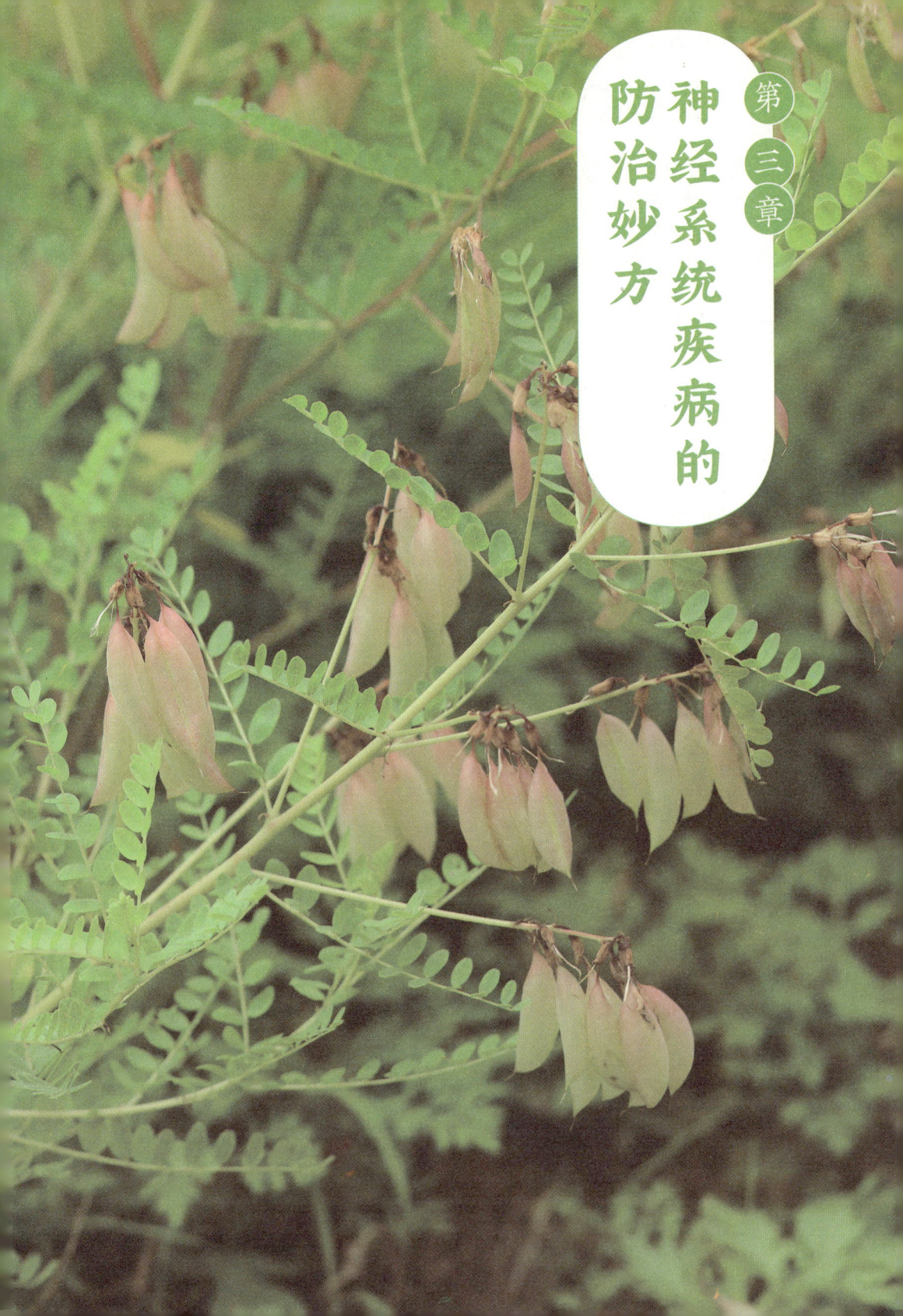

第三章 神经系统疾病的防治妙方

失眠症

人的一生中，有1/3的时间处于睡眠状态，但现在越来越多的人却无法入眠，患上了失眠症。失眠症即自觉失去睡眠能力，睡眠不足，入睡困难，早醒等。长期失眠会给人带来身体和精神上的双重折磨，患者不仅会出现白天精神萎靡、疲惫无力、情绪不稳等症状，而且会出现记忆力减退，免疫力下降，有时还会出现心慌、心悸等症状。

中医学称失眠为"不寐"，认为其为邪扰心神或心肾不交所致，可分为三类：一类是情志不遂，肝火扰动心神；一类是脾胃受伤、胃气不和，则夜卧不安；一类是思虑劳倦太过，伤及心脾。

失眠症的防治妙方有以下几种。

虚烦方

榆白皮、酸枣仁各20克。水煎取汁。每日1剂，温服。此方可宁心安神，适用于病愈后昼夜虚烦不得眠。

百合糖水汤

百合100克，冰糖适量。百合加水500毫升，以小火煎至百合烂熟，加入冰糖，调匀即成。每日1剂，分2次服。此方可清心安神，适用于心烦不安、失眠多梦，尤适用于病后虚烦失眠、有结核病病史的失眠症患者。

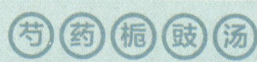

芍药栀豉汤

芍药、栀子、当归各15克，香豉20克。上药共研为细末。每次取30克药末，水煎取汁。此方可滋阴清热，养血柔肝，适用于产后虚烦不得眠。

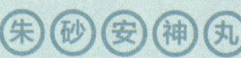

朱砂安神丸

朱砂12克，生甘草7.5克，黄连15克。上药共研为细末，水泛为丸，如黍米大。口服，每日10丸。此方可定神助眠，适用于失眠症、心悸等。

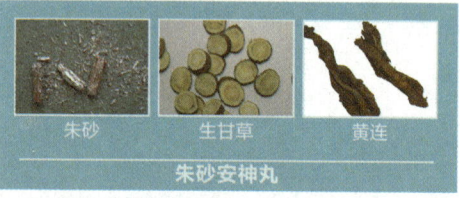

朱砂　　生甘草　　黄连
朱砂安神丸

复方丹参酒

丹参、延胡索、石菖蒲各50克，五味子30克，优质白酒500毫升。上药（白酒除外）共研为细末，倒入白酒内，密封14日。睡前服，每次服5~10毫升。此方可化瘀安神，适用于心烦意乱、多梦易醒。

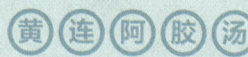

黄连阿胶汤

黄连12克，阿胶9克，芍药、黄芩各6克，鸡蛋黄2个。黄连、芍药、黄芩加水1200毫升，入锅煎煮，煎至600毫升，去渣，放入阿胶烊化，稍冷，加入鸡蛋黄，搅匀即成。每次取

200毫升药汁服，每日3次。此方可养阴泻火，益肾宁心，适用于失眠症、心烦不得卧。

茯神饮

茯神12克，炙甘草3克，人参9克，橘皮、生姜各6克，酸枣仁30克。上药加水600毫升，煎至120毫升，去渣取汁。每日1剂，分3次服。此方可宁心安神，健脾止悸，适用于心虚不得眠。

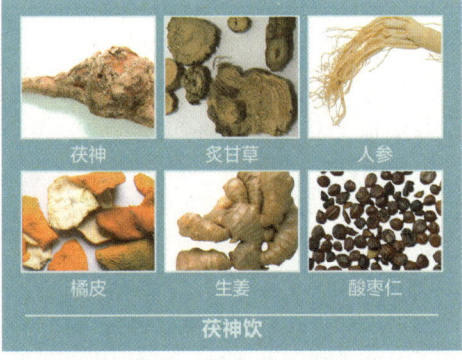
茯神饮

地芍二至丸

法半夏、夏枯草各10克，墨旱莲、生地黄、白芍、合欢皮、女贞子、丹参各15克，生牡蛎、夜交藤各30克。上药加水煎2次，两煎所得药汁分置，备用。睡前1小时服头煎药汁，夜间醒后服二煎药汁；如果夜间不醒，则第2日早晨服二煎药汁。此方可清泄痰火，育阴潜阳，交通心肾，适用于顽固性失眠症。

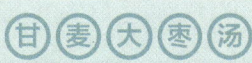甘麦大枣汤

浮小麦60克，甘草20克，大枣（去核）15枚。先将浮小麦、大枣洗净，然后与甘草一同加水煎煮，待浮小麦、大枣熟后，滤去甘草、浮小麦即成。每日1剂，分2次服，吃枣喝汤。此方可养心安神，适用于失眠症。

益气安神汤

当归、白茯苓各3.6克，黄连（姜炒）、人参、地黄、麦冬（去心）、炒酸枣仁、远志（去心）、黄芪（蜜炙）、胆南星、淡竹叶各3克，甘草1.6克，生姜1片，大枣1枚。上药（生姜、大枣除外）共研为细末，加入生姜、大枣，水煎取汁。每日1剂。此方可益气养心，化痰安神，适用于失眠症，症见心气不足、睡卧不宁、夜寐多梦等。

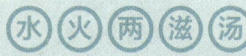水火两滋汤

熟地黄60克，肉桂6克，菟丝子30克。水煎取汁。口服，每日1剂。此方可补血养阴，填精益髓，适用于水火两衰、心身烦热不能入睡。

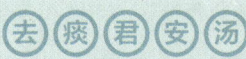去痰君安汤

法半夏、炒枳壳、陈皮、炙甘草、瓜蒌皮、茯苓、炒酸枣仁、竹茹各10克，薏苡仁15克，高粱米60克，生姜3片。水煎取汁。每日1剂，分3

次服,5剂为1个疗程。此方可化痰决壅,通络和阳,适用于经常失眠、入夜不能寐。

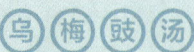
乌梅豉汤

乌梅14克,淡豆豉240克。乌梅入锅,加水500毫升,煎至250毫升,再放入淡豆豉,煮至150毫升时取汁即成。口服,分2次服。此方可除热止烦,安心宁神,适用于病愈后不得眠。

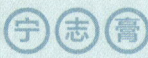
宁志膏

人参、酸枣仁各30克,朱砂10克。上药共研为细末,炼蜜为丸,如弹子大。每次服1丸。此方可定心安神,适用于失血过多导致的心神不安、睡卧不宁。

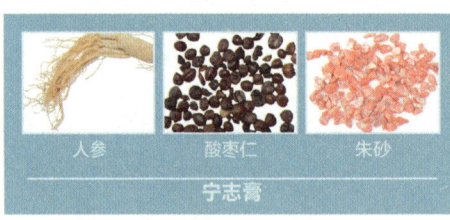

人参　酸枣仁　朱砂
宁志膏

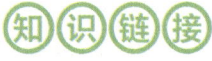

泡脚和足部按摩可让人睡得香

失眠症患者可尝试泡脚和足部按摩。将热水倒入盆内,然后把双脚放进水里,水面最好没过足踝关节,一次泡30分钟,水温降下来时加热水。半个小时后,用手指搓脚心、足背及足部内外侧,坚持搓10~20分钟,直至足部发热。脚是人体的第二"心脏",有着许多穴位,而且脚上经络与肾、心、肝等相通。按摩后患者很快就会觉得全身舒坦,可以睡个好觉。

自汗、盗汗

自汗和盗汗都指人体出汗的症状。自汗指人体不受外界环境因素的影响,不管朝夕、动或不动都时常汗出,活动则出汗更多;盗汗与自汗不一样,盗汗指夜间入睡后自觉汗出,醒后汗自止。人体异常出汗通常与一些疾病有关,如甲状腺功能亢进、自主神经功能失调等。

中医学认为,自汗与盗汗均为人体阴阳失调、营卫不和、腠理开阖不利所致。

小儿常会出现自汗或盗汗,同时伴有厌食、手足不温、感冒、咳嗽等症状。这多与患儿脾虚有关,治疗时宜健脾益气,扶正固表,益气养阴。

一些产妇因体虚的影响,在产后也会出现自汗、盗汗。汗出之时应及时擦拭,常更换内衣,以保清洁;同时加强营养,增强机体免疫力;宜清淡饮食,忌滋补之品。

自汗、盗汗的防治妙方有以下几种。

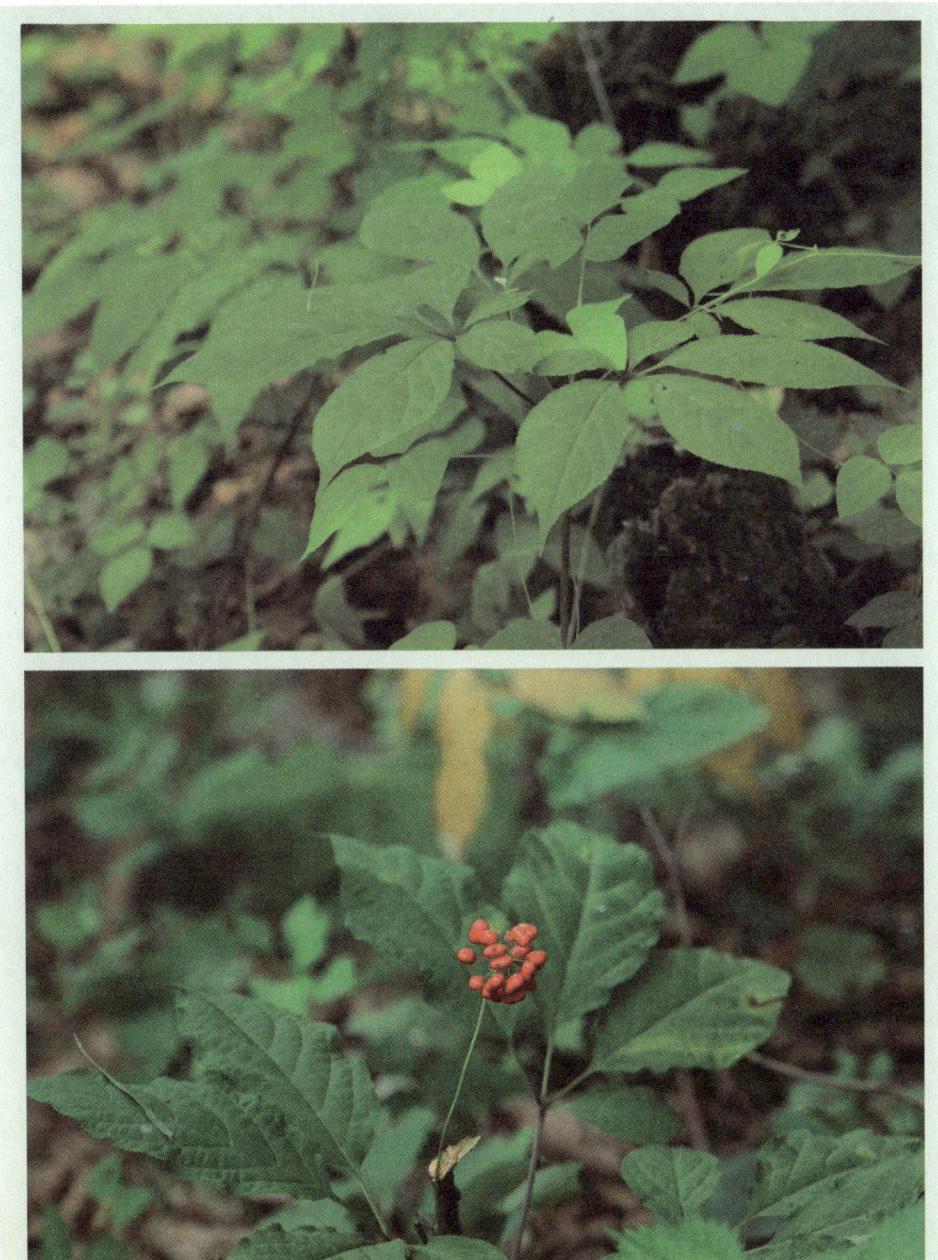
人参

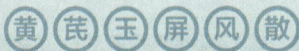

黄芪玉屏风散

黄芪20克，炒白术15克，防风9克，牡蛎（先煎）30克，大枣10枚，煅龙骨18克，熟地黄、当归、神曲各12克，升麻6克。水煎取汁。口服，每日1剂。此方可补气固表，和营止汗，适用于气虚型产后自汗。

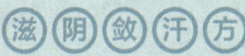

滋阴敛汗方

石斛、麦冬、白芍、山栀子、龙骨、川续断、五倍子各9克，连翘、黄芩各15克，浮小麦、牡蛎、桑寄生各30克，十大功劳叶12克，甘草3克。水煎取汁。每日1剂，分2次温服。此方可滋阴敛汗，适用于属阴虚内热证之盗汗。

固表育阴汤

炙黄芪、黄精、生龙骨、生牡蛎、浮小麦、玄参各30克，当归、生地黄、炙甘草各12克，知母9克，地骨皮、麦冬各10克。水煎取汁。每日1剂，分2次服。此方可益气固表，育阴潜阳，适用于气阴两虚所致的自汗、盗汗并见。

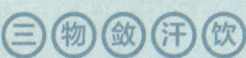

三物敛汗饮

牡蛎30克，黄芪、麻黄根各20克。水煎取汁。每日1剂，分2次服。此方可养阴敛汗，适用于盗汗。

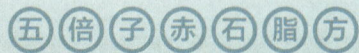

五倍子赤石脂方

五倍子、赤石脂、没食子、煅龙骨、牡蛎粉各100克，辰砂5克，米醋适量。上药（米醋除外）共研为细末，装瓶备用。每晚临睡前，取药末10～20克，用水、米醋各半调成糊状，敷于脐部，然后用医用纱布覆盖，再用医用胶布固定，第2日早晨取下。此方可收敛，固涩，止汗，适用于顽固性小儿盗汗。

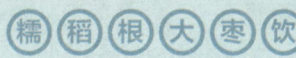

糯稻根大枣饮

糯稻根、大枣各50克。水煎取汁。代茶频饮，每日1剂，连服4～5日。此方可敛汗止汗，适用于产后汗出。

五倍子辰砂方

五倍子5克，辰砂1克。上药共研为细末，每次取药末少许，用温水调成糊状，备用。每晚睡前敷于脐部，每3日换药1次。此方可敛肺，降火，止汗，适用于肺气阴虚、心血亏损所致的小儿盗汗。

阿尔茨海默病

阿尔茨海默病是一种起病隐匿、进行性发展的神经系统退行性疾病。痴呆为本病患者的突出特征，即患者记忆力严重衰退，刚刚说过的话、做过的事很快就忘记，甚至叫不出亲近人的名字，出门数步就找不到自己的家门；说话变得啰唆，甚至语无伦次、词不达意；性格变得孤僻、沉默等。调查显示，65岁以上老人有10%患阿尔茨海默病，80岁以上老人有20%患阿尔茨海默病。

中医学认为，阿尔茨海默病的病因是本虚标实，本虚指肾、脾亏虚，标实指气滞、血瘀、痰结，治疗时宜补肾健脾，活血化瘀，除痰通络。

阿尔茨海默病的防治妙方有以下几种。

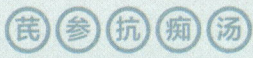

黄芪、丹参、益智仁、胡桃肉各30克，桃仁、远志、莪术各10克，郁金、党参、山药、石菖蒲各15克，蜈蚣2条。上药共用小火煎2次，首煎前先用水浸泡诸药半小时；每次煎取药汁250毫升，混合两煎药汁共500毫升。每日1剂，分3次服，隔4小时服1次，30日为1个疗程。此方可填精益脑，化痰开窍，活血通络，适用于阿尔茨海默病，症见生活不能自理、舌暗红或紫、苔薄白、脉弦涩或细弱。

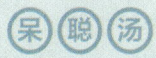

人参、水蛭各6克，何首乌15克，葛根、黄芪、淫羊藿各12克，知母、锁阳、生地黄、川芎、菟丝子各10克。先将人参、水蛭粉碎，过筛，装入大号胶囊（每粒0.5克），其余药物以冷水800毫升浸泡2小时，然后以小火连煎3次，合计得药汁400毫升。胶囊每次4粒，早、晚各服1次；药汁早、晚分2次服，每日1剂；服药5日，停药2日，服药40剂为1个疗程。此方可填精益髓，益气温阳，化瘀涤痰，适用于阿尔茨海默病。

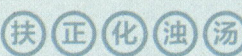

党参、杜仲、当归、丹参、枸杞子、熟地黄各20克，远志、石菖蒲、白术各15克，陈皮、制半夏、炙甘草、枳实、香附（后下）各10克，川芎5克。上药加水煎2次，首煎前先用水浸泡诸药半小时。每日1剂，上、下午分服，30剂为1个疗程。此方可健脾补肾，解郁开窍，祛血瘀，除痰结，适用于阿尔茨海默病。

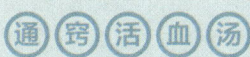

麝香0.2克，当归、远志、酸枣仁各15克，赤芍、桃仁、红花、茯神、川芎各10克，老葱3节，石菖蒲5克，大枣5枚。水煎取汁。每日1剂，分2次服，15日为1个疗程，一般服2~3个疗程。此方可通窍活血，养心安神，适用于阿尔茨海默病。

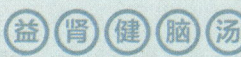

丹参、白芍、莱菔子各30克，鳖甲（先煎）、龟板（先煎）、黄芪、党参、女贞子、当归、麦冬、石菖蒲、菟

丝子、全瓜蒌、淫羊藿、熟地黄、山茱萸、黄精、何首乌各15克，川芎5克。上药加水小火煎2次，每次煎取药汁250毫升，混合两煎所得药汁共500毫升。每日1剂，分3次服，每次间隔4小时。此方可补气益肾，活血祛瘀，化痰通络，适用于阿尔茨海默病、生活不能自理。

面瘫

面瘫即面神经麻痹，俗称"口眼㖞斜"。本病春、秋季发病率较高，可发生于任何年龄，多数患者为20～40岁，男性患者略多。本病病发往往比较突然，部分患者起初只感到耳后、耳下疼痛，继而一侧面部板滞、麻木，面部表情肌瘫痪，出现眼睛闭合不紧、露睛流泪、鼻唇沟变浅、口角歪向健康一侧等情况，患侧则无法做出蹙额、皱眉、鼓腮等动作。在面瘫病情发展过程中，一些患者还会出现味觉减退或消失、听觉过敏、视力减弱等情况。

临床上，面瘫可分为周围性和中枢性两类。前者多由面部神经炎引起，后者由脑血管病变、脑肿瘤等引起。根据病情发展的天数，一些人把面瘫分为三期，即发展期，发病7日左右；静止期，为发病后7～20日；恢复期，发病20日以上。

面瘫的病因很多。中医学认为，面瘫多是脉络空虚，风寒之邪乘虚侵袭阳明、少阳脉络，使经络受阻所致。面瘫的防治妙方有以下几种。

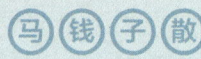
马钱子散

马钱子适量。马钱子锉成粉，装瓶备用。取少量药末撒在膏药或医用胶布上，然后贴在患侧的下关穴。每隔2～3日换贴1次。此方可通络止痛，适用于周围性面瘫。

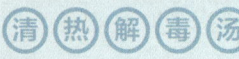
清热解毒汤

金银花20克，蒲公英、野菊花、葛根各15克，赤芍、当归各10克，生薏苡仁20克，柴胡6克。水煎取汁。每日2剂，饭后温服，7日为1个疗程。此方可清热解毒，疏风通络，适用于属热毒内盛的周围性面瘫。

搜风通络缓挛汤

葛根30克，僵蚕、荆芥穗、薄荷、川芎、防风、白芷各10克，白附子15克，全蝎6克，蜈蚣1条。蜈蚣焙干，研末，备用；余药水煎取汁。蜈蚣末冲服；药汁口服，每日1剂，早、晚分服，14日为1个疗程。此方可搜风活血，化痰通络，缓除挛急，适用于周围性面瘫。

荆防虫衣汤

荆芥、防风各15克，蝉蜕10克。上药加水浸泡5～10分钟，用小火煎煮

15～20分钟，去渣取汁，药汁倒入盆内备用。用毛巾遮盖头面部，以药汁的热气熏患侧头面部10分钟左右，至出汗为止；待药汁稍凉后，再用毛巾蘸药汁擦洗患侧头面部5～10分钟；每晚睡前用药1次，连续用药7～10日为1个疗程。此方可散风除热，镇痛止痉，适用于面瘫。

乌附星香汤

制川乌、制白附子、制南星、木香各10克。水煎取汁。口服。此方可祛风散寒，通络活络，适用于面瘫。

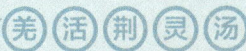
羌活荆灵汤

羌活、荆芥、威灵仙各30克。上药加水浸泡5～10分钟，用小火煎煮15～20分钟，去渣取汁，药汁倒入盆内备用。用毛巾遮盖头面部，以药汁的热气熏患侧头面部10分钟左右，至出汗为止；待药汁稍凉后，再用毛巾蘸药汁擦洗患侧头面部5～10分钟；每晚睡前用药1次，连续用药7～10日为1个疗程。此方可祛风除湿，通络止痛，豁痰开窍，适用于面瘫。

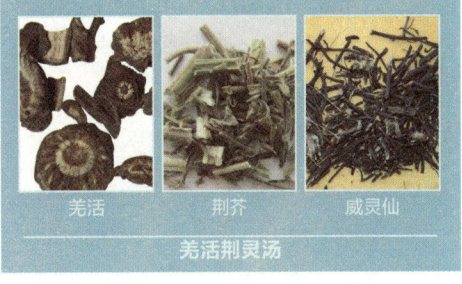
羌活荆灵汤

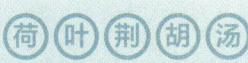
荷叶荆胡汤

薄荷、艾叶、荆芥、前胡各15克。上药加水浸泡5～10分钟，用小火煎煮15～20分钟，去渣取汁，药汁倒入盆内备用。用毛巾遮盖头面部，以药汁的热气熏患侧头面部10分钟左右，至出汗为止；待药汁稍凉后，再用毛巾蘸药汁擦洗患侧头面部5～10分钟；每晚睡前用药1次，连续用药7～10日为1个疗程。此方可疏风散邪，通经活络，适用于面瘫。

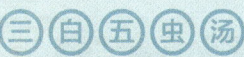
三白五虫汤

白芍、钩藤各20克，白芷、蝉蜕、僵蚕、炒地龙、川芎各15克，防风、全蝎各10克，黄芪30克，白附子6克，蜈蚣2条（另包）。上药（蜈蚣除外）水煎2次，混合两煎所得药汁，备用；蜈蚣放瓦上焙焦，研为细末，备用。药汁每日1剂，早、晚分服；蜈蚣末用药汁分2次冲服。此方可祛风通络，适用于面瘫，症见突然一侧面肌瘫痪、眼皮不能闭合、流泪、鼻唇沟变浅等。

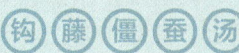
钩藤僵蚕汤

蒺藜、白芍、钩藤各12克，全蝎3克，牡丹皮、僵蚕、菊花、葛根、黄芩各9克，蝉蜕、大黄（酒炒）、防风、薄荷各6克，甘草7克。水煎取汁。口服。此方可清肝泄热，息风止痉，适用于面瘫。

神经官能症

神经官能症即人们常说的神经症,主要表现为持久的心理冲突,患者自己可觉察到这种冲突,并因此而深感痛苦,乃至产生妨碍心理功能或社会功能的症状。在临床上,神经官能症有许多类型,如神经衰弱、焦虑症、恐惧症、强迫症、躯体形式障碍等。最常见的为神经衰弱,症状为头疼、头晕、易疲劳、易忘事、易失眠等;头疼的特点是时间、位置不定,程度不严重,常随着心情好转而缓解,也因心情恶劣而加剧。焦虑症则以广泛性焦虑症和发作性惊恐状态为主要临床表现,常伴有头晕、胸闷、心悸、呼吸困难、口干、尿频、尿急、出汗、震颤等。无论哪种类型,长时间发病都会对患者身心造成严重影响。

神经官能症的防治妙方有以下几种。

牵正汤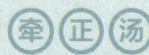

白附子、僵蚕、全蝎各10克。上药加水浸泡5~10分钟,用小火煎煮15~20分钟,去渣取汁,药汁倒入盆内备用。用毛巾遮盖头面部,以药汁的热气熏患侧头面部10分钟左右,至出汗为止;待药汁稍凉后,再用毛巾蘸药汁擦洗患侧头面部5~10分钟;每晚睡前用药1次,连续用药7~10日为1个疗程。此方可祛风解痉,益气清热,适用于面瘫。

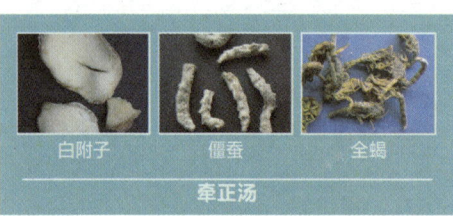

牵正汤(白附子、僵蚕、全蝎)

加味逍遥散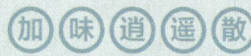

柴胡、当归、白术、甘草、白芍、茯苓各6克,栀子、牡丹皮各3克。水煎取汁。每日1剂,分3次服。此方可养血和营,清肝健脾,适用于抑郁症。

柴胡疏肝散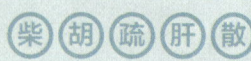

柴胡、陈皮(醋炒)各6克,香附

知识链接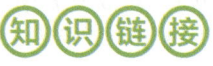

患面瘫时注意保护眼睛

人的面部神经具有支配眼睛闭合的作用,所以面瘫患者多出现眼裂变大、不能闭目、不能眨眼等情况。部分面瘫患者还会发生眼部感染、视力受损。因此,面瘫患者在接受治疗时应到眼科做定期检查,一般2周检查一次。面瘫患者自己也可以采取一些保护性措施,如晚上睡觉前用抗生素类眼膏涂眼,防止暴露的眼角膜干燥和感染;或者使用专用的眼罩来减少暴露的眼角膜表面的水分蒸发,同时预防感染。

5克，枳壳、川芎、芍药各3克。水煎取汁。每日1剂，分2次服。此方可疏肝解郁，适用于抑郁症。

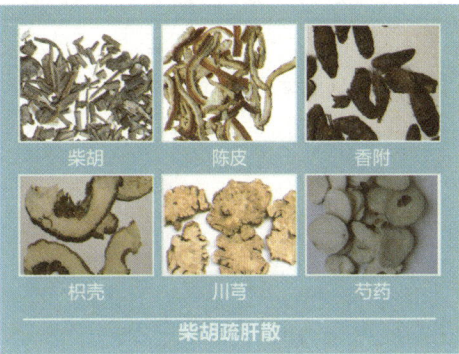
柴胡疏肝散

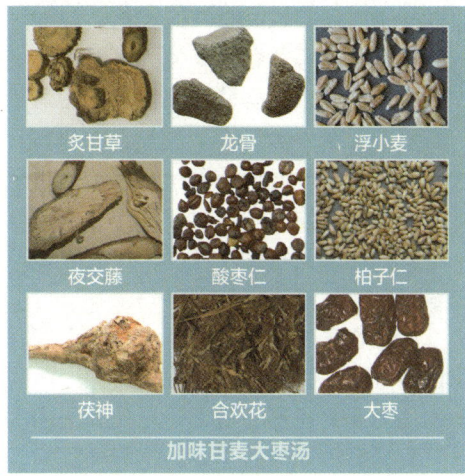
加味甘麦大枣汤

四逆散

柴胡、炙枳实、炙甘草、白芍各3克。上药分别粉碎，研为细末，装瓶备用。以温开水冲服药末，每日1剂，分3次服。此方可疏肝理气，调和脾胃，适用于抑郁症。

桑椹酸枣仁汤

桑椹30克，酸枣仁15克。上药加水，以大火煎沸后改小火煎20分钟，取汁100毫升备用。顿服，每日1次，2周为1个疗程。此方可养血安神，适用于神经衰弱。

加味甘麦大枣汤

炙甘草12克，龙骨（先煎）、浮小麦各30克，夜交藤20克，酸枣仁、柏子仁各15克，茯神、合欢花各10克，大枣10枚。水煎取汁。每日1剂，分3次服。此方可解郁，养心，安神，适用于神经衰弱。

胡桃安神汤

丹参15克，佛手柑片6克，胡桃仁12克，白糖50克。先将胡桃仁捣烂，加白糖混合均匀；再将丹参、佛手柑片一起煎汤，后加入胡桃仁白糖泥，沸煮10分钟即成。每日1剂，分2次服。此方可补血养气，活血安神，适用于神经衰弱。

三叉神经痛

三叉神经痛是一种常见的脑神经疾病。发病时，患者一侧面部三叉神经分布区域内骤然发生剧烈疼痛，如针刺、刀割、烧灼、电击般，令人难以忍受。疼痛是间歇性的，从数分钟到数小时不等，随着病情的发展，疼痛会愈加频繁，间歇时间也会更短。本病多见于中老年人，发生于面部右侧多于发生于面部左侧。日常生活中的一些小动作，如说话、洗脸、刷牙等，都可能引发剧烈疼痛，持续数秒或数分钟。

在临床上，三叉神经痛分为原发性和继发性两种。原发性三叉神经痛的病因至今还不清楚，一种认为是由三叉神经细胞缺血引起的，一种认为由疱疹病毒侵入神经引起的，也有的认为是脑干附近动脉受压迫导致的。继发性三叉神经痛病因已经查明，多是由牙髓炎、鼻窦炎、小脑脑桥角脑膜瘤等引发，只要对症治疗，就能消除三叉神经痛。

本病在中医学中属"面痛""肝火"范畴，治疗原则为育阴潜阳，清热降火，活血化瘀，散风息风。

三叉神经痛的防治妙方有以下几种。

疏肝理气汤

山栀子、柴胡、白芍、钩藤（后下）各15克，香附（后下）、白芷、白芥子、郁李仁各10克，川芎、甘草各5克。上药加水煎2次，混合两煎所得药汁。每日1剂，上、下午分服，6日为1个疗程。此方可清热降火，平肝息风，活血化瘀，适用于原发性三叉神经痛。

川芎止痛汤

川芎20～30克，防风、荆芥、全蝎各10～12克，地龙15～25克，细辛3～6克。水煎取汁。每日1剂，分2次服。此方可祛风止痛，活血化瘀，适用于风邪内侵所致的三叉神经痛。

四味芍药汤

白芍、生牡蛎各30克，丹参、甘草各15克。水煎取汁。每日1剂，分2次服。此方可柔肝潜阳，活络逐风，适用于三叉神经痛。

细辛五味子汤

细辛5克，五味子15克。水煎取汁。每日1剂，连服30剂可见效；服药期间禁食刺激性食物。此方可祛风止痛，适用于三叉神经痛。

荆芥白芷陈皮汤

荆芥炭、蒺藜、炒荆芥各9克，香白芷、陈皮各4.5克，白僵蚕90克，生石膏（先煎）30克，炒延胡索、钩藤各12克，全蝎粉3克（吞服）。水煎取汁。口服，每日1剂。此方可祛风，通络，止痛，适用于三叉神经痛。

四白胆地汤

石决明（先煎）30克，白芍、生地黄各15克，白僵蚕、白芷、蒺藜、蔓荆子、没药（后下）、龙胆草各10

克,全蝎、甘草各5克。上药加水煎2次,混合两煎所得药汁。每日1剂,上、下午分服,30剂为1个疗程。此方可育阴潜阳,消风降火,通络化瘀,适用于原发性三叉神经痛。

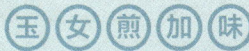
玉女煎加味

石膏(先煎)40克,生地黄、白芍各20克,蒺藜15克,知母、麦冬、石斛、牛膝、白芷各10克,细辛、全蝎、炙甘草各5克,蜈蚣3条。上药加水煎2次,混合两煎所得药汁。每日1剂,上、下午分服。此方可清热降火,滋阴益胃,散外风,息内风,适用于三叉神经痛,症见下颌、齿龈等阵发性剧痛,痛似刀割。

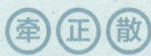
牵正散

蒲公英20克,天麻、僵蚕、白芷、防风、胆南星、地龙各10克,川芎、细辛、全蝎各5克。上药加水煎2次,混合两煎所得药汁。每日1剂,上、下午分服,15日为1个疗程。此方可散外风,息内风,化痰瘀,适用于原发性三叉神经痛。

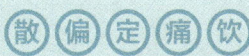
散偏定痛饮

白芍、牵牛子、川芎、赤芍各20克,生地黄、地骨皮、石决明各30克,当归、白芥子、蒺藜各15克,桃仁、升麻、天麻、白芷、甘草、红花各10克,细辛、止痉散(分次冲服)

各6克。水煎取汁。每日1剂,分2次服。此方可活血通络,平肝祛风,止痛,适用于气滞血瘀所致的三叉神经痛。

三叉汤

苍耳子、赤芍、钩藤、柴胡、蔓荆子各12克,生石膏24克,甘草、黄芩、荆芥、薄荷各9克,葛根18克,全蝎6克,蜈蚣3条。水煎取汁。每日1剂,分2次服。此方可清热泻火,平肝止痉,适用于肝阳上亢所致的三叉神经痛。

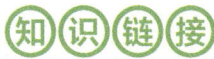

三叉神经痛患者的食物选择

三叉神经痛患者的饮食宜以流质食物为主,少吃多餐,每日5~6餐为宜。流质食物应以高蛋白、高糖液体食物为主,如牛奶冲藕粉、牛奶冲蛋花等。摄入这些食物可让人产生饱足感,能够降低三叉神经痛带来的就餐不便。食物的温度也要适宜,不能过热,也不能太冷,否则极易引起三叉神经痛。

三叉神经痛患者不宜食用葱、大蒜、韭菜等刺激性食物;在菜肴的烹制过程中,最好禁用五香粉、干辣椒、芥末、咖喱粉等调味品。同时,患者禁饮酒。

坐骨神经痛

坐骨神经是人体最粗大的神经，由腰神经和骶神经组成，起始于腰骶部的脊髓，经骨盆，穿过坐骨大孔，抵达臀部，然后沿大腿后面下行到足。它的主要功能是管理人体下肢的感觉功能和运动功能。当人患有腰肌劳损、腰椎间盘突出、腰椎骨质增生、风湿性病变时，通常会引起坐骨神经通路及其分布区的疼痛，这种疼痛就被称为坐骨神经痛。

坐骨神经痛的基本特征为臀部、大腿后侧、小腿外侧持续性钝痛或抽痛，痛感时轻时重，严重时抬脚行走都困难。

中医学认为，坐骨神经痛发作受内因和外因影响。内因是肝肾不足，气血虚弱，营卫不固；外因是风寒湿邪入侵，外邪阻塞于经络中，不通则痛。所以，坐骨神经痛的治疗原则是益气补血，祛风散寒，活血化瘀，祛湿通络。

坐骨神经痛的防治妙方有以下几种。

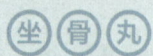

党参、当归、木瓜、延胡索、甘草各60克，续断90克，全蝎、积雪草、甘松各30克，蜈蚣20条，蜂房2个。上药共研为细末，炼蜜为丸。每次服6克，每日3次。此方可益气活血，舒筋止痛，适用于坐骨神经痛。

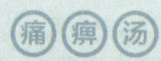

乌梢蛇20克，延胡索、骨碎补各10克，鸡血藤25克，牛膝、丹参、当归、白芍、炙甘草各15克，乳香、没药各7.5克。水煎取汁。每日1剂，分2次服。此方可温经通络，祛风散寒，适用于坐骨神经痛。

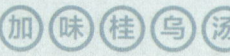

桂枝12克，白芍、丹参各30克，制川乌、炙甘草各9克。水煎取汁。每日1剂，分2次服。此方可祛湿散寒，温通经脉，化瘀止痛，适用于坐骨神经痛。

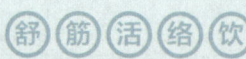

独活、川牛膝各15克，威灵仙、杜仲、当归、续断各12克，千年健、地龙、木瓜各10克，鸡血藤30克，红花、川芎各9克。水煎取汁。每日1剂，分2次服。此方可舒筋活络，行血止痛，适用于坐骨神经痛。

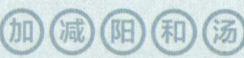

麻黄10克，熟地黄20克，油桂5克，白芥子、焦白术、桃仁、赤芍、茯苓、生甘草各15克，鹿角霜50克，延胡索25克。水煎取汁。每日1剂，分2次服。此方可温阳散寒，化瘀通络，适用于坐骨神经痛。

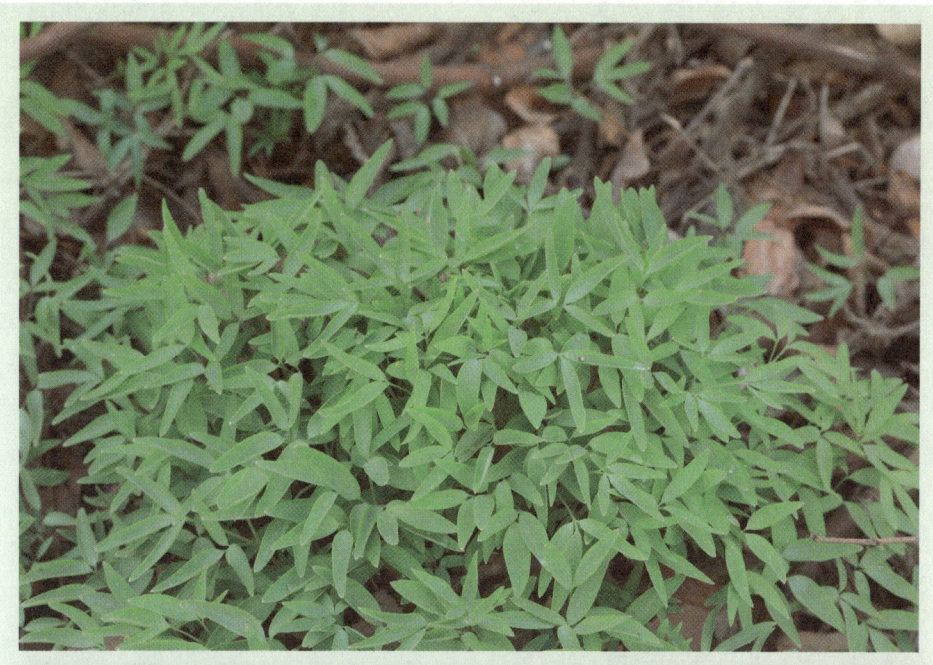
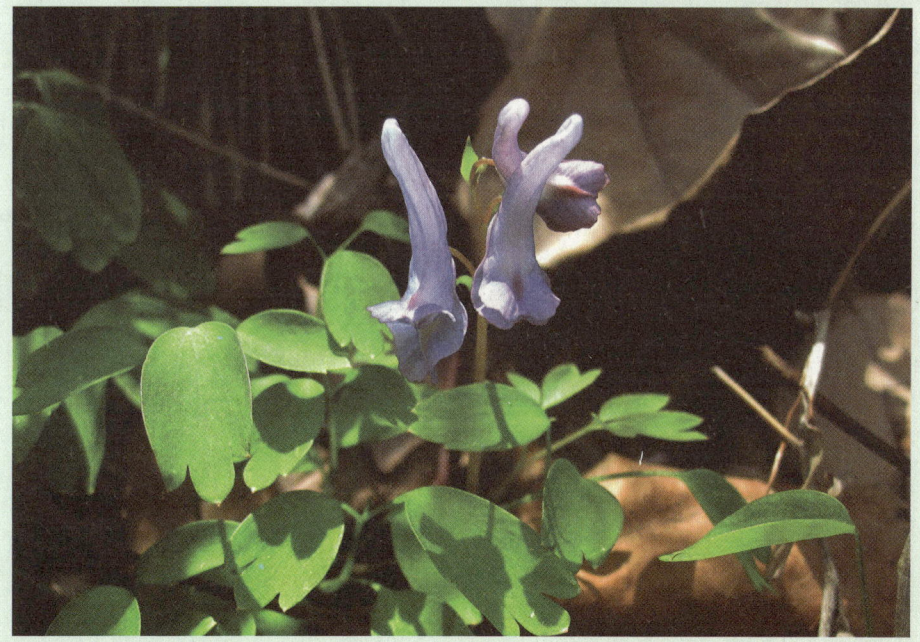
延胡索

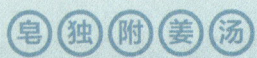

皂独附姜汤

皂角刺、薏苡仁各30克，独活、附子、防己各9克，肉桂6克，姜黄、苍术各15克。水煎取汁。每日1剂，分2次服。此方可祛风除湿，散寒止痛，适用于坐骨神经痛。

中风

中风也叫脑卒中，即急性脑血管病。中风通常分为两类，即脑梗死和脑出血。本病发作比较突然，表现形式也多种多样，如突然口齿不清，好像嘴里含着东西，喝水呛咳；听不懂他人说的话，或是自己无法用言语表达；口角㖞斜，身体一侧手脚麻木、不能动弹，走路摇摇晃晃，感到天旋地转，有摔倒可能；视物成双，患者自感眼内有"黑点"等。引发中风的危险因素有许多，40岁以上人群中风概率明显大于青年中风概率；患有高血压、糖尿病、高脂血症、心脏病等疾病的人的中风概率也高于一般人的中风概率；有吸烟、酗酒等习惯的人也易发生中风。另外，中风还具有一定的遗传因素，有中风家族史的人更易发病。从性别上来讲，男性中风概率大于女性中风概率。

中风致残率很高，必须及时发现、及时治疗，否则会给患者及其家庭带来巨大的痛苦。

中风的防治妙方有以下几种。

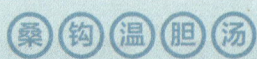

桑钩温胆汤

法半夏、陈皮、炒枳壳、钩藤各9克，茯苓、桑寄生各15克，甘草6克，竹茹12克。水煎取汁。口服，每日1剂。此方可平肝息风，除湿化痰，适用于中风先兆、中风发作、中风后遗症。

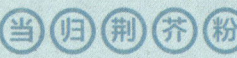

当归荆芥粉

当归、荆芥各等份。上药炒黑，共研为极细末。用时取药末9克，加水200毫升，酒少许，煎汤服。此方可温通经脉，祛风理气，适用于中风，症见不省人事、口吐白沫、手足拘挛，亦可治产后风瘫。

当归全蝎粉

当归36克，全蝎（去尾）7.5克，天麻9克。上药共研为极细末，备用。用时取药末6克，水煎服。每日2次。此方可温通经脉，活血止痛，适用于中风所致的偏瘫。

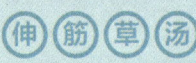

伸筋草汤

伸筋草、急性子、红花各30克。上药加水2000毫升，大火烧沸，再沸煮10分钟，取汁备用。以药汁浸泡手和足。此方可活血化瘀，舒筋通络，适用于中风所致的手足拘挛。

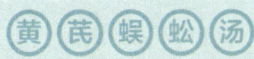

黄芪120克，蜈蚣1条，赤芍、地龙各15克。水煎取汁。口服，每日1剂。此方可息风解痉，适用于偏瘫。

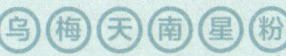

乌梅6克，天南星3克，冰片1.5克。上药共研为细末。用细末擦牙齿。此方可祛风定惊，燥湿化痰，适用于中风，症见口噤不开、牙关紧闭、不省人事。

中暑

中暑是在高温和热辐射的长时间作用下，出现的机体体温调节障碍，水、电解质代谢紊乱及神经系统功能损害等症状的总称。颅脑疾患患者、老年人、体质弱者、孕产妇及耐热能力差者，尤易发生中暑。

中暑的原因有很多，在高温作业的车间工作，如果再加上环境通风条件差，则极易发生中暑；露天作业时，受阳光直接暴晒，再加上大地受阳光的暴晒，大气温度升高，会使人脑膜充血，大脑皮质缺血而中暑；空气中湿度的增加也易诱发中暑；在公共场所等人群拥挤的地方，产热集中，散热困难，也易发生中暑。

人中暑后会有以下症状：一是发热，乏力，皮肤灼热，头晕，恶心，呕吐，胸闷；二是烦躁不安，脉搏细弱，血压下降；三是重病患者可有头痛剧烈，昏厥，昏迷，痉挛。

根据病情轻重程度的不同，通常可将中暑分为以下三类：

（1）先兆中暑。高温环境下出现大汗、口渴、无力、头晕、眼花、耳鸣、恶心、心悸、注意力不集中、四肢发麻等症状，体温不超过38℃。

（2）轻度中暑。先兆中暑的症状加重，体温在38℃以上，并伴面色潮红或苍白、皮肤湿冷、脉搏细弱、心率快、血压下降等症状及体征。

（3）重度中暑。此类又可细分为以下四类情况：情况一，中暑高热，是体温调节中枢功能失调，散热困难，体内积热过多所致。开始可有先兆中暑症状，之后可出现头痛，不安，嗜睡甚至昏迷，面色潮红，皮肤干热，血压下降，呼吸急促，心率快，体温在40℃以上。情况二，中暑衰竭，是由大量出汗发生水及盐类丢失引起血容量不足所致。主要表现为面色苍白，皮肤湿冷，脉搏细弱，血压降低，呼吸快而浅，神志不清，腋温低，肛温在38.5℃左右。情况三，中暑痉挛，是大量出汗后只饮入大量的水而未补充盐，血钠及血氯降低，血钾亦降低所致。主要表现为口渴，尿少，肌肉痉挛及疼痛，体温正常。情况四，日射病，是因过强阳光照射头部，大量紫外线进入颅内，导致颅内温度升高（可为41~42℃），引起脑及脑膜水肿、充血，剧烈头痛，头晕，恶心，呕吐，耳鸣，眼花，烦躁不安，意识障碍，严重者可抽搐、昏迷，体温可轻度升高。上述情况有时可合并出现。

中暑的防治妙方有以下几种。

受热方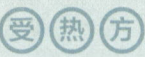

绿豆30克，荷叶露100毫升，蜂蜜20毫升。绿豆煎汤，后加入荷叶露、蜂蜜。饮汁。此方可解暑，清热，适用于中暑。

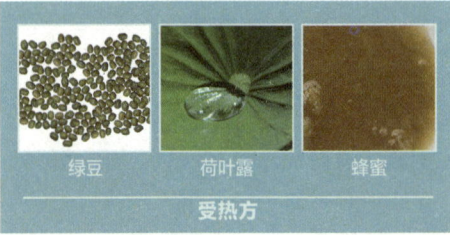

绿豆　荷叶露　蜂蜜
受热方

末茶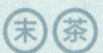

上等茶叶30克，绿豆粉、苦参各10克，甘草6克。苦参、甘草研末，与上等茶叶、绿豆粉拌匀。每次取适量，用沸水冲焗，频饮。此方可泻火，利湿，解暑，适用于中暑，症见头痛、口渴、恶心、心烦头晕、尿黄少。

慈禧消暑饮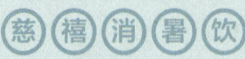

金银花10克，莲子心3克，白扁豆12克，淡竹叶6克，鲜藕5片。上药加水煎汤。代茶频饮，不拘时。此方可健脾开胃，清暑利湿，适用于防治中暑。

桂沉浆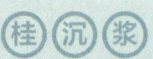

沉香10克，鲜紫苏叶、乌梅各30克，砂糖120克，桂浆100毫升。将沉香、鲜紫苏叶、乌梅、砂糖一同放入砂锅内，加水600毫升熬煮，熬至300毫升时过滤去渣，加入桂浆100毫升。每次30克，每日2～3次。此方可祛湿逐饮，生津止渴，顺气，适用于中暑。

饮膳桂浆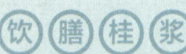

生姜、白糖各1500克，赤茯苓、肉桂各90克，曲末250克，杏仁100枚，大麦15克，蜂蜜适量。生姜洗净，绞汁；赤茯苓、肉桂均去皮研末；杏仁烫洗，去皮、尖，研成泥；大麦碾成末。将上述5味与白糖、曲末、蜂蜜掺在一起，加凉开水2000毫升拌匀，然后一同装入瓷罐内，用油纸封口3层，再用泥巴密固，放入冰窖内，3日后取出，滤药留浆。每日饮2次，每次25～30毫升。此方可生津止渴，益气和中，祛湿逐饮，适用于防治中暑，中暑时加倍饮之。

代茶汤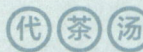

白术1.5克，麦冬3克。上药洗净，放入砂锅内，加水1500毫升沸煮20分钟，倒入杯中。代茶饮，1次饮完，每日2次。此方可健脾止渴，适用于防治中暑。

神经性皮炎

神经性皮炎又名慢性单纯性苔藓，是一种以阵发性剧痒和皮肤苔藓样变为特征的慢性炎症性皮肤病。一般认为本病的发生可能系大脑皮质抑制和兴奋功能紊乱所致，精神紧张、焦虑、抑郁、局部刺激（如摩擦、多汗）及消化不良、饮酒、进食辛辣刺激性食物等均可诱发或加重本病。

本病多见于成年人，好发于颈侧、项部、背部、肘部、膝部、股内侧、会阴、阴囊等处。初起时为局部皮肤瘙痒，无皮疹；后会因为挠或摩擦，局部出现苔藓样变；患处皮肤干燥，浸润肥厚，表面可有抓伤、血痂及轻度色素沉着。皮疹若局限在某一部位，称局限性神经性皮炎；皮疹若广泛分布至全身，称播散性神经性皮炎。患者要保持心情舒畅，避免精神过度紧张，生活要有规律，忌食辛辣刺激性食物，禁饮烈酒及浓茶、咖啡等，保持大便通畅，禁用热水及肥皂洗烫皮肤，避免日晒，避免挠或摩擦止痒。本病治疗时宜疏肝清热，疏风止痒。

神经性皮炎的防治妙方有以下几种。

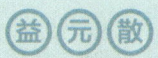

益元散

滑石180克，甘草30克。上药共研为细末，装瓶备用。用时取9克药末，以温水送服，每日3次。此方可清暑利湿，适用于中暑。

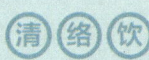

清络饮

鲜荷叶、鲜金银花、鲜扁豆花、鲜竹叶心、丝瓜皮、西瓜皮各6克。水煎取汁。频服，每日1～2剂。此方可去暑清热，适用于暑热，症见身热、口渴、心烦。

急救绿豆丸

绿豆250克，车前子、甘草、大麦冬、灯心草各60克。上药共研为细末，水泛为丸，如绿豆大，以15克朱砂为衣。每次服3克，以温水送服。此方可清热解暑，生津利咽，适用于中暑。

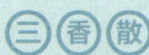

三香散

木香、沉香、檀香各等份。上药共研为细末，装瓶备用。用时取1.5克药末，以砂仁汤送服。此方可行气化湿，适用于中暑。

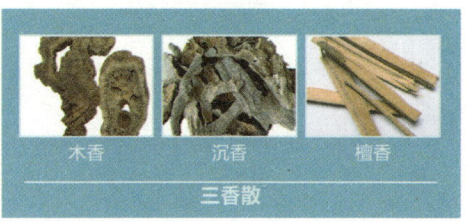

三香散（木香、沉香、檀香）

养血祛风饮

当归、丹参、白芍、生地黄各15克，秦艽、苦参、苍耳子各10克，黄芩、栀子、白鲜皮各12克，甘草6克。水煎取汁。每日1剂，分2次服。此方可养血，祛风，止痒，适用于播散性神经性皮炎。

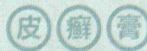

皮癣膏

黄柏、轻粉各25克，白芷5克，煅石膏、蛤粉、五倍子各30克，硫黄、雄黄、铜绿、章丹各15克，枯矾、胆矾各6克，凡士林500克。上药（凡士林除外）共研为细末，加凡士林调和成膏。取适量药膏擦患处，每日1～2次。此方可消炎止痒，适用于神经性皮炎、脂溢性皮炎。

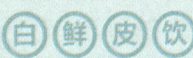

白鲜皮饮

白鲜皮15～30克，黄芩、防风、荆芥、蝉蜕、苍术、当归各9克，赤芍、丹参各15克，甘草6克。水煎取汁200毫升。每日1剂，分2次服。此方可清热祛风，凉血活血，适用于神经性皮炎。

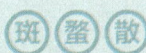

斑蝥散

斑蝥、白狼毒、生半夏各10克。上药分别研为细末，备用。用时以10%稀盐酸将药末调和成糊状，外涂患处，每日3～4次，至患处产生水疱后停药。此方可攻毒蚀疮，发疱破血，散结，适用于神经性皮炎。

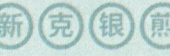

新克银煎

雷公藤、鸡血藤、大血藤、黄芪、黄精各20克。水煎取汁。每日1剂，分2次服。此方可凉血清热，祛风止痒，适用于播散性神经性皮炎。

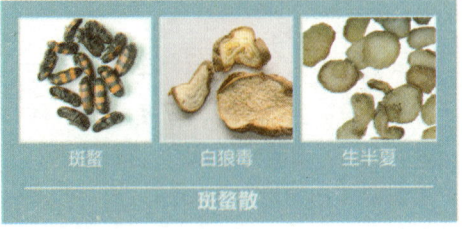

斑蝥　白狼毒　生半夏

斑蝥散

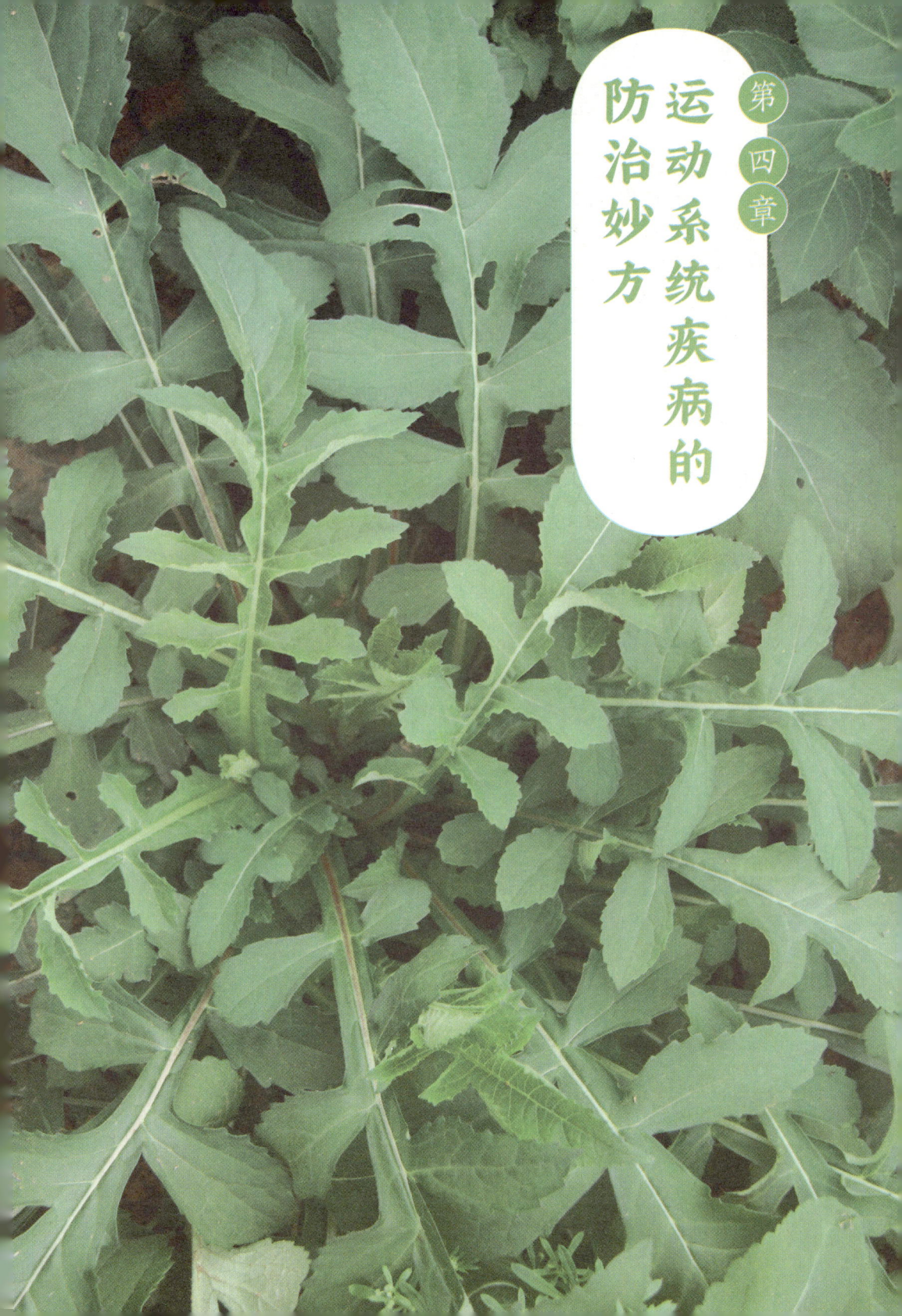

第四章 运动系统疾病的防治妙方

颈椎病

颈椎病指因颈椎退行性病变而引起颈椎管或椎间孔变形、狭窄,刺激、压迫颈部脊髓、神经根,并引起相应临床症状的疾病。临床上主要表现为颈肩痛,头晕、头痛,上肢麻木,肌肉萎缩,严重时可影响人的下肢行动,导致下肢麻痹、大小便障碍,甚至出现瘫痪。本病多发于40岁以上人群,随着年龄增加,发病率也会增高。

颈椎病的防治妙方有以下几种。

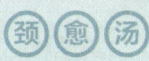
颈愈汤

炙黄芪24克,桂枝、白芍、当归、姜黄、鹿角胶(烊化)、乌梅、仙茅、制川乌、制草乌各12克,乌梢蛇9克,葛根、淫羊藿各15克。上药加水500毫升,煎取药汁300毫升。每日1剂,分2次服,15日为1个疗程。此方可祛风散寒,温经通络,适用于神经根型颈椎病。

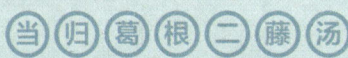
当归葛根二藤汤

当归、鸡血藤、丹参、威灵仙、杭白芍各15克,葛根20克,钩藤12克,没药、川芎、黄芪、全蝎、地龙各10克,蜈蚣2条,桑枝5克,甘草6克。水煎取汁,药渣留下备用。口服药汁,每日1剂,每日2次;药渣热敷颈部1小时;5剂为1个疗程。此方可祛风活血,除湿通络,适用于神经根型颈椎病。

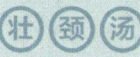
壮颈汤

炙黄芪45克,当归、生地黄、熟地黄各25克,牛膝、赤芍、白芍各15克,川芎、羌活、桑枝、防风、地龙、穿山甲(先煎)各9克,丹参、桑寄生各30克,续断10克。水煎取汁。每日1剂,分次服,5日为1个疗程。此方可祛风通络,活血化瘀,适用于椎动脉型颈椎病。

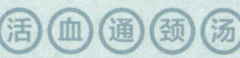
活血通颈汤

当归12克,红花、丹参、川芎、白芷各10克,延胡索、葛根各16克,羌活、僵蚕各15克,桂枝9克,白芍20克,甘草6克。水煎取汁。每日1剂,分2次服,15日为1个疗程。此方可行气活血,解痉通络,适用于各型颈椎病。

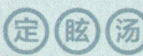
定眩汤

当归、何首乌、僵蚕、制乳香、黄芪各10克,川芎30克,泽泻、淫羊藿各20克,丹参、葛根各25克,全蝎、炙甘草各6克。水煎取汁。每日1剂,分2次服,10日为1个疗程。此方可补肾固本,益气活血,化痰通络,适用于椎动脉型颈椎病。

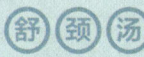
舒颈汤

葛根、当归、白芍各15克,桂枝10克,炒白术12克,黄芪30克,茯

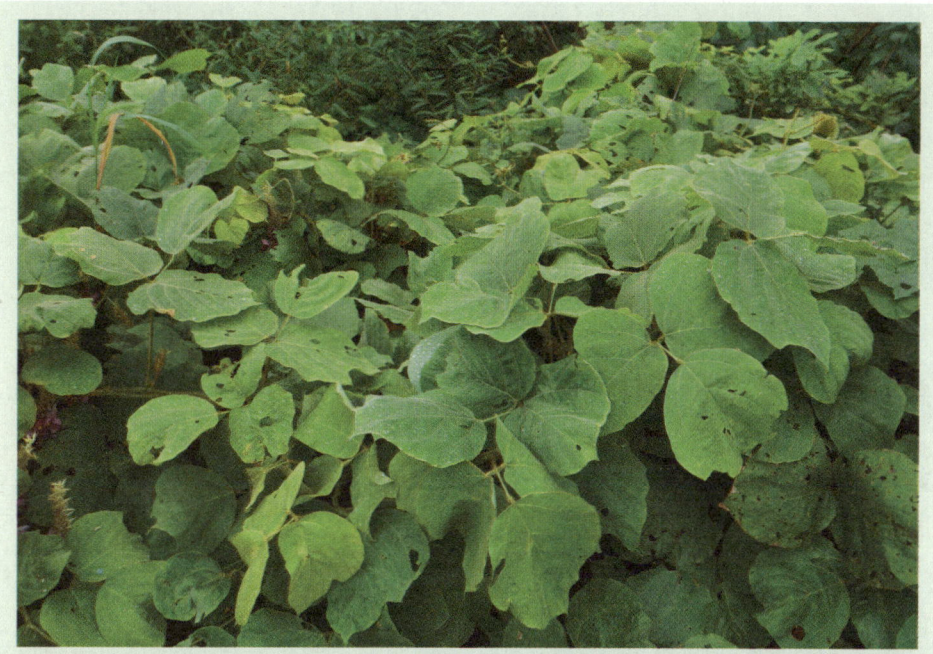

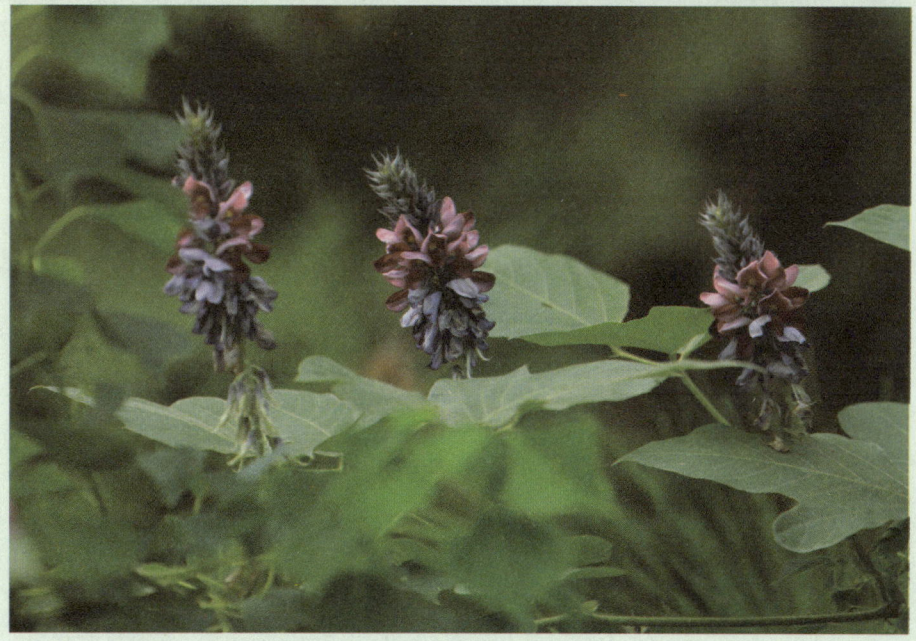

葛

苓、狗脊各20克，全蝎粉3克（装胶囊）。上药（全蝎粉除外）水煎3次，混合三煎所得药汁。每日1剂，药汁分3次温服，每次服时以药汁送服全蝎粉胶囊，7剂为1个疗程。此方可补气血，益肝肾，祛风寒，化痰湿，活瘀血，通经络，适用于颈椎病。

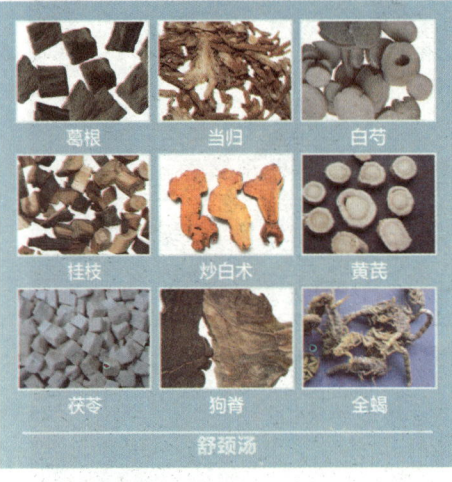

舒颈汤

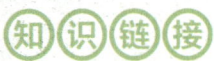

颈椎病患者日常锻炼方法

颈椎病患者日常锻炼方法有多种，但若不适度，不但不能起到巩固疗效的目的，还会导致病情复发。患者日常锻炼颈部的方法有以下几种。

（1）用头从右向左做画圈动作，每一个方向动作做到极限，尽量把颈部肌肉拉直。动作重复10次。

（2）望天俯首。抬头仰望天空，脖颈尽量后仰；低头俯视大地，下颌尽力贴近胸部。一组动作重复10次。

（3）左右侧屈。颈部向右弯，右耳朵贴在右肩膀上，复位；换左侧重复前面的动作。一组动作重复10次。

肩关节周围炎

肩关节周围炎简称"肩周炎"，又名冻结肩、漏肩风、五十肩等，为肩关节周围软组织的无菌性炎症。肩关节周围炎是中老年人中的一种常见病，主要表现为肩关节疼痛及关节僵直。疼痛可为阵发性或持续性，活动与休息时均可出现，严重者一触即痛，甚至半夜会被痛醒。部分患者疼痛可向颈、耳、前臂或手放射，肩部可有压痛。

本病在中医学临床上被分为风寒型、瘀滞型、虚损型等类型，治疗时宜益气养血，舒筋通络。

肩关节周围炎的防治妙方有以下几种。

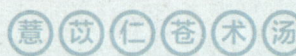

薏苡仁苍术汤

薏苡仁、苍术、羌活、独活、麻黄、当归、川芎、生姜、甘草各10克，乌头5克，桂枝6克。水煎取汁。每日1剂，分次服。此方可除湿通络，祛风散寒，适用于肩关节酸痛或肿胀、痛有定处、肩关节沉重或活动不便、肌肤麻木不仁、苔白腻、脉濡缓。

蠲痹汤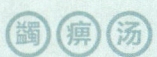

羌活、独活、秦艽、甘草、乳香、木香、桑枝、海风藤各10克，当归、川芎各15克，桂心1克。水煎取汁。每日1剂，分次服。此方可益气和营，祛风胜湿，适用于肩关节周围炎。

桑枝防己汤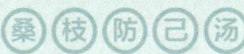

桑枝15克，防己6克，黄芪12克，当归、茯苓、威灵仙、秦艽各9克，川芎4.5克，升麻3克。水煎取汁。每日1剂，分次服。此方可祛风除湿，适用于肩关节周围炎。

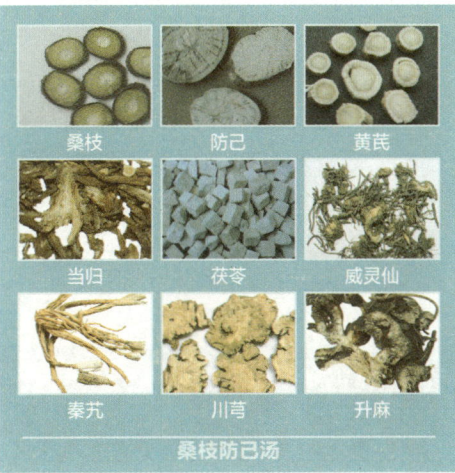

桑枝防己汤

三痹汤

独活、秦艽、防风、当归、炙甘草、川芎各10克，细辛5克，白芍、熟地黄、杜仲各15克，党参、黄芪各20克，茯苓、续断、牛膝各12克，桂心1克。水煎取汁。每日1剂，分次服。此方可补益气血，滋补肝肾，祛风散寒，除湿止痛，适用于风寒型肩关节周围炎。

桂枝芍药知母汤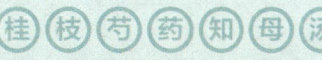

桂枝、芍药、知母、防风、白术各9克，制附子8克，麻黄、炙甘草各6克，生姜3片。水煎取汁。每日1剂，分次服。此方可祛风湿，清热毒，止痹痛，适用于风寒湿痹型肩关节周围炎。

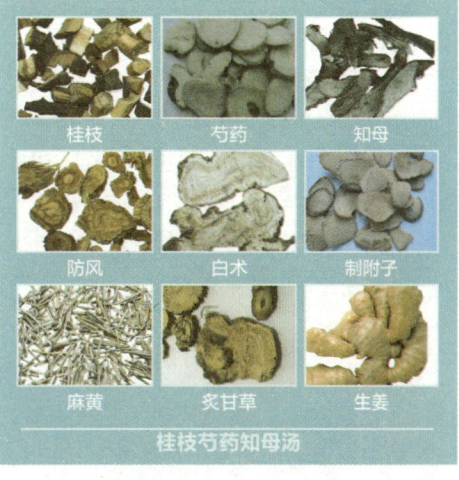

桂枝芍药知母汤

舒筋养血汤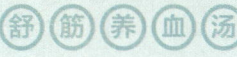

当归、生地黄、熟地黄各12克，鸡血藤、赤芍、白芍、炙甘草、威灵仙各10克，桂枝、蜈蚣、橘络各6克，黄芪15克，细辛1克。水煎取汁。每日1剂，分次服。此方可益气养血，活血通络，祛风止痛，适用于肩关节周围炎。

黄芪五物汤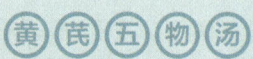

黄芪20克，白芍、当归、牛膝各15克，桂枝、甘草各6克，乳香、没药、羌活各10克，薏苡仁30克。水煎取汁。每日1剂，分次服。此方可调和营卫气血，活血通络止痛，适用于损伤型肩关节周围炎，症见肩关节疼痛剧烈、有针刺样痛感、手臂活动时疼痛加重，同时关节屈伸不利、苔薄白、脉细涩。

乌头汤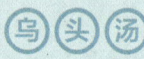

川乌5克，麻黄6克，黄芪15克，芍药、甘草各10克。水煎取汁。每日1剂，分次服。此方可温经散寒，祛风除湿，适用于风寒型肩关节周围炎，症见肩关节疼痛较剧烈、痛有定处、得热痛减、遇寒痛增、关节屈伸不利、肩关节不红、苔薄白、脉弦紧。

独活饮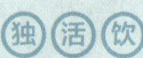

独活20克。将独活研为粗末，放入杯中，用沸水冲泡。代茶饮，每日1剂。此方可祛风，除湿，止痛，适用于风湿痹痛、肩关节周围炎。

土鳖饮

土鳖虫4只。将土鳖虫洗净焙干，研为细末，放入茶杯内，冲入开水闷泡10分钟。代茶饮，每日1剂，连服15～20日。此方可破瘀活血，通络止痛，适用于瘀血性腰背疼痛、肩关节周围炎。

桑枝饮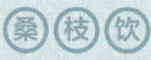

嫩桑枝适量。将嫩桑枝研为粗末，放入茶壶中，用沸水冲泡。代茶饮，每日1剂。此方可通络利节，祛风除湿，适用于风湿型肩关节周围炎。

附子苍术饮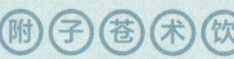

制附子5克，苍术10克。上药研为粗末，放入保温杯中，用沸水冲泡，加盖闷30分钟。代茶饮，每日1剂。此方可温中散寒，通窍止痛，祛风除湿，适用于寒湿型腰背疼痛、肩关节周围炎。

仙灵木瓜饮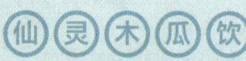

淫羊藿15克，川木瓜12克，甘草9克。上药研为粗末，放入保温杯中，用沸水冲泡。代茶饮，每日1剂。此方可舒筋活络，祛风除湿，止痛，适用于筋节挛缩、风湿疼痛及肩关节周围炎。

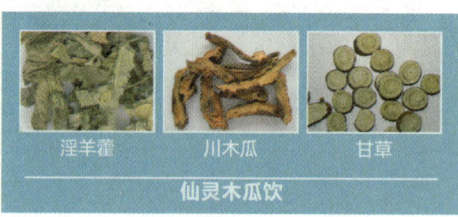

仙灵木瓜饮：淫羊藿　川木瓜　甘草

知识链接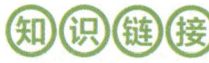

肩关节周围炎患者日常锻炼小技巧

轻度肩关节周围炎患者有针对性

地做一些肩关节活动，可以治愈肩关节周围炎。肩部活动幅度宜大，每次持续时间宜在10分钟以上。例如，可以转肩画圈，以患肩为中心，由里向外画圈；做后伸下蹲运动，人背向站于桌前，双手后扶于桌边，反复做下蹲动作，以加强肩关节的后伸活动；做展臂运动，上肢自然下垂，双臂伸直，手心向下缓缓外展，向上用力抬起，到最大限度后停上2分钟，重复几次。

骨质疏松症

骨质疏松症是由多种原因导致的骨密度和骨质量下降，骨微结构退变，造成骨脆性增加，从而容易发生骨折的全身性骨病。

疼痛是骨质疏松症的最主要表现。患者往往出现腰背酸痛或周身酸痛，身体负重时疼痛加重，严重时翻身、起坐及行走均有困难。骨质疏松症病情加剧后，人体脊柱会变形，身高缩短，出现驼背，进而影响心肺功能。另外，骨质疏松症患者骨折概率会大幅增加。一些上了年纪的人摔了一跤后便出现骨折，这多与骨质疏松症有关。

现代医学将骨质疏松症分为原发性和继发性两大类。原发性骨质疏松症又可分为三种，即绝经后骨质疏松症、老年性骨质疏松症和特发性骨质疏松症。妇女绝经的5～10年间，要特别注意养骨，因为这段时间是绝经后骨质疏松症的高发期。老年性骨质疏松症一般指老人70岁后发生的骨质疏松。特发性骨质疏松症则主要发生于青少年，至今医学界还未完全弄清其病因。

中医学将骨质疏松症划分为三种类型：一是肝肾亏虚型，症见头晕目眩、耳鸣口干、少寐健忘、体疲乏力、腰膝酸软、佝偻、步履艰难、舌红苔少、脉沉细；二是脾肾阳虚型，症见神疲体倦、面色不华、肢冷畏寒、腰背酸痛、便溏、舌淡苔薄白、脉沉细；三是气滞血瘀型，症见骨痛、腰酸背疼、胁肋胀闷，亦可见四肢关节畸形、舌色暗红、舌苔白腻、脉沉弦。中医学认为，治疗骨质疏松症宜补肾补脾，固精益气。

骨质疏松症的防治妙方有以下几种。

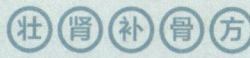

杜仲、补骨脂各20克，枸杞子、地黄各15克，女贞子、菟丝子、茯苓、当归、龟板、续断、鹿角胶（另冲）各10克，黄芪、川芎、牛膝各6克，大枣6枚。水煎取汁。每日1剂，连服10个月。此方可补肝肾，壮筋骨，益脾气，固精气，适用于骨质疏松症。

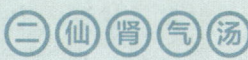

仙茅、淫羊藿、山药、泽泻、山

茱萸、茯苓、牡丹皮、当归、川芎各10克，熟地黄15克，肉桂3克，附片、青皮、陈皮各5克。水煎取汁。每日1剂，20日为1个疗程。此方可温补肾阳，适用于骨质疏松症、肾虚型腰背疼痛。

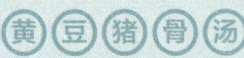

猪骨250克，黄豆100克。黄豆提前用水泡6～8小时；将猪骨洗净，切断，置水中烧开，去除血污；然后将猪骨放入砂锅内，加生姜20克、黄酒200毫升、盐适量、水1000毫升，煮沸后用小火煮至骨烂，放入黄豆继续煮至豆烂即成。每日1次，每次200毫升，连用1周。此方可补骨壮骨，适用于骨质疏松症。

龟板、鳖甲板各150克。将龟板、鳖甲板烤炒后用醋渍，共研为细末，装瓶备用。以温开水送服，每日2次，每次3克。此方可滋阴潜阳，补肾健骨，适用于肾阴虚型骨质疏松症。

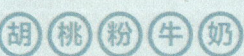

胡桃仁20克，蜂蜜20毫升，牛奶250毫升。将胡桃仁洗净，晒干（或烘干）后研为粗末，备用；牛奶倒入砂锅中，用小火煮沸，加入胡桃仁粉，再煮沸时停火，加入蜂蜜，搅匀即成。早餐时食用。此方可补肾壮骨，适用于肾阳虚型骨质疏松症。

骨质增生

骨质增生是一种常见的骨质不同程度的增生性改变，也被称为退变性关节病、增生性关节炎、骨刺等。可发生骨质增生的部位很多，包括颈椎、腰椎、膝盖、足跟等。发生部位不同，症状也有很大的差异。例如，腰椎骨质增生，腰椎及腰部软组织就会产生酸痛、胀痛、僵硬与疲乏感，一旦影响到坐骨神经，剧烈疼痛就会向下肢放射；足跟骨质增生，脚底就会疼痛，早晨重，下午轻，起床下地痛不可忍，有石硌、针刺的感觉，活动开后症状减轻。骨质增生可分为原发性和继发性两种，一般多发生于中老年人，发病与年龄、慢性劳损、外伤、代谢、精神等多种因素相关。

本病在中医学中属"骨痹"范畴，治疗时宜滋补肝肾，活血通络，除寒散寒。

骨质增生的防治妙方有以下几种。

炙马钱子（沙炒，以黄褐色为度）、炙川乌、炙草乌各5克，威灵仙、续断、桑寄生、赤芍各10克，乳香、没药各15克，茜草、丁公藤各20克。上药烘干为末，炼蜜为丸，每丸重10克。每次1丸，早、晚空腹服，3个月为1个疗程。此方可温经活络，祛湿散寒，适用于寒湿型骨质增生。

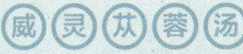
威灵苁蓉汤

威灵仙、肉苁蓉、熟地黄、青风藤、丹参各15克。上药加水煎2次，混合两煎所得药汁。每日1剂，分2次服。此方可补肾益精，祛湿通络，适用于颈椎、腰椎、足跟等部位的骨质增生。

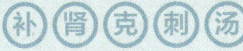
补肾克刺汤

淫羊藿、独活、木瓜、杜仲各15克，巴戟天、川芎、鹿胶（兑服）各10克，薏苡仁30克，续断、狗脊、黄芪各20克，当归12克，炙甘草3克。水、酒各半，煎取药汁。口服，每日1剂。此方可补肾壮骨，祛风散寒，除湿通络，适用于腰椎骨质增生。

木瓜灵脾汤

淫羊藿、鹿衔草、鸡血藤各30克，骨碎补、木瓜各15克，熟地黄、当归、鳖甲、龟板、甘草各10克，桂枝、细辛各5克。水煎取汁。每日1剂，分2次温服。此方可滋补肝肾，活血通络，软坚化瘀，适用于骨质增生。

威灵仙甲散

威灵仙60克，穿山甲、乌梢蛇、土鳖虫各30克，白花蛇2条，皂角刺、生川乌、生草乌、透骨草、细辛、川

芎、茜草、生没药、生乳香各50克，冰片15克。上药共研为极细末，用米醋（或黄酒）调成糊状，备用。将药糊敷于患处，隔日换药1次，7日为1个疗程。此方可祛风湿，通经络，适用于骨质增生。

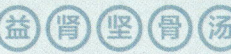
益肾坚骨汤

黄芪、鸡血藤各30克，干地黄20克，骨碎补、狗脊、续断、菟丝子、枸杞子、葛根、当归、白芍、川芎各12克，补骨脂15克。水煎取汁。每日1剂，每日2次。此方可益肾养血，和络止痛，适用于颈椎骨质增生。

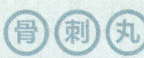
骨刺丸

熟地黄、骨碎补、炙马钱子、肉苁蓉、鸡血藤各60克，净乳香、旱三七、净没药、老川芎各30克。上药研末，炼蜜为丸，每丸重6克。以温开

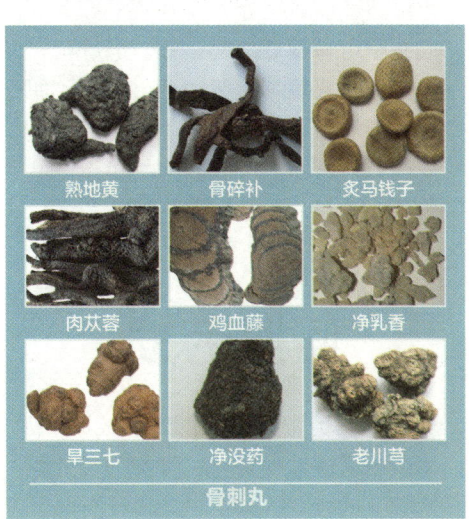
骨刺丸

水或黄酒送服，每日2次，每次1丸。此方可补肝益肾，填精益髓，活血止痛，适用于肝肾不足引起的骨质增生。

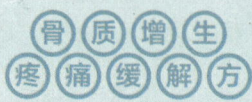

骨质增生疼痛缓解方

杭白芍30～60克，制川乌、制草乌各12克，生甘草10克，野木瓜15克，威灵仙、黄精各30克。水煎取汁。每日1剂。此方可滋补肝肾，祛邪止痛，适用于骨质增生，包括颈椎、腰椎、膝关节、足跟等骨质增生引起的疼痛或麻木等。

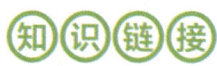

预防骨质增生的方法

长期剧烈运动可使骨骼及周围软组织受力不均，负荷过重，导致骨质增生，因此平时进行体育锻炼时一定要适度。中老年人防止膝关节骨质增生可以每日做蹲起训练。训练前，先用双掌轻轻拍打膝盖四周，活动肌骨；然后身体直立，双手分别放于身体两侧，下蹲，起立时双手可按住膝关节处借力。可连续做10～30次。

腰肌劳损

腰肌劳损指腰骶部肌肉、筋膜等软组织慢性损伤，也被称为功能性腰痛或腰臀肌筋膜炎等。在慢性腰痛病中，本病占的比例最大。本病发病多数是由于搬抬重物用力过猛，或姿势不当，弯腰或保持某种姿势时间太长，使腰肌筋膜充血、痉挛。患者急性发病时疼痛剧烈，脊柱僵直，动作缓慢，甚至连咳嗽、大笑也会导致腰部剧痛，肢体活动大大受限。

从中医学的角度看，腰肌劳损属于"痹证""腰痛"等范畴。王肯堂在《证治准绳》中说："腰痛者固不通矣，有风、有湿、有寒、有热，有挫闪，有瘀血，有滞气，有痰积，皆标也，肾虚其本也。"这就是说腰肌劳损根本是肾虚，加上风、寒、湿等邪毒影响，于是病发。所以，治疗本病应当标本兼治，在散寒除湿、通络止痛、活血化瘀的同时兼补益脾肾。

腰肌劳损的防治妙方有以下几种。

二乌通痹汤

制川乌、制草乌、独活各10克，黄芪20克，牛膝、桃仁、红花、威灵仙、杜仲、桑寄生各15克。上药水煎取汁，留药渣备用。每日1剂，口服药汁，将药渣用布包起来，外敷腰部15～20分钟，30日为1个疗程。此方可补益肝肾，益气活血，祛风除湿，散寒止痛，适用于腰肌劳损。

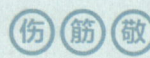

伤筋散

芫花根、草乌、威灵仙、穿山甲、川乌、樟脑各50克，生姜150克。

将前5味药研为细末,过100目筛;再将樟脑研为细末,两药末混匀,备用。捣碎30克生姜,与50克药末混匀,敷在痛处,上面盖一层医用纱布,用医用胶布固定,再在药上敷以热水袋;48小时后取下,按摩局部皮肤;间隔6小时,按照前面所述方法重复敷药,10日为1个疗程,休息3日可进行第2个疗程。此方可行气散结,通络止痛,适用于腰肌劳损。

腰肌劳损方

红花、川乌各20克,草乌15克,白花蛇60克,牛膝50克,当归、甘草、鸡血藤各30克,乌梅10克,冰糖100克,白酒1000毫升。上药(白酒除外)共研为粗末,倒入白酒中,每日摇晃2~3次,5日后滤取清液。每日饮3次,每次10~20毫升,同时取适量药酒外擦疼痛部位,每日3次;15日为1个疗程,1个疗程未愈者可休息3~5日后再开始第2个疗程。(不能饮酒者可仅外擦。)此方可逐风除湿,活血化瘀,适用于风寒湿型腰肌劳损。

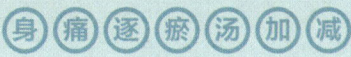

身痛逐瘀汤加减

桃仁、红花、香附、秦艽、当归尾各10克,牛膝15克,五灵脂、川芎各9克,地龙12克,没药、羌活各6克,甘草3克。水煎取汁。每日1剂,早、晚各服1次。此方可活血化瘀,通络止痛,适用于慢性腰肌劳损。

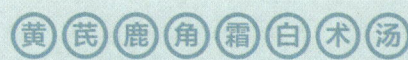

黄芪鹿角霜白术汤

黄芪40克,鹿角霜、白术各20克,当归、骨碎补、螃蟹、枸杞子各10克,土鳖虫、没药各6克,生麦芽15克。上药水煎取汁,留药渣备用。药汁每日1剂,分2次服,将药渣趁热敷于腰部,10日为1个疗程。此方可益气通督,破瘀壮筋,适用于腰肌劳损、肝肾亏虚。

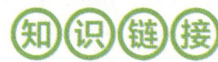

几个小动作锻炼腰部

为了加快腰肌劳损的康复,平时可做一些小动作来锻炼腰部。

动作一:空拳叩腰。患者采用端坐位,左手握空拳,在左侧腰部自上而下轻叩10分钟。叩击完后再用左手掌上下按摩或揉搓腰部5分钟。左侧做完后,右侧做同样的动作。每日2次。

动作二:按揉肾俞穴、腰俞穴、委中穴、阿是穴。每穴按揉2分钟。

动作三:转腰。双手叉腰,两腿分开,与肩同宽。腰部放松,前后左右旋转,动作幅度由小渐大,旋转80~100次。

腰部锻炼切忌操之过急。

腰椎间盘突出症

脊柱是人体的中轴骨骼,有了它

的支撑,人才能够直立行走,从事体力劳动。在脊柱的下端生长着最大的椎骨,即腰椎。腰椎由5块椎骨组成,各椎骨之间由腰椎间盘连接。腰椎间盘结构分为三部分,即软骨板、纤维环、髓核。髓核是一种富有弹性的胶性物质,像橡皮筋一样,可受外部压力而改变其位置和形状。

人成年后,腰椎间盘会发生退行性改变,髓核中的纤维物质会逐渐失去原有的弹性,无法承受原来能承受的压力。在过度劳损、体位骤变、猛力动作等情况下,髓核通常向外膨出,膨出部会压迫神经组织,引起局部充血,继而水肿,以致发生炎症病变,导致腰腿痛,行走吃力,这种情况就可称为腰椎间盘突出症。青壮年常患此病。

中医学把腰椎间盘突出症归为"腰痹"的范畴,病因分内因和外因。内因是肝肾亏损,气血不足;外因是跌仆闪挫,瘀血阻络,气血不通,不通则痛。因此,治疗时宜补肾疏肝,活血化瘀,舒筋通络。

腰椎间盘突出症的防治妙方有以下几种。

舒筋化瘀汤

川续断、伸筋草、牛膝各30克,白芍、木瓜各20克,独活、红花、秦艽、土鳖虫、没药(后下)各15克,炙甘草10克。上药加水煎3次,每次煎取药汁200毫升,混合三煎药汁共600毫升。每日1剂,每日3次,每次200毫升,每次服药间隔4小时。此方可补肝肾,强腰骨,化血瘀,通经络,适用于腰椎间盘突出症、腰腿痛、腿不能抬高甚至不能行走。

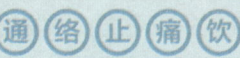
通络止痛饮

黄芪、当归各30克,鸡血藤、续断、千年健各20克,红花、白芍、独活各15克,牛膝、炙甘草、透骨草、胆南星各10克,炙马钱子3克,蜈蚣2条。在首煎前,应先用水浸泡药材半小时;上药加水煎2次,混合两煎所得药汁。每日1剂,上、下午分服,30剂为1个疗程。此方可行气活血,补肾壮腰,祛风化浊,适用于腰椎间盘突出症、腰腿痛、行走不利。

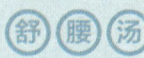
舒腰汤

桑枝(先煎)、鸡血藤各30克,葛根、杜仲、牛膝、续断各20克,红花、独活、地龙各15克,川芎5克。上药加水煎2次,混合两煎所得药汁。每日1剂,上、下午分服。此方可补肾壮腰,散风通脉,活血化瘀,适用于腰椎间盘突出症、腰腿痛等。

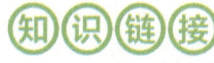

腰椎间盘突出症患者的日常保健方法

腰椎间盘突出症患者应该睡较硬的木板床,睡软床会加大腰椎及其肌肉受力，不利于疾病康复。

患者穿裤子不系腰带看似放松，实则不利于腰椎间盘突出症的恢复。系腰带相对给腰部起了一个固定作用，可起到保护腰椎的作用。

患者仰卧时，宜在腰部另加一薄垫，或令膝、髋保持一定的弯曲度，使肌肉充分放松。患者俯卧时，则床垫要平，以免腰部过度后伸。

风湿性关节炎

风湿性关节炎是一种常见结缔组织炎症，多发生在膝、踝、肘、腕等大关节处。病发时，病灶所在关节肿胀、酸痛，局部皮肤温度增高，呈微红色，有的还伴有轻度发热、脉搏加快等症状。关节疼痛是不固定的，呈游走性，而且常呈对称性。

生活环境对风湿性关节炎有影响，尤其是气候多变的地区。

中医学把风湿性关节炎归为痹病，属于"痹证""历节风"范畴，有风痹、湿痹、热痹（急性风湿热）、寒痹四型。风痹型风湿性关节炎的特点是关节疼痛游走不定；湿痹型风湿性关节炎的特点是湿邪内侵影响关节，关节拘挛，活动不便，肢体沉重；热痹型风湿性关节炎的特点是关节红肿灼热，疼痛拒按，伴有发热、出汗、口渴、尿短赤等热证；寒痹型风湿性关节炎的特点是喜热怕凉，局部拘挛，痛如锥刺，痛处不移。风湿性关节炎的治疗原则是正气固卫，祛风散寒，化寒温通。

风湿性关节炎的防治妙方有以下几种。

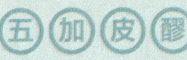
五加皮醪

五加皮50克，糯米500克，酒曲适量。五加皮洗净，先用水浸泡透，再煎煮，每30分钟取药汁1次，共煎2次，然后用所得药汁与糯米共同烧煮，做成糯米干饭；待干饭冷却，加酒曲拌匀，发酵成酒酿，即成。每日适量，佐餐食用。此方可祛风除湿，通利关节，适用于风痹型风湿性关节炎。

狗骨木瓜酒

麻黄（油炙）3克，木瓜9克，白术、桑枝各12克，五加皮、当归、天麻、川牛膝、红花、川芎各3克，秦艽、防风各1.5克，冰糖100克，白酒1000毫升。上药（白酒除外）同放白酒中，密封浸泡3～4个月后即成。每次温服10~20毫升，每日2次。此方可驱寒消痛，适用于寒痹型风湿性关节炎。湿热或阴虚火旺者慎用。

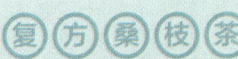
复方桑枝茶

鲜桑枝100克，金银花藤、威灵仙30克，海风藤20克，甘草3克。先将鲜桑枝拣去杂质，洗净后晒干，切片，再将金银花藤、威灵仙、海风藤、甘草分别洗净，晒干后切片，与桑枝片同放入砂锅中，加水煎煮半个小时，过滤取汁。代茶频饮，当日饮完。此方可清热解毒，疏风通络，适用于热痹型风湿性关节炎。

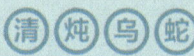

清炖乌蛇

乌梢蛇1条，葱花、姜末、料酒、盐、味精、五香粉各适量。将乌梢蛇宰杀，去皮和内脏，洗净后切成5厘米长的小段，放入沸水锅中，加入料酒、葱花、姜末，以小火煮1小时，待乌梢蛇烂熟后，加盐、味精、五香粉调味即成。佐餐，随意服。此方可祛风，通络，适用于风痹型、寒痹型、湿痹型风湿性关节炎。

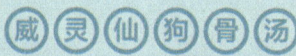

威灵仙狗骨汤

威灵仙20克，麻黄250克。将威灵仙拣洗干净，晒干后切片；麻黄洗净，打碎后与威灵仙片同放入砂锅中，加水适量，大火烧沸后改中火煎煮1小时，滤取浓汁即成。饮汁，上、下午分服。此方可驱散湿寒，疏通经络，适用于风痹型、寒痹型、湿痹型风湿性关节炎。

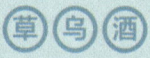

草乌酒

制川乌、制草乌各15克，当归、牛膝各20克，低度优质白酒500毫升。将前4味药材分别拣洗干净，晒干（或烘干）后切片，同放入玻璃瓶中，加入白酒，加盖密封，每日摇晃瓶子2次，浸泡15日即成。每日2次，每次1小盅（约15毫升）。此方可祛风除湿，温经止痛，适用于风痹型、寒痹型、湿痹型风湿性关节炎。

类风湿性关节炎

类风湿性关节炎是一种以周围关节骨质损害为特征的全身性自身免疫病。一般先是关节的滑膜发炎，进而致关节的软骨、韧带、肌腱发炎；炎症渗出液进入关节腔可使关节腔积液，引起关节肿痛。

简单判断是否患有类风湿性关节炎可以看两个标准：一个标准是是否有两个以上的关节同时肿痛，另一个标准是关节是否晨僵大于1小时。所谓关节晨僵，指人早晨起来关节僵硬，屈伸困难。

类风湿性关节炎对人体危害极大，若长期得不到有效治疗，可导致关节滑膜、软骨和骨质的破坏，致残率高达30%。除关节损害外，类风湿性关节炎还可累及心、肺、神经系统等器官或组织。

中医学把类风湿性关节炎归为"痹症"范畴。人体如果肾虚脾弱，卫气不固，就易受到风、寒、湿等外邪侵袭，致使气血不畅，外邪顺着经络侵扰关节，久而久之，关节就会产生肿痛等一系列症状。

痹症分寒痹、热痹两大类。寒痹患者发病较缓，关节肿而不红，疼痛日轻夜重，遇寒加重，遇热则减，还会出现便溏、舌苔白或白腻、脉势沉缓等症状。治疗寒痹的原则为补肾健脾，温经散寒，祛风胜湿。热痹患者发病较急，关节红肿、疼痛，拒按，有时还会发烧，还会出现口干喜饮、烦躁、舌红、苔黄或黄腻、脉数等症状。热痹中的热是由外邪久郁化热而来。治疗热痹的原则为清热解毒，散风通络，凉血活血，健脾祛湿。

类风湿性关节炎病因是人体正气不足而感受风、寒、湿、热之邪，治疗时要依此理。

类风湿性关节炎的防治妙方有以下几种。

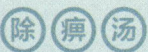
除痹汤

续断30克，鹿角片、当归、秦艽各15克，威灵仙、松节、羌活、桑枝、乌药、防风、延胡索、蚕沙各10克。上药加水煎2次，每次加水500毫升，取汁150毫升。每日1剂，分2次服，15日为1个疗程。此方可补益肝肾，祛风通络，蠲痹止痛，适用于类风湿性关节炎寒热不显著。

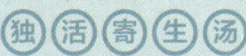
独活寄生汤

黄芪30克，党参、白术、千年健、金刚刺、鸡血藤各10克，当归15克，白芍、杜仲、桑寄生、牛膝、防风各6克，独活9克。水煎取汁。每日1剂，分2次服。此方可补气血，养肝肾，蠲痹通络，适用于属寒湿证之类风湿性关节炎。

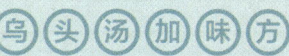
乌头汤加味方

草乌、川乌各15克，黄芪30克，麻黄、芍药、防己、甘草各10克，鸡血藤、伸筋草各20克。草乌、川乌先煎煮1~2小时；所有药材加水煎2次，每次加水500毫升，混合两煎所得药汁。每日1剂，分2次服。此方可温经散寒，祛风除湿，适用于属寒湿证之类风湿性关节炎。

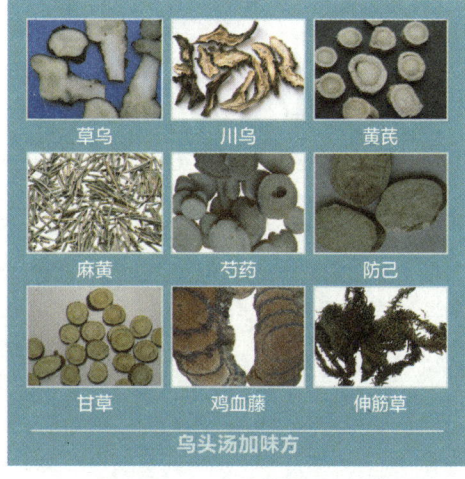

乌头汤加味方

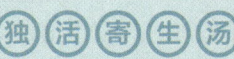
独活寄生汤

独活、杜仲、牛膝、秦艽、防风、川芎、当归、芍药各10克，细辛、甘草各3克，肉桂5克，桑寄生、干地黄各15克，党参30克，茯苓12克。上药加水煎2次，每次加水500毫升，混合两煎所得药汁，备用。每日1剂，分2次服，30日为1个疗程。此方可滋补肝肾，益气养血，祛风散寒，用于属肝肾两虚证之类风湿性关节炎。

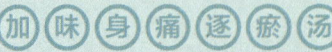

秦艽、地龙、牛膝各12克，羌活、红花、桃仁、川芎、当归、五灵脂、没药、香附、蜂房各10克，鸡血藤30克。上药加水煎2次，每次加水500毫升，混合两煎所得药汁。每日1剂，分2次服，30日为1个疗程。此方可祛风除湿，活血化瘀，通络止痛，适用于属风湿热证之类风湿性关节炎。

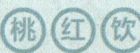

当归、桃仁、川芎、威灵仙各15克，红花、熟地黄、制僵蚕、露蜂房、地龙、路路通各10克，赤芍、制南星、白芥子各6克。水煎取汁。每日1剂，分2次服。此方可化痰祛瘀，搜风通络，适用于属寒湿证之类风湿性关节炎。

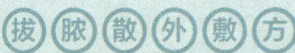

生川乌、生草乌、生南星、生半夏、荜茇各7.5克，蟾酥3克，胡椒25克。上药共研为细末。治疗时，取高度白酒与药末调成药饼，直径1厘米，厚0.3厘米，每次取1～5个穴位（压痛点），放上药饼，用医用胶布固定，24小时后揭开药饼可看见脓液；用棉签挤压出脓液，涂上万花油，用医用胶布固定，2～3日后出脓处干涸，5～7日结痂脱落，间隔10日后可再次敷药。此方可温经散寒，祛风除湿，适用于属寒湿证之类风湿性关节炎。

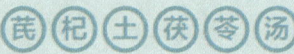

黄芪、枸杞子、土茯苓、萆薢、白花蛇舌草、当归、薏苡仁各30克，蒲公英、丹参、紫花地丁各20克，黄柏15克，生地黄10克。上药加水煎2次，每次加水500毫升，各煎取药汁150毫升，混合两煎所得药汁。每日1剂，分2次服。此方可扶正祛邪，清化瘀热，降泄浊毒，适用于属风寒湿证或瘀热浊毒证之类风湿性关节炎。

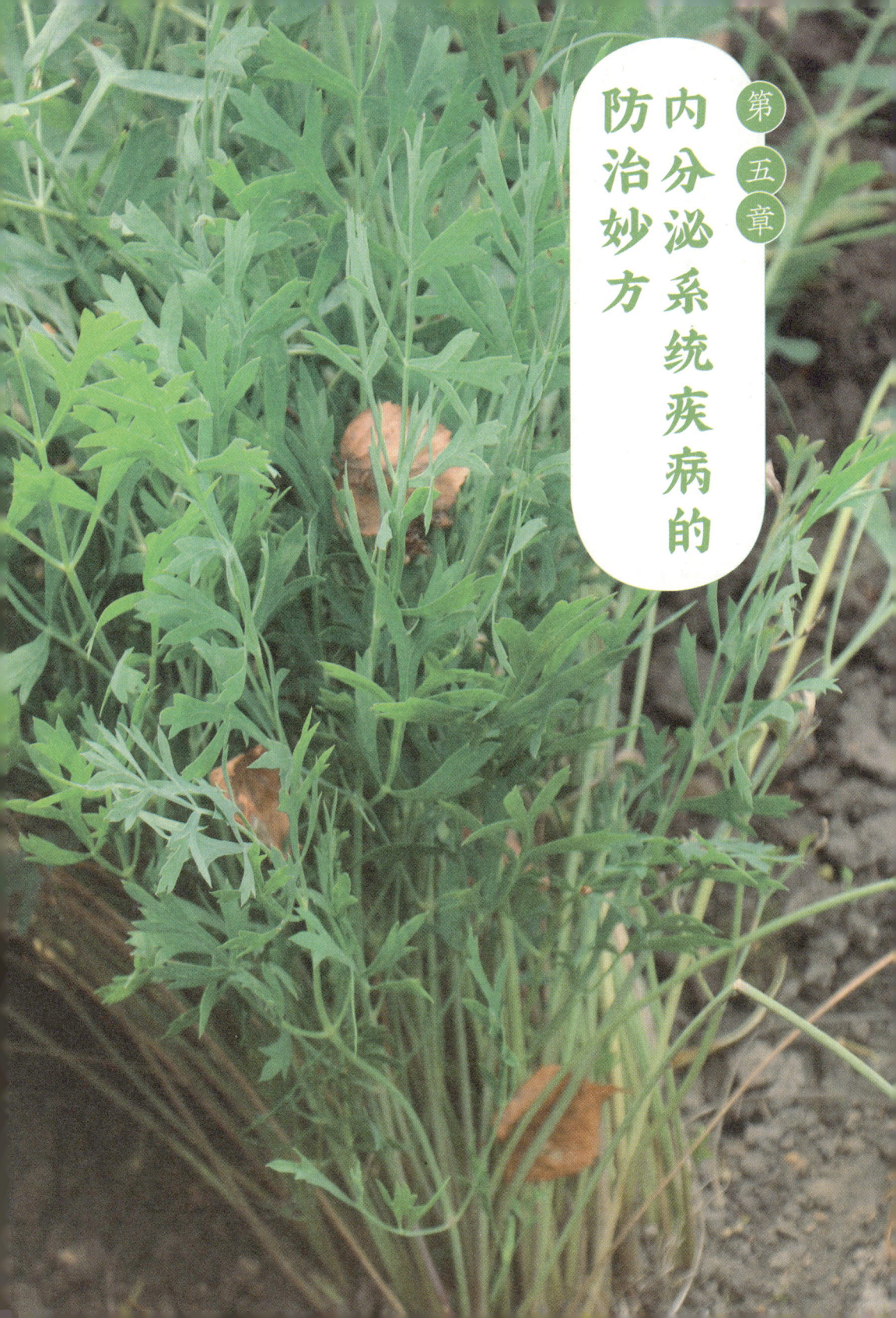

第五章 内分泌系统疾病的防治妙方

痛风

痛风是由嘌呤代谢紊乱及尿酸排泄减少引起的一组内分泌系统疾病,可分为原发性和继发性两大类。原发性痛风占比较大,主要由遗传因素和环境因素共同致病,多由尿酸排泄障碍引发;继发性痛风主要由肾病、肿瘤化学治疗或放射治疗、药物等致病。

人体嘌呤来源有饮食和体内合成,嘌呤及其代谢产物尿酸自肾排出体外。当体内嘌呤基产生过多,超过肾的排泄能力时,尿酸就会在血液及组织内聚集,并可沉着于关节、结缔组织及肾,引起这些部位的炎症变化,也可以尿酸钠盐结晶的形式析出,形成特征性痛风结石或尿路结石。痛风急性期的症状通常为急性间歇性痛风性关节炎,起病急剧,24~48小时达到高峰,常累及关节,关节多有红、肿、痛、热症状,并可伴头痛、发热、白细胞增多等全身症状,持续数日至数周后自行缓解,关节活动可完全恢复。痛风慢性期患者会出现关节肿大、畸形及僵硬。

痛风的防治妙方有以下几种。

消痛饮

当归、防风各12克,牛膝、防己、钩藤各15克,泽泻、赤芍各18克,忍冬藤25克,木瓜25克,桑枝30克,甘草5克。水煎取汁。每日1剂,分2次服。此方可活血、通络、止痛,适用于痛风。

慈军散

山慈菇、生大黄、水蛭各200克,玄明粉300克,甘遂100克。上药共研为细末,装瓶备用。取药末3~5克,以薄荷油调匀,外敷患处。隔日1次。此方可清热活血,除湿通络,适用于痛风。

四妙丸

苍术15克,川牛膝、板蓝根、黄柏各12克,薏苡仁30克,金银花、土茯苓各20克,山慈菇10克,熟大黄6克。水煎取汁。每日1剂,分2次服。此方可清热化湿,宣痹止痛,适用于属湿热痹阻证之痛风。

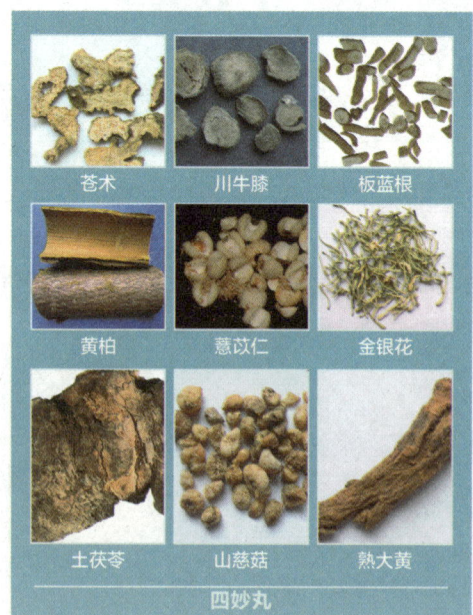

四妙丸

二藤苍术荆芥汤

忍冬藤、鸡血藤各50克，苍术、荆芥、防风、独活、羌活、桂枝、秦艽、威灵仙、牛膝、当归、川芎、赤芍各15克，乳香、没药、附子、川乌各5克。水煎取汁。每日1剂，分2次服。此方可活血化瘀，通络止痛，适用于痛风性关节炎。

羌活汤

羌活、茯苓、当归各12克，苍术、半夏、陈皮各10克，黄芩、赤芍各15克，香附、木香各9克，甘草6克。上药水煎2次，每次加水500毫升，煎取药汁150毫升，混合两煎所得药汁共300毫升，备用。每日1剂，分2次服，2周为1个疗程。此方可清热利湿，行气止痛，适用于急性痛风性关节炎。

肥胖

肥胖是一种营养障碍性疾病，表现为体内脂肪（主要指甘油三酯）积聚过多或脂肪组织在人体组织中占比过高。无明确病因者称单纯性肥胖，有明确病因者为继发性肥胖。肥胖病因复杂，由遗传因素与环境因素相互作用所致。肥胖的发病率尚难以确定，随着人民生活水平的不断提高，其发病率也在迅速增加。肥胖可见于任何年龄，多见于40～50岁，女性肥胖者多于男性肥胖者。女性脂肪分布以腹部、臀部及四肢为主，男性脂肪分布以颈部及躯干为主。一般轻、中度肥胖无明显自觉症状，但潜伏糖尿病、动脉粥样硬化、冠心病、骨关节炎、痛风、胆石症及对应的功能低下，不能抵抗各种感染，不能耐受麻醉、手术等许多并发症。肥胖的治疗须坚持严格的饮食管理和加强锻炼，而预防比治疗更为重要和有效。

肥胖症状：气促、脉快、无力、易倦、嗜睡、发绀，二氧化碳分压升高，氧分压、动脉氧饱和度下降。

肥胖的并发症：高脂血症，糖尿病，动脉粥样硬化，冠心病，高血压，胆石症，脂肪肝，骨关节炎，高胰岛素血症，糖耐量降低，女性不孕、闭经，男性阳痿、怕热、多汗。

治疗肥胖必须坚持四原则：合理饮食，减少热量摄入；体育锻炼，增加机体热量消耗；辅助药物治疗；治疗过程中必须坚持。需要强调的是，对肥胖的治疗必须个体化，应根据患者完整的家族史、环境因素、饮食习惯、体力活动强度及并发症的情况来决定，盲目偏信各种减肥药及不合理的禁食都是有害而无利的。

肥胖的防治妙方有以下几种。

清宫仙药茶

上等茶叶3克，紫苏叶、石菖蒲、泽泻、山楂各12克。后4味药共研为粗末，与上等茶叶混合，收贮备用。每次适量，开水泡饮。此方可降脂瘦身，适用于单纯性肥胖，兼治高脂血症。

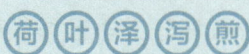
荷叶泽泻煎

荷叶、白术各12克，泽泻、茯苓、决明子、薏苡仁、防己各15克，陈皮10克。上药加水煎2次，混合两煎所得药汁。每日1剂，分3次服，一般连续用药15～45日。此方可降脂瘦身，适用于单纯性肥胖。

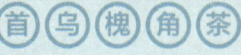
首乌槐角茶

槐角、冬瓜皮各18克，何首乌30克，山楂肉15克，乌龙茶3克。将前4味药共煎，去渣取汁，以药汁泡乌龙茶。日常饮。此方可降脂瘦身，适用于肥胖。

轻身散

黄芪30克，党参、苍术、丹参、山楂、大黄、海藻、荷叶各15克，白术、柴胡、陈皮、姜黄、泽泻、决明子各10克。水煎取汁。每日1剂，分3次服，早、中、晚餐前半小时各服1次，1个月为1个疗程，以2～3个疗程为佳。此方可活血理气，通腑导滞，降浊化饮，适用于肥胖。

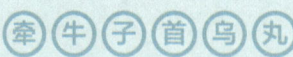
牵牛子首乌丸

牵牛子10～30克，泽泻、白术、炒决明子各10克，山楂、制何首乌各20克。上药共研为细末，炼蜜为丸，如梧桐子大，备用。口服，早、晚各服20～30粒。此方可降脂瘦身，消食化瘀，适用于肥胖。

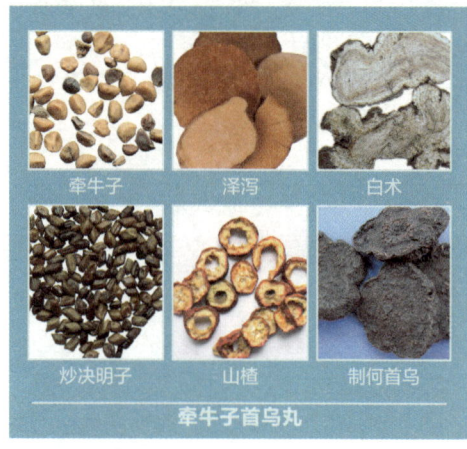
牵牛子首乌丸

山楂槐花饮

山楂30克，槐花5克，决明子10克，荷叶15克，白糖少许。上药（白糖除外）水煎，待山楂将烂时将其用汤勺碾碎，再煮10分钟，去渣取汁，加入白糖即成。代茶频饮。此方可降脂瘦身，适用于肥胖。

轻身1号

黄芪、何首乌、茵陈、水牛角各15克，防己、白芷、川芎各9克，泽泻、山楂各10克，丹参20克，淫羊藿6克，生大黄3克。水煎取汁。每日1剂，分2次服。此方可化湿利尿，活血祛瘀，健脾消积，行气通经，适用于单纯性肥胖。

糖尿病

糖尿病是常见的内分泌代谢性疾病之一,指血中胰岛素绝对或相对不足,导致血糖过高,出现糖尿,进而引起脂肪和蛋白质代谢紊乱。

糖尿病的典型症状为"三多、一少、二高"。

"三多"指食多、饮多、尿多。食多指患者常有饥饿感,饭量是自己未患病前的1倍以上;饮多指患者常感口干烦渴,一日喝四五壶水;尿多指患者排尿多,喝下的水不久便全部排出。一般人每日尿量不超过2000毫升,糖尿病患者的尿量会大于这个数值。

"一少"指体重减少。一般人吃得多,体重会增加,可是糖尿病患者却恰恰相反,他们的体重会不断减轻,一年内体重会减10~20千克。随着身体的消瘦,患者体力下降,常觉全身疲倦乏力。

"二高"指血糖高和尿糖高。血糖高指患者血液中含糖量(称为血糖)超过正常值(人体血糖正常值是3.9~5.83毫摩尔/升);尿糖高指患者排出的尿液中含葡萄糖量(称为尿糖)超过正常值(一般人每日24小时排出的尿液中含葡萄糖总量为32~93毫克)。

糖尿病至今还无法治愈。随着病情的加重,一些患者常发生糖尿病酮症酸中毒等急性并发症或血管病变、神经病变等慢性并发症。

中医学将糖尿病称为消渴病,是根据糖尿病的典型症状来命名的。

糖尿病的防治妙方有以下几种。

降糖汤

黄芪、生地黄、山药、玄参各30克,丹参、苍术各20克,赤芍、枸杞子各15克。上药加水煎2次,用小火慢煎,每次取汁200毫升,混合两煎所得药汁共400毫升。每日1剂,每日2次,每次200毫升,30日为1个疗程。此方可益气健脾,养阴滋肾,活血化瘀,适用于糖尿病、调理尿糖代谢。

养阴化瘀汤

丹参、党参、玄参、天花粉、山药、山茱萸各20克,红花、赤芍、桃仁、苍术各10克,川芎5克。上药加水煎2次,用小火慢煎,每次取汁150毫升,混合两煎所得药汁共300毫升。每日1剂,上、下午各服150毫升,30日为1个疗程。此方可益气养阴,活血化瘀,适用于糖尿病。

花粉山药知母汤

天花粉、知母各30克,怀山药50克,五味子、玄参、麦冬、天冬各15克,生地黄、鸡内金各20克。水煎取汁。每日1剂,分2次服。此方可生津止渴,固本培元,适用于老年糖尿病。

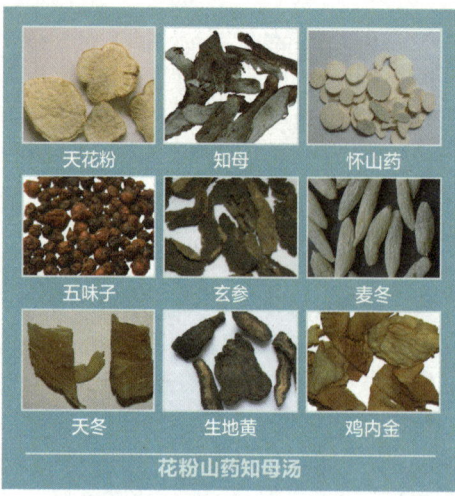

花粉山药知母汤

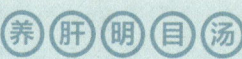

养肝明目汤

生地黄、熟地黄、芡实各20克，天花粉、知母、麦冬、天冬、女贞子、五味子各10克，山药、沙参、黄精、玄参、石斛、枸杞子、台参（五台山党参）各15克。水煎取汁。每日1剂，分2次服。此方可滋阴养肝，明目化瘀，适用于糖尿病并发白内障。

甲状腺肿

甲状腺是人体最大的内分泌腺，包裹在气管的前面。如果甲状腺肿了，就会压迫到其邻近组织。轻症者无法用肉眼看出来，用手摸才能发现。重者脖子会变得粗大，让人触目惊心，故一些人把甲状腺肿称为"大脖子病"。甲状腺肿分为两种：一种是单纯性的，即由人体缺乏碘引起的；另一种是散发性的，是由多种疾病引起的，如甲状腺功能亢进。

甲状腺肿的防治妙方有以下几种。

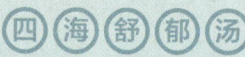

四海舒郁汤

柴胡、陈皮、枳壳各9克，昆布、黄药子、海藻各12克，青木香6克，制香附、厚朴各10克，半夏3克，海螵蛸、海蛤壳各15克。水煎取汁。每日1剂，分2次服。此方可疏肝理气，解郁消肿，适用于甲状腺肿。

加味逍遥散

当归、柴胡、茯苓各15克，昆布、海藻、赤芍各20克，焦白术、青皮、陈皮、郁金各12克，枳实8克，牡蛎30克。水煎取汁。每日1剂，分2次服，10日为1个疗程。此方可疏肝理气，健脾化痰，活血消瘿，适用于甲状腺肿。

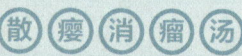

散瘿消瘤汤

柴胡、昆布、海藻各12克，川贝母、青皮、香附、赤芍、川芎、当归、延胡索、黄药子、制乳香、没药各9克，三棱、莪术各8克。水煎取汁。每日1剂，分2次服。此方可疏肝理气，活血化瘀，化痰散结，适用于甲状腺肿。

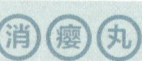

消瘿丸

香附20克，玄参、丹参、贝母各

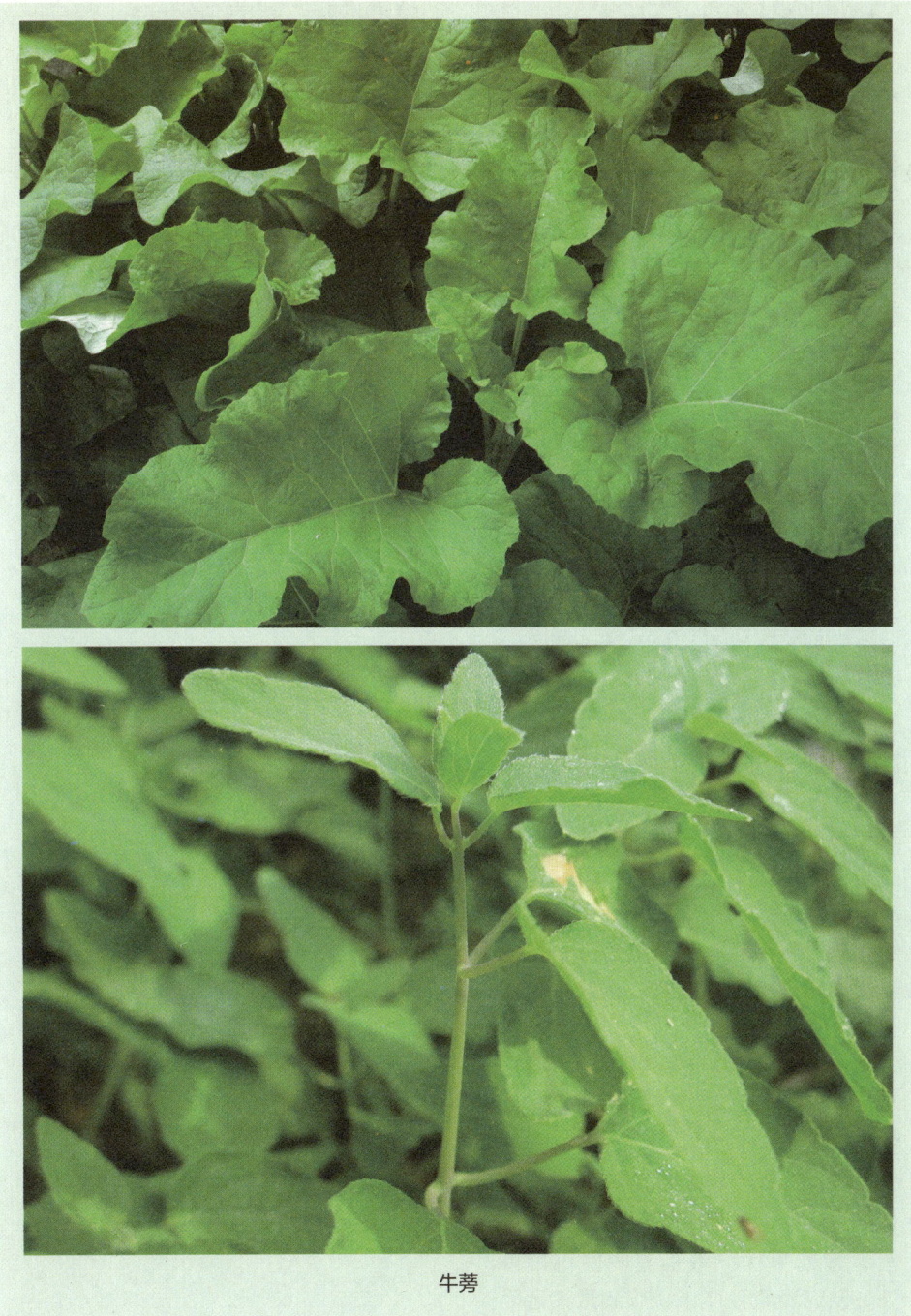

牛蒡

60克，紫草120克，夏枯草、白芷各30克，干姜15克。上药共研为极细末，水泛或炼蜜为丸。每次服6克，每日2次。此方可理气解毒，化痰活血，适用于甲状腺肿。

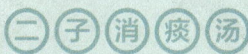

二子消痰汤

芥子、牛蒡子各20克，夏枯草、浙贝母、玄参各15克，连翘、川芎、当归、陈皮、香附各10克，牡蛎（先煎）30克，甘草6克。水煎取汁。每日1剂，分2次服，15剂为1个疗程。此方可消痰散结，理气化痰，清热消肿，适用于甲状腺肿。

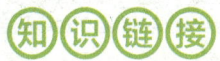

会诱发甲状腺肿的蔬菜

以下几类蔬菜会诱发甲状腺肿。

（1）萝卜：萝卜中含有硫脲类的致甲状腺肿的物质，久食可能引起甲状腺肿。

（2）卷心菜：卷心菜中含有氰化物，能影响甲状腺激素的合成，继而引起甲状腺代偿性增大。因此，不能过量食用卷心菜。

（3）土豆：土豆中也含有氰化物，会阻碍甲状腺摄取碘，从而引起人的甲状腺肿。

（4）大豆：大豆在肠道内被消化的过程中会妨碍肠道吸收甲状腺激素，造成甲状腺激素过多地排出体外，从而导致人体甲状腺激素不足而发病。因此，不宜多食大豆。

（5）豌豆：豌豆中含有5-乙烯-2-硫氧氮五环，可致甲状腺肿。

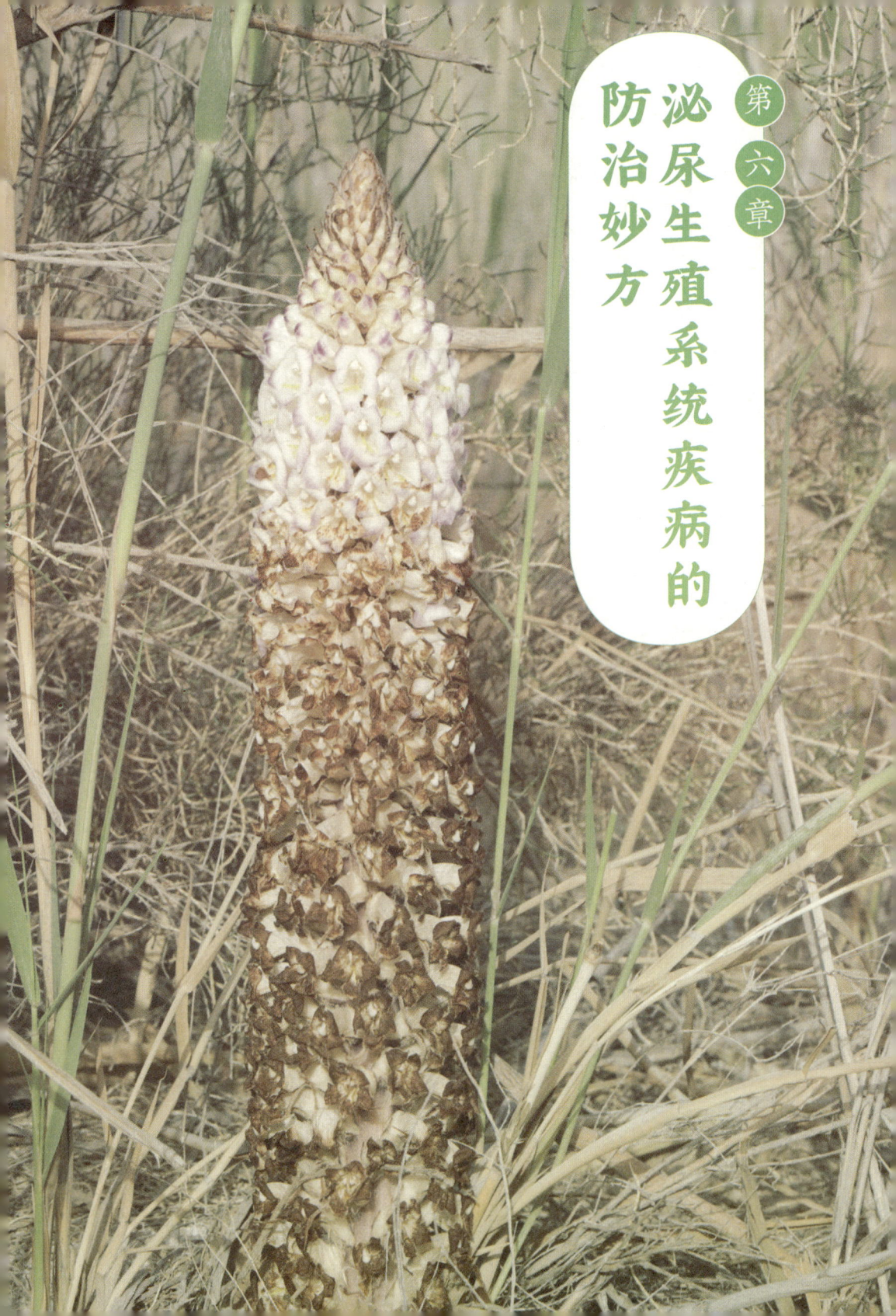

第六章 泌尿生殖系统疾病的防治妙方

遗尿

遗尿可简单地称为尿床，可分为两种情况：一种是神经功能不协调所致，单纯性地尿床，并没有其他器质性病变，即原发性（功能性）遗尿；另一种是有器质性病变，如脑外伤、脑膜炎、泌尿系统器官病变等，使人在清醒状态下将尿液排在床上，或者排在衣物上及其他不宜排放的地方，即继发性（器质性）遗尿。

遗尿常见于儿童和老年人。儿童遗尿是最常见的。3岁以上的儿童如果每日晚上睡觉时自己不能控制小便，总要尿床1～3次，且经年累月不愈，即可诊断为遗尿。儿童遗尿多为先天肾气不足、下元虚冷所致。老年人遗尿主要是由前列腺增生引起的慢性尿潴留所致，当尿液积聚到一定程度后，压力超过了尿道的封闭压，就会出现不自主地遗尿。

遗尿的防治妙方有以下几种。

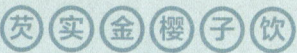
芡实金樱子饮

芡实50克，金樱子20克。金樱子水煎取汁100毫升，加入芡实和适量水，用大火烧沸后转用小火熬煮。每日1剂，分2次服，温热食用。此方可固肾缩尿，益肾固精健脾，适用于小儿肾虚遗尿及成人遗精、老年人小便失禁等。

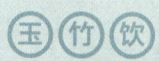
玉竹饮

玉竹50克。将玉竹洗净，水煎取汁。每日1剂，分2次服。此方可补肺健脾，益气缩尿，适用于脾肺气虚之小儿遗尿。

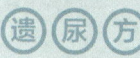
遗尿方

菟丝子、黄芪、山药各15克，覆盆子、乌药各10克，石菖蒲、远志、柴胡各6克，甘草3克。水煎取汁。每日1剂，分2次服，10日为1个疗程，连服1～3个疗程。此方可温肾固摄，补脾益肺，适用于原发性遗尿。

止遗方

桑螵蛸、金樱子、芡实、益智仁、乌药、石菖蒲各12克，山药30克。水煎取汁。每日1剂，连服7～14日。此方可培元补肾，健脾益气，敛肺缩尿，醒脑开窍，适用于遗尿。

外敷止遗方

益智仁、肉桂、乌药、黄芪、五倍子、山药各10克，醋适量。上药（醋除外）共研为细末，混合均匀，装瓶密封备用；每次取10克，临睡前用醋调成糊状备用。以药糊敷肚脐，用医用胶布固定即可，24小时更换1次，连敷5次；然后隔日敷脐1次，每次24小时后取下，连敷5次；接着每周敷脐2次，每次24小时后取下，连敷2周以巩固疗效。此方可温补固涩，适用于遗尿。

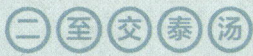
二至交泰汤

女贞子、墨旱莲、远志、桑螵蛸各15克，肉桂6克，黄连9克，石菖蒲10克。水煎取汁。每日1剂，早、晚分服，连服8周为1个疗程。此方可交通心肾，养血安神，补肾固摄，适用于遗尿。

夜尿警觉汤

党参、益智仁各12克，石菖蒲、麻黄各9克，桑螵蛸15克，乌药、补骨脂、薏苡仁各8克。水煎取汁。每日1剂，分2次服，连服7～14日为1个疗程。此方可温补肾阳，健脾益气化湿，适用于遗尿。

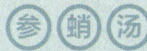
参蛸汤

人参、莲子各10克，桑螵蛸30克，覆盆子、大枣各20克，益智仁、山茱萸、山药、杜仲各15克。水煎取汁。每日1剂，分3次服，10日为1个疗程，连续服2～5个疗程为宜。此方可益气温阳，固摄止遗，适用于原发性遗尿。

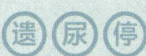
遗尿停

黄芪3～15克，麻黄、五味子、陈皮各3～10克，炒山药5～30克，菖蒲、桂枝、远志各2～10克，桑螵蛸、益智仁、焦栀子各2～8克。上药加水煎2次，混合两煎所得药汁，备用。每日1剂，分2次服，2周为1个疗程。此方可健脾补肾，涤痰开窍，适用于遗尿。

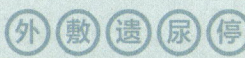
外敷遗尿停

桑螵蛸、益智仁、覆盆子、五倍子各5克，冰片3克，醋适量。上药共研为细末，混合后用醋调。敷于脐部，用医用纱布覆盖，再用医用胶布固定，24小时后换1次，20日为1个疗程。此方可固摄肾气，补益肾元，适用于遗尿。

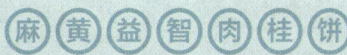
麻黄益智肉桂饼

麻黄3克，益智仁、肉桂各1.5克，醋适量。上药（醋除外）共研为细末，每次取药末3克，用醋调成饼状，备用。将药饼敷于脐部，用医用胶布固定，36小时后取下，隔12小时再敷

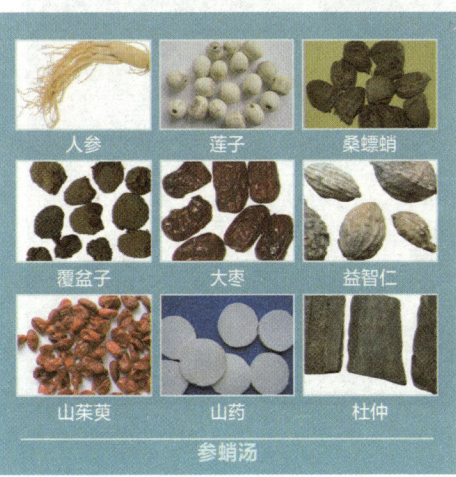
参蛸汤

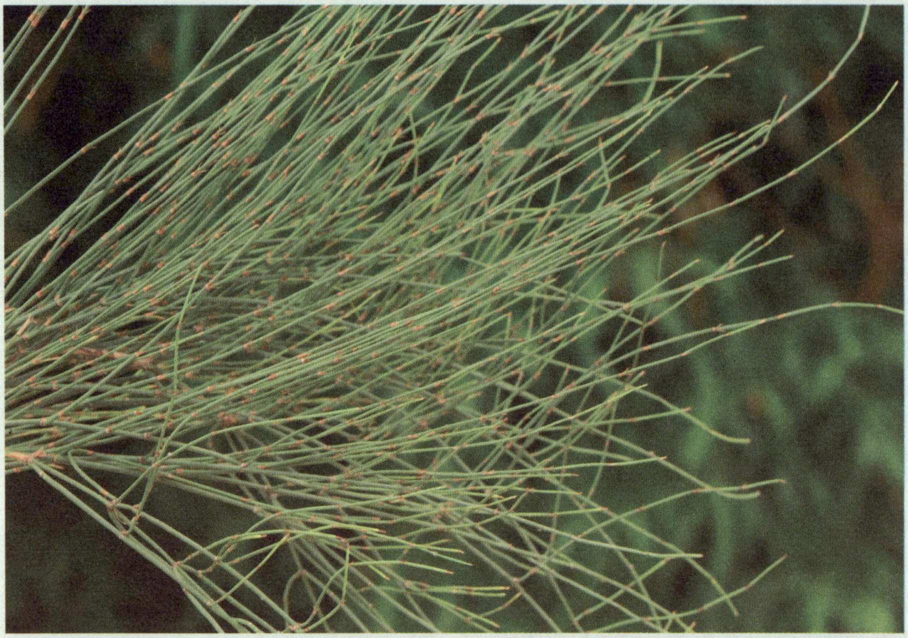

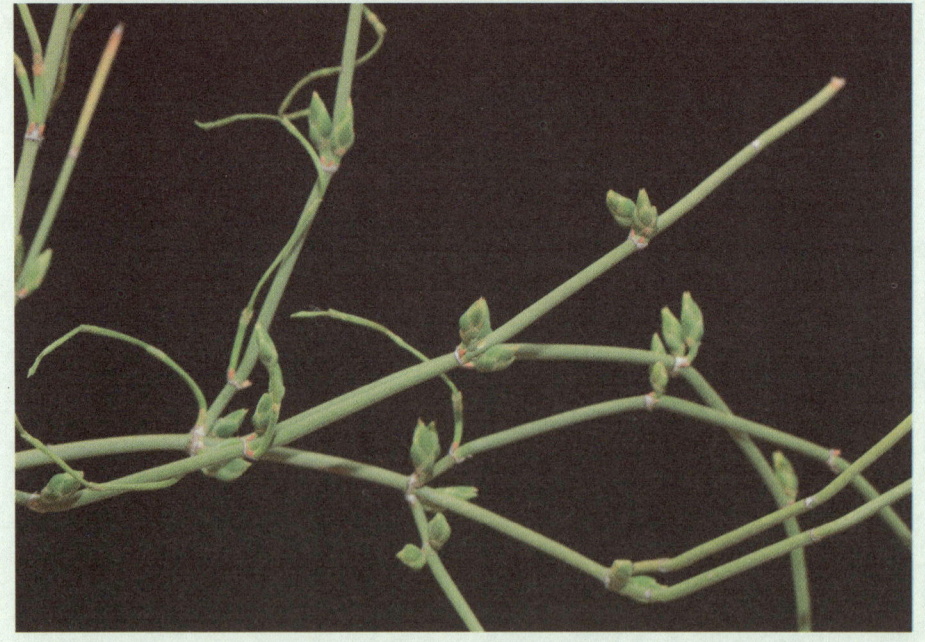

木贼麻黄

药,连用3次,然后每隔1周用药填脐1次,连续2次以巩固疗效。此方可温肾助阳,固精止遗,适用于小儿遗尿。

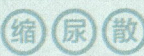
缩尿散

五倍子5克,五味子2.5克,菟丝子7.5克,米醋适量。上药(米醋除外)共研为细末,用米醋调成糊状,备用。将药糊敷于脐部,然后用医用纱布覆盖,再用医用胶布固定,次日早晨取下。此方可固精缩尿,适用于小儿遗尿。

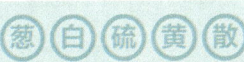
葱白硫黄散

连须葱白2根,硫黄30克。以上2味共捣烂,备用。药敷于脐部,然后用医用纱布覆盖,8～10小时后去药。此方可温阳缩尿,适用于下元虚冷而无器质性原因的小儿遗尿。

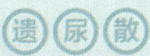
遗尿散

党参、桑螵蛸、石菖蒲各10克,黄芪12克,炙甘草6克,升麻3克,金樱子、山药各20克,乌药15克。水煎取汁。每日1剂,分2次服,连服10～20日为1个疗程。此方可益气培元,固涩止溺,适用于遗尿。

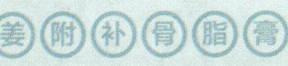
姜附补骨脂膏

炮附子6克,补骨脂12克,生姜30克。炮附子和补骨脂共研为细末,生姜捣烂为泥,与药末调成膏状,备用。药膏敷于脐部,然后用医用纱布覆盖,再用医用胶布固定,5日换药1次。此方可温肾壮阳,固精缩尿,适用于下元虚寒型小儿遗尿,症见面色苍白、恶寒肢冷、腰腿酸软、小便清长而频、舌质淡、脉沉迟无力等。

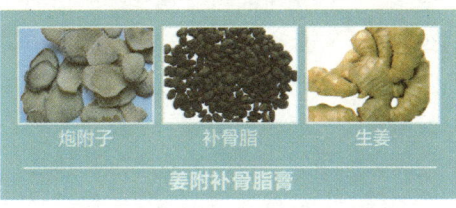

姜附补骨脂膏

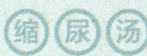
缩尿汤

桑螵蛸6克,益智仁、覆盆子、杜仲、补骨脂、菟丝子、党参各10克,辛夷5克,黄芪15克。水煎取汁。以上为10～15岁儿童量,10岁以下儿童量减半。消化不良者加焦麦芽、焦山楂、焦神曲、莱菔子各10克。此方可补肾缩尿,升提醒脑,适用于原发性遗尿。

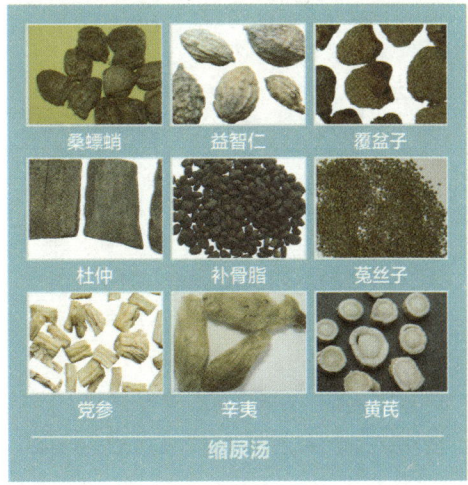

缩尿汤

前列腺增生

前列腺增生是老年男性常见疾病，我国65岁以上的男性中，有70%的人患有不同程度的前列腺增生。前列腺位于膀胱的下方，大小和形状如栗子，当它增生时，体积会膨胀至如鸡蛋般。膨胀会对其上方的膀胱底部及尿道形成挤压，使尿道变狭、拉长或弯曲，引起尿道阻塞，临床上表现为尿频、尿急、夜间尿次增加和排尿费力等，并能导致尿路感染、膀胱结石和血尿等并发症。目前，现代医学对前列腺增生的病因还不清楚，一般认为与内分泌失调有关。

中医学中所说的"癃闭"就是前列腺增生，其发病与三焦失常有关。治疗原则为补肾温阳，滋阴润肺，清热利水，活血化瘀。

前列腺增生常见的防治妙方有以下几种。

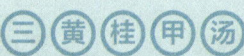
三黄桂甲汤

黄芪、生地黄各30克，党参、车前子各20克，穿山甲、王不留行、赤芍各15克，大黄（后下）10克，升麻、柴胡各6克，琥珀粉（冲服）5克，肉桂（冲焗）3克。上药加水煎2次，首煎前先将药材浸泡半个小时；混合两煎所得药汁，备用。每日1剂，上、下午分服，10剂为1个疗程。此方可益气健脾，滋阴温阳，宣肺清热，活血化瘀，适用于前列腺增生所致的排尿困难、尿潴留。

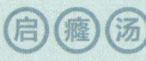
启癃汤

肉苁蓉30克，泽泻20克，当归、王不留行、炮山甲、牛膝、车前子各15克，黄柏、大黄（后下）、知母、枳壳、淫羊藿、石菖蒲各10克，桔梗6克，琥珀粉（冲服）5克，肉桂（冲焗）3克。上药加水煎2次，首煎前先将药材浸泡半个小时；混合两煎所得药汁，备用。每日1剂，上、下午分服。此方可补肾温阳，清热泻火，宣肺利水，活血化瘀，适用于前列腺增生。

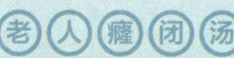
老人癃闭汤

党参24克，黄芪30克，茯苓、萆薢、王不留行各12克，莲子18克，车前子15克，吴茱萸5克，肉桂、白果、甘草各9克。水煎取汁。每日1剂，分2次服。此方可益气健脾，温肾补阳，涩利同用，适用于老年人前列腺增生。

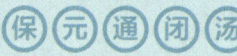
保元通闭汤

生黄芪100克，滑石、琥珀各30克。生黄芪、滑石加水先煎，煎2次，

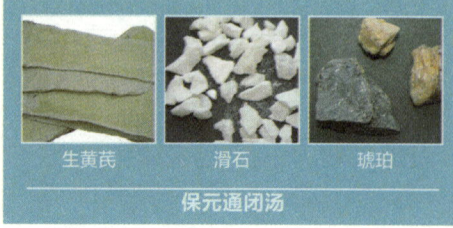
保元通闭汤

混合两煎所得药汁，再将琥珀研末兑入，即成。每日1剂，分2次空腹服。此方可益气扶正，祛瘀通闭，适用于前列腺增生。

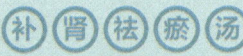
补肾祛瘀汤

菟丝子、山茱萸、王不留行、覆盆子、牛膝各15克，牡蛎（先煎）30克，黄柏10克，肉桂（冲焗）3克。上药加水煎2次，每次小火煎取药汁150毫升，混合两煎所得药汁共300毫升。每日1剂，分2次服。此方可补肾祛瘀，清热活血，适用于前列腺增生。

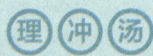
理冲汤

黄芪、天花粉各30克，党参、白术、山药、知母、三棱、莪术、鸡内金、威灵仙各15克，水蛭10克。上药加水煎2次；首煎加水500毫升，浸泡诸药半小时后用小火煎取药汁150毫升；二煎加水400毫升，以小火煎取药汁150毫升；混合两煎所得药汁。每日1剂，分2次服，30日为1个疗程。此方可补气健脾，补肾和胃，祛风通阳，行血破瘀，适用于前列腺增生。

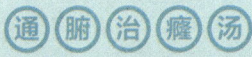
通腑治癃汤

大黄30克，天花粉、芒硝、连翘各12克，枳实、栀子、甘草、黄连各9克，莱菔子24克，绿豆45克。水煎取汁。口服，每日1剂。此方可通腑，治癃，开闭，适用于前列腺增生。

前列腺癌

前列腺癌是发生于前列腺的恶性肿瘤，是男性泌尿系统的常见肿瘤。本病早期症状和体征多不明显，但临床症状一旦出现，则多属晚期，且多数发展迅速。其主要症状有排尿障碍，尿流变细或尿流偏歪或尿流分叉，尿程延长，尿急，尿痛，尿意未尽感，严重时尿滴沥，发生慢性尿潴留；腰与后背疼痛，可导致坐骨神经痛，也可向会阴部或直肠部放射，晚期疼痛剧烈难忍。本病在治疗上应争取早期手术。1、2期可根除，3期只可姑息手术切除。内分泌治疗可缩小瘤体，减轻症状。不适宜手术者放射治疗有一定疗效。还可用化学治疗及冷冻疗法。

前列腺癌的防治妙方有以下几种。

女贞子皂角刺汤

女贞子、菟丝子、莪术、胆南星各15克，皂角刺、红花、穿山甲、露蜂房各10克，夏枯草、丹参各30克，猪牙皂6克，地龙（酒炒）、猪苓、龙葵各20克。水煎取汁。每日1剂，分2次服。此方可通经活血，软坚散结，适用于前列腺癌。

女贞旱莲草汤

女贞子、莪术、海藻、土茯苓、夏枯草、地龙各30克，墨旱莲、菟丝子、青蒿、三棱各15克，炙鳖甲20克，土鳖虫、僵蚕各12克，炙马钱子0.3克。水煎取汁。每日1剂，分2次服。此方可补气，活血，通经，适用于前列腺癌。

太子参半枝莲汤

太子参20克，白花蛇舌草、半枝莲、金钱草、蜀羊泉、白茅根各30克，生地榆、血余炭各10克，生甘草5克。水煎取汁。每日1剂，分2次服。此方可滋肾阴，清湿热，化瘀毒，凉血止血，适用于前列腺癌。

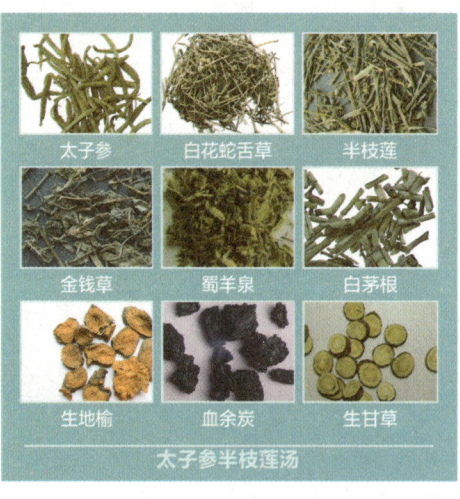
太子参半枝莲汤

射干黄芪汤

射干30克，黄芪20克，蒲公英、仙鹤草、蜀羊泉各25克，琥珀粉（冲服）5克。水煎取汁。每日1剂，分2次服。此方可清热解毒，益气利湿，适用于前列腺癌。

野葡萄根饮

野葡萄根30～60克。将野葡萄根用水洗一下，放入砂锅中，加水煎汤。代茶饮，每日1剂。此方可抗癌，适用于前列腺癌。

黄芪补骨脂汤

生黄芪18克，黄精、补骨脂、山药、益智仁、牡丹皮、茯苓、枸杞子各12克，女贞子、淫羊藿、党参各15克，白术、泽泻、太子参各10克，熟地黄16克，麦冬9克，甘草3克。水煎取汁。每日1剂，分2次服。此方可益气补气，壮阳化水，适用于前列腺癌。

黄芪山甲土茯苓汤

生黄芪、穿山甲、土茯苓、白花蛇舌草各15克，党参、淫羊藿、枸杞子、制何首乌、牛膝、重楼、杭白芍各12克，肉苁蓉、巴戟天、制大黄、知母、炙甘草各6克，炒黄柏10克。水煎取汁。每日1剂，分2次服。此方可益气补肾，化湿通络，适用于前列腺癌早期。

土鳖虫归参汤

土鳖虫、白花蛇舌草、当归、丹

参、徐长卿各10克，露蜂房、炙甘草各6克，乳香、地龙、没药各9克，蜈蚣3克，党参、黄芪各12克，熟地黄、鸡血藤各15克。水煎取汁。每日1剂，分2次服。此方可活血通络，益气解毒，适用于前列腺癌骨转移疼痛者。

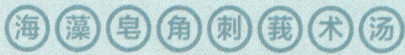
海藻皂角刺莪术汤

海藻、夏枯草各20克，皂角刺、山慈菇、乌药各10克，莪术15克，木通6克，琥珀粉（冲服）1.5克。水煎取汁。每日1剂，分2次服。此方可活血化瘀，清热散结，适用于前列腺癌湿热夹瘀者。

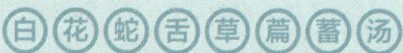
白花蛇舌草萹蓄汤

白花蛇舌草、半枝莲、滑石各30克，栀子、车前子、薏苡仁各15克，黄柏、泽泻、木通、瞿麦、萹蓄各10克，甘草6克。水煎取汁。每日1剂，分2次服。此方可清热利湿，解毒散结，适用于湿热下注型前列腺癌。

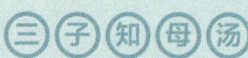
三子知母汤

女贞子、夏枯草、覆盆子、菟丝子、三棱各30克，生黄芪、炙黄芪各15克，龙葵、地龙（酒炒）、知母、蜂房各15克，黄柏、穿山甲各10克，莪术20克，土鳖虫4克。水煎取汁。每日1剂，分2次服。此方可益气养阴，破瘀散结，适用于前列腺癌。

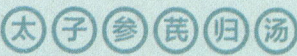
太子参芪归汤

太子参、当归、白芍、柏子仁、酸枣仁各12克，半枝莲、黄芪各15克，女贞子、枸杞子、猪苓各20克，白花蛇舌草30克，焦麦芽、焦山楂、焦神曲、生甘草各10克，夏枯草20克，山慈菇3克。水煎取汁。每日1剂，分2次服。此方可益气养阴，活血化瘀，适用于前列腺癌。

肾炎

肾炎是肾病中最常见的一种，指两侧肾出现非化脓性的炎性病变。根据病情发展的快慢，肾炎可分为急性肾炎和慢性肾炎两种。急性肾炎是感染乙型溶血性链球菌等后引起的一种全身变态反应性疾病，临床上以全身浮肿、尿少、血尿、蛋白尿等为主要症状，可引起血压升高。慢性肾炎的临床表现为蛋白尿、血尿、水肿、高血压等，病程漫长，有的可为数十年之久，治疗困难，大多渐变为慢性肾功能衰竭，最终使肾受实质性损害，患者也会出现贫血、心力衰竭等病症。

肾炎发病与其他疾病有很大的关系。临床调查显示，80%以上的急性肾炎患者在发病前1～3周患过急性扁桃体炎、急性咽炎、猩红热、上呼吸道感染、中耳炎等疾病。这些疾病若治疗不及时，会使链球菌及其产物在体内发生非正常免疫反应，从而对肾小球造成损害。

中医学中将肾炎归于水肿病,认为本病与肺、脾、肾三脏有关,治疗时宜以健脾补肾、宣肺利水、清热祛湿为原则。

肥胖、糖尿病、遗传性疾病等的患者是肾炎的高发人群。小儿也可发生肾炎,一般以急性肾炎较为多见。

肾炎的防治妙方有以下几种。

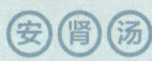
（安肾汤）

黄芪、薏苡仁、金钱草、金银花各30克,白术、枸杞子、菟丝子、茯苓、鸡血藤各20克,甘草、防风、蝉蜕各10克,麻黄5克。上药加水煎2次,混合两煎所得药汁。每日1剂,每日2次。此方可宣肺气,健脾气,补肾气,适用于急性肾炎、慢性肾炎,症见水肿、蛋白尿、尿量减少。

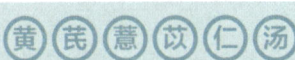
（黄芪薏苡仁汤）

黄芪、薏苡仁、白茅根、白花蛇舌草、益母草各30克,白扁豆、茯苓、丹参各15克,白术、防己、黄柏、淫羊藿各10克。上药加水煎2次,混合两煎所得药汁,备用。每日1剂,上、下午分服。此方可健脾补肾,清热祛湿,活血化瘀,适用于慢性肾炎、肾病综合征。

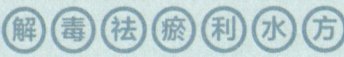
（解毒祛瘀利水方）

金银花、蒲公英、白花蛇舌草、丹参、车前子、蝉蜕各10克,益母草、白茅根各15克,赤小豆30克。水煎取汁。每日1剂,分2次服。此方可清热解毒,活血祛瘀,利水消肿,适用于急性肾炎。

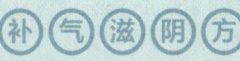
（补气滋阴方）

黄芪12～40克,党参12～15克,白茅根15克,麦冬、生地黄、地骨皮、玄参、炒白芍、阿胶、泽泻各6～12克。水煎取汁。每日1剂,分2次服。此方可补虚扶正,益气滋阴,适用于急性肾炎。

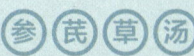
（参芪草汤）

太子参、丹参各20克,黄芪、白花蛇舌草、益母草、车前草、白术、山药、生地黄、菟丝子、续断、泽泻各15克,甘草10克。上药加水煎2次,混合两煎所得药汁,备用。每日1剂,分2次服,3个月为1个疗程。此方可扶正祛邪,固本消肿,适用于急性肾炎、慢性肾炎。

肾结石

肾结石就是肾中长有结石,石头多形成于肾盂或肾盏,有时可排入输尿管和膀胱。肾结石最典型的症状就是腰部绞痛。绞痛通常发生在运动后或夜间,从一侧起,刀割似的,向下腹部、大腿内侧辐射，同时可伴有恶心、呕吐、面色苍白等症状。另外，肾结石患者通常还会出现血尿、肾积水、发热等症状。

肾结石的形成原因很多，有遗传因素、代谢性因素、饮食因素、药物因素等，发病机制也十分复杂。

中医学把肾结石归于"淋证"范畴，因一些患者常可从尿道中排出小结石，所以称为"石淋"。治疗时有清热、利湿、通淋、排石等多种方法。

肾结石的防治妙方有以下几种。

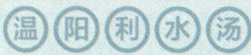温阳利水汤

肉桂、吴茱萸各3克，补骨脂、续断各9克，泽泻、车前草各30克。上药加水煎2次，混合两煎所得药汁，备用。每日1剂，分2次服，15日为1个疗程。此方可温阳，利水，排石，适用于肾结石。

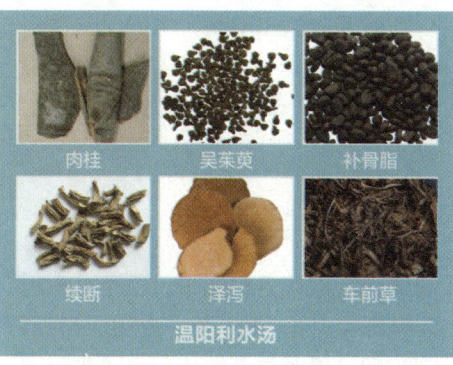
温阳利水汤

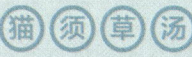猫须草汤

猫须草鲜品20克。上药洗净后切片，水煎取汁。口服，每日3次。此方可清热祛湿，排石利水，适用于肾结石。

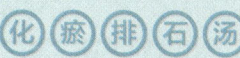化瘀排石汤

三棱、莪术、赤芍各15克，穿山甲、皂角刺、川牛膝、青皮各9克，厚朴、乳香、没药各6克，金钱草30克。上药加水500毫升，煎取药汁200毫升。每日1剂，分2次饭后服。此方可活血化瘀，行气散结，利尿排石，适用于肾结石。

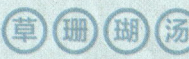草珊瑚汤

草珊瑚30克。水煎取汁。每日1剂，分2次服。此方可清热解毒，活血消肿，消炎止痛，适用于肾结石。

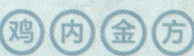鸡内金方

鸡内金150克。将鸡内金焙干，研为细末，备用。每日早晨空腹时，取鸡内金末15克，以300毫升沸水冲泡15分钟后饮用，顿服。喝完后慢跑，以助排石。此方可理气化湿，通淋化石，适用于多发性肾结石。

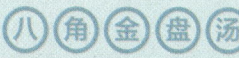八角金盘汤

八角金盘（研末，吞服）、琥珀（研末，吞服）、陈皮、甘草各5克，益母草15克，冬葵子、滑石各10克，芦根、赤小豆各30克。水煎取汁。每日1剂，分2次服。此方可利湿化痰，

活血消瘀，清热解毒，缓急止痛，适用于肾结石。

阳痿

阳痿是性功能障碍之一，指性生活时阴茎无法勃起，或勃起不坚，无法完成正常的性交活动。男性勃起是一个复杂的活动，涉及大脑、激素、肌肉、神经、情感等多种因素，所以阳痿病因分为多种。不过，阳痿所造成的伤害是一样的，会影响男性生育，给患者造成心理负担，给夫妻感情带来伤害等。

阳痿的防治妙方有以下几种。

补肾消石汤

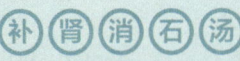

金钱草30克，石韦、王不留行、鸡内金各10克，川续断、杜仲、滑石、牛膝各15克，琥珀粉（冲服）3克。水煎取汁。口服，每日1剂，20日为1个疗程。此方可清热利尿，行气活血，适用于肾结石。

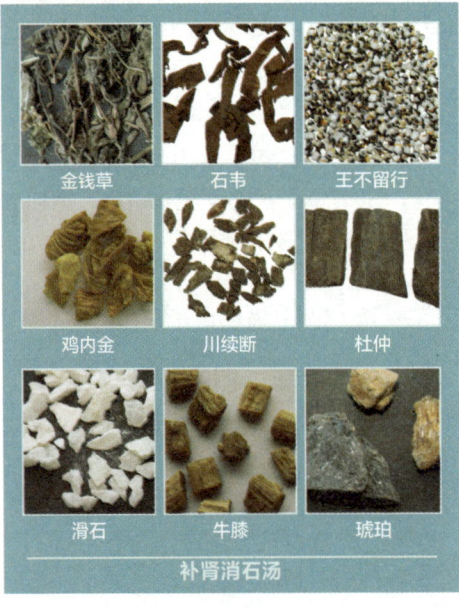

补肾消石汤

补肾壮阳丸

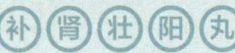

人参、枸杞子、肉苁蓉、淫羊藿各30克。上药共研为极细末，炼蜜为丸，丸重约2克。每日2丸，分2次服。此方可补肾壮阳，适用于阳痿。

鲜淫羊藿汤

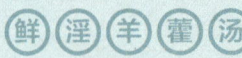

鲜淫羊藿200克。将鲜淫羊藿剪碎，烧干，水煎取汁。口服，每日3次。此方可壮阳，适用于阳痿。

启痿灵

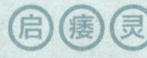

淫阳藿、肉桂、当归、仙茅各等份。上药共研为极细末，备用。先用水清洗会阴部，擦干水，然后取1克药末均匀地擦阴茎、龟头；为了大范围均匀用药，擦药时须拉直阴茎；每日1次，10日为1个疗程。此方可疏肝补肾，适用于肾气不足或肝气郁滞所致

二茴汤

八角茴香、小茴香各4.5克，大黄6克，金钱草（后下）18克，萹蓄30克。水煎取汁。口服，每日1剂。此方可理气止痛，清热祛湿，消肿化石，适用于肾结石。

的阳痿。

鹿茸散

鹿茸（去毛，涂酥，炙令微黄）60克，闹羊花（酒拌，炒令干）、韭菜子（微炒）、附子（炮裂，去皮、脐）、桂心、泽泻各30克。上药共研为极细末，装瓶备用。每次以粥或汤送服6克，空腹服。此方可温补肾阳，适用于阳痿。

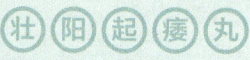

壮阳起痿丸

潞党参、炒白术、枸杞子、冬虫夏草、熟地黄、阳起石、韭菜子各12克，炙鳖甲、炙龟板各30克，杜仲、制锁阳、淫羊藿、当归身、续断、肉苁蓉、补骨脂、炙甘草各9克，菟丝子15克。上药分别研为细末，然后混合在一起，炼蜜为丸，如梧桐子大；金铂为衣。每日3次，每次3～6克，1个月为1个疗程。此方可益肾壮阳，适用于阳痿。

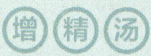

增精汤

蛇床子12克，淫羊藿、桑螵蛸各15克，九香虫6克，露蜂房10克，五味子20克。水煎取汁。每隔2～3日服1剂；服药后如果出现无力及头昏症状，立即停药。此方可温肾壮阳，适用于阳痿。

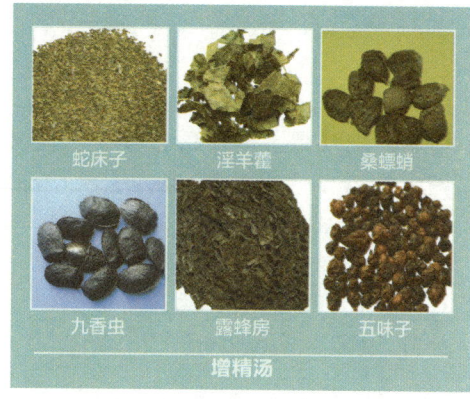

增精汤

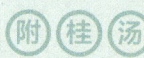

附桂汤

制附子、肉桂各3克，熟地黄12克，仙茅、枸杞子、白芍（酒炒）、当归、党参、巴戟天各9克，川芎、白术各6克，黄芪24克。水煎取汁。每日1剂，分次服。此方可壮阳，适用于阳痿。

弱精子症

弱精子症指射出精液中前向运动精子百分率低于正常生育男性精液检查参考值下限。男性的精子因环境恶化、食物污染、理化因素等方面的不良影响，会出现活力不断下降的情况。因此，在滋阴补肾、生精壮阳的基础上，佐以活血化瘀、利湿解毒的中药，在提高精子数量、降低精子死亡率、增强精子活力等方面具有显著疗效。

弱精子症的防治妙方有以下几种。

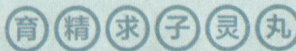

育精求子灵丸

菟丝子、蛇床子、五味子、补骨脂、肉苁蓉、何首乌、桑椹、当归、黄精、白术各60克，玄参45克，陈皮30克。上药共研为细末，炼蜜捣和为丸。每日3次，每次10克，以温开水送服。此方可益气，补肾，强精，适用于弱精子症。

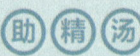

助精汤

菟丝子、枸杞子、桑椹、覆盆子、车前子、五味子、女贞子各12克，仙茅、当归、淫羊藿各15克，黄芪、党参、熟地黄各30克，续断18克，山羊睾丸1具。水煎取汁。口服，每日1剂。此方可益气，补肾，助精，适用于弱精子症。

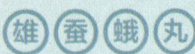

雄蚕蛾丸

雄蚕蛾30～50克，鹿角胶80～200克，淫羊藿、牛膝、覆盆子各20～35克，炮附子、石斛、韭菜子各25～35克，菟丝子、肉苁蓉各30～60克。上药共研为细末，炼蜜为丸，每丸9克。早、中、晚各服1丸，以温开水送服。此方可益肾增精，适用于弱精子症。

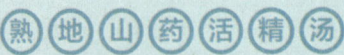

熟地山药活精汤

熟地黄24克，山药、山茱萸各12克，杜仲、枸杞子、续断、补骨脂各10克，附子、肉桂、甘草各5克。水煎取汁。口服，每日1剂，分2次服。此方可滋阴补肾，壮阳填精，适用于肾阳不足所致的弱精子症。

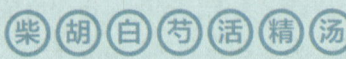

柴胡白芍活精汤

柴胡、白芍各9克，枳壳、牡丹皮、炙甘草、香附、陈皮各6克，桔梗、川芎、红花、桃仁各3克。水煎取汁。口服，每日2次。此方可疏肝理气，化瘀通络，适用于肝郁气滞所致的弱精子症。

熟地山药茱萸丸

熟地黄、山药、山茱萸、枸杞子、菟丝子、金樱子、覆盆子、五味子、紫河车、淫羊藿、肉桂、全当归、黄芪、土鳖虫各100克，牡丹皮、泽泻各50克，茯苓30克，鹿茸、红参各10克，蜂蜜适量。上药共研为细末，炼蜜为丸，每丸10克。每次1丸，每日3次，以温开水送服，3个月为1个疗程。此方可益肾填精，补气养血，适用于弱精子症。

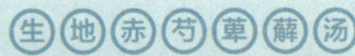

生地赤芍萆薢汤

生地黄、赤芍、萆薢、肉苁蓉、菟丝子各15克，黄柏、牡丹皮各10克，车前子、淫羊藿各20克，枸杞子12克。水煎取汁。口服，每日1剂。此方可滋阴壮阳，适用于弱精子症。

疝气

疝气指腔体内容物向外凸出的病证。因发病部位不同，一般分为腹股沟疝、股疝和小儿脐疝等。其临床表现为阵发性腹痛，恶心、呕吐，局部隆起或阴囊坠胀，腹部有囊状肿物，咳嗽时可对肿物产生冲击，平卧时肿物缩小或消失。

中医学认为，疝气多与肝经有关，故有"诸疝皆属于肝"之说。

疝气的防治妙方有以下几种。

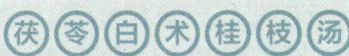
茯苓白术桂枝汤

茯苓、台乌药、白术各9克，桂枝6克，炙甘草3克。水煎取汁。口服，每日1剂。此方可温经通脉，燥湿健脾，适用于小儿疝气。

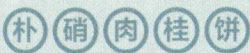
朴硝肉桂饼

朴硝40克，肉桂、丁香各4克，五倍子8克。上药共研为细末，装瓶备用。用时取5～8克药末，以米醋调制成药饼，敷贴于脐部，用医用胶布固定，上加棉垫避免药漏。隔3日换药1次。此方可温中散寒，消肿生肌，适用于小儿脐疝。

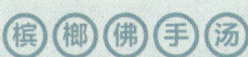
槟榔佛手汤

槟榔、佛手各18克，吴茱萸、香附、荔枝核、黄芪各15克，小茴香、橘核各12克，干姜10克，肉桂、甘草各6克。水煎取汁。口服，每日1剂。此方可疏肝理气，散寒止痛，适用于疝气。

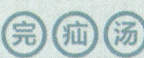
完疝汤

柴胡、甘草、五味子各6克，白芍、铁线草、茜草根各15克，枳实、黄芪、荔枝核各12克，黄芩10克。水煎取汁。每日1剂，每日3次。此方可升陷降气，适用于小儿疝气。

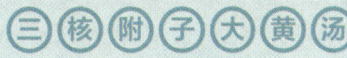
三核附子大黄汤

川楝子9克，苍术4.5克，小茴香5克，荔枝核6～9克，制附子、青木香、熟大黄各3克。各药用水浸泡10分钟，再水煎2次，每次煎30分钟，混合两煎所得药汁。每日1剂，早、晚各服1次。此方可消核软坚，理气散结，活血化瘀，湿散寒湿，适用于小儿睾疝。

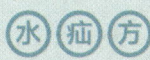
水疝方

桃仁、川牛膝、地龙干、荆芥穗、甘草各3克，益母草、茯苓各6克，车前子、泽泻各5克，红花1.5克，麻黄0.9克。水煎取汁。每日1剂，分次服。此方可活血利水，适用于水疝。

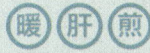
暖肝煎

枸杞子、当归、茯苓各15克，小茴香、乌药、肉桂各10克，海沉香5克。水煎取汁。口服，每日1剂，7日为1个疗程。此方可滋补肝肾，调虚止寒，止痛散结，适用于疝气。

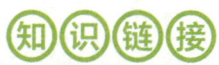

老人常抬腿可预防疝气

老年人是疝气高发人群，这是因为他们的腹壁肌肉、肌腱退化，肌肉力量下降，小肠或大网膜易从腹壁薄弱处凸出。因此，老年人应有意识地加强腹肌锻炼，增强肌肉力量，以防疝气发生。最简单的方法就是抬腿运动。具体做法：躺在床上，双臂平放在躯体两侧，两腿并拢缓缓上抬30°~90°，然后放下双腿。动作重复做30次。

乳腺增生

中医学称乳腺增生为"乳癖"，其表现为单侧或双侧乳房出现肿块，月经来潮时肿胀加重，经行之后减轻。患者可自我检查乳房，如发现乳房有粗的条索状肿块，质韧、稍硬，有压痛，与皮肤及深部组织之间无粘连，可推动，即为乳腺增生。乳腺增生与情志有关，当人过度郁怒、忧思时，常致气血痰湿滞于乳络，最终结聚成核。治疗本病应以疏肝解郁、活血化瘀、消痰散结为主。

乳腺增生的防治妙方有以下几种。

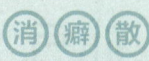

蒲公英、薄荷、白芷、木香、当归、栀子各30克，黄芪、瓜蒌、紫花地丁、郁金各18克，麝香4克。上药共研为细末，装瓶备用。每次取药末适量，以米醋调匀，敷于肚脐处，外用医用纱布覆盖，再用医用胶布固定，隔2日换药1次，8次为1个疗程。此方可疏肝行气，通络散结，适用于乳腺增生。

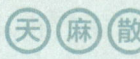

天麻适量。天麻研为细末，装瓶备用。将天麻末倒入肚脐内，外用医用纱布覆盖，再用医用胶布固定，每日晚上贴，早晨取下。此方可平肝息风，消肿散结，适用于乳腺增生。

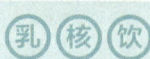

柴胡、白芍、香附、郁金各12克，青皮、丹参、三棱各9克，夏枯草、生牡蛎（先煎）各30克，白花蛇舌草、黄芪各15克。水煎取汁。每日1剂，分2次服。此方可疏肝理气，活血化瘀，消痰散结，适用于乳腺增生。

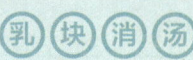

瓜蒌、生牡蛎、夏枯草、昆布、海藻、丹参各15克，柴胡、天冬、三棱、莪术、橘叶、橘核、半夏各9克。水煎取汁。每日1剂，分2次服。此方可疏肝解郁，活血祛瘀，去痰散结，适用于乳腺增生。

芒硝膏

芒硝60克，生天南星、露蜂房各20克，乳香、没药各15克，凡士林适量。上药共研为细末，以凡士林调为糊状即成。取药糊适量，敷于乳腺增生处，外用医用纱布覆盖，再用医用胶布固定，每日1次。此方可活血通络，消肿散结，适用于乳腺增生。

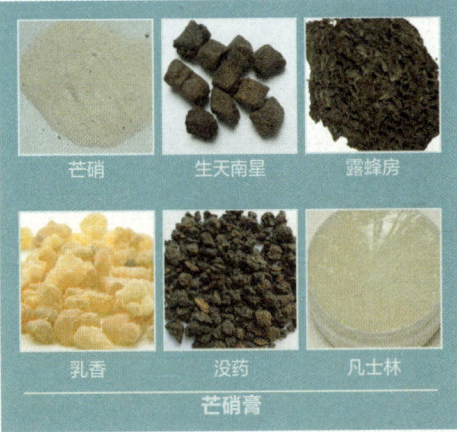
芒硝膏

二藤膏

藤梨根、川芎、桑寄生、红花、鸡血藤、丝瓜络、香附、泽兰、大黄、连翘、瓜蒌、芒硝各30克，酒少许。上药（酒除外）共研为细末，用两个布袋分装，置锅中蒸热，洒酒少许即成。将药袋趁热敷在患侧乳房、肚脐处，热敷30分钟，每日2次，1剂药用10次，10日为1个疗程。此方可疏肝活血，通络化结，适用于乳腺增生。

消癖汤

柴胡、赤芍、川芎、橘核、荔枝核各15克，穿山甲、川贝母、青皮、香附、半夏各10克，全瓜蒌、当归、茯苓各20克，丝瓜络30克。上药加水煎2次，混合两煎所得药汁。每日1剂，早、晚分2次温服。此方可疏肝解郁，消痰散结，软坚通络，适用于乳腺增生。

乳腺消瘤汤

蒲公英30～60克，重楼、炙鳖甲、橘核各15克，夏枯草、牡蛎各15～30克，穿山甲、僵蚕、青皮、橘叶、桃仁、赤芍各10克。水煎取汁。每日1剂，分次服。此方可清热解毒，疏肝理气，化痰消瘀，软坚散结，适用于乳腺增生。

归藤双白方

当归、鸡血藤各12克，白芍、白术、茯苓、柴胡、王不留行、香附、麦冬、路路通、丹参各10克，玄参15克，甘草6克。水煎取汁。每日1剂，分次服。此方可疏肝理气，活血化瘀，滋阴通络，适用于乳腺增生。

白芥祛痰汤

白芥子60克，白附子10克，生半

夏5克，制蜈蚣3条，炙水蛭2克，炙甘草、熟地黄、茯苓、海藻、生麦芽各9克。水煎取汁。每日1剂，分次服，2个月为1个疗程。此方可祛痰散结，理气通络，适用于乳腺增生。

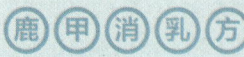

鹿角、丹参各15克，穿山甲3克，三棱、莪术各9克，当归、没药、玄胡、淫羊藿、牡蛎各10克，黄芪20克。水煎取汁。每日1剂，分次服。此方可活血祛瘀，化痰软坚，适用于乳腺增生。

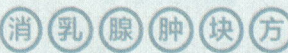

柴胡（醋炒）9~15克，橘核、荔枝核、赤芍各30克，夏枯草、山慈菇、僵蚕、王不留行、三棱、莪术各15~30克，煅牡蛎30~60克，鹿角霜15克，甘草6克。水煎取汁。每日1剂，分次服。此方可疏肝理气，软坚消核，活血通络，适用于乳腺增生。

归柴白芍方

当归、白芍、柴胡、茯苓、白术、香附各10克，枳壳、瓜蒌壳、丹参、郁金各12克，牡蛎30克，薄荷、甘草各6克。水煎取汁。每日1剂，分次服。此方可理气解郁，和营消肿，软坚散结，适用于乳腺增生。

月经不调

月经不调也叫月经失调，是一种常见的妇科疾病，病因不同，疾病表现也不同。月经不调主要表现为月经过多、月经过少、经期延长等。

月经过多系由气虚、血热使冲任不固，或瘀血内阻，致月经量较正常明显增多，而经期基本正常的月经病，又称"经水过多"。正常情况下，一般每次经行排出的经血总量为50~100毫升。

月经过少系由精血衰少，血海不盈，或痰阻瘀滞，血行不畅，致经期虽准，但经量较正常明显减少，或经期不足2日、经量少的月经病，又称"经量过少""经少"。

经期延长系阴虚内热、瘀阻冲任、血不归经致使经期虽基本正常，但经行时间超过7天，甚至淋漓半个月方净的月经病。另外，经期延长也可能是由子宫内膜炎、子宫内膜息肉、子宫黏膜下肌瘤或子宫颈息肉等引起的。

月经不调的防治妙方有以下几种。

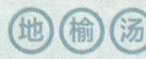

生地黄、侧柏叶各15克，炒白芍、当归、生地榆、牡丹皮各10克，生栀子、茜草各12克，制大黄9克，生甘草5克。水煎取汁。口服，每日1剂。此方可清热凉血，调经止血，适用于实热之月经过多。

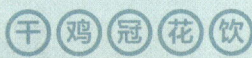
干鸡冠花饮

干鸡冠花5~10克，白糖25克，绿茶1克。将干鸡冠花加水400毫升，煎沸，趁沸加入白糖、绿茶。每日1剂，分3次服。此方可凉血止血，适用于月经过多。

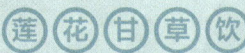
莲花甘草饮

莲花20克，甘草5克，绿茶3克。将莲花、甘草水煎取汁，用药汁泡绿茶饮。每日1剂，分3次服。此方可活血凉血，益气调经，适用于月经过多。

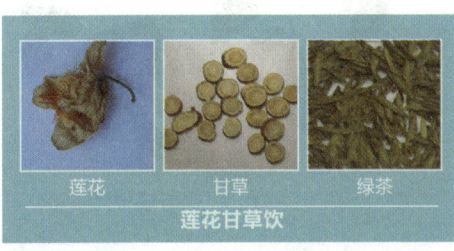
莲花　甘草　绿茶
莲花甘草饮

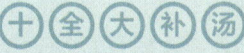
十全大补汤

党参、黄精、当归身、熟地黄、炒白芍各12克，煅牡蛎（先煎）、仙鹤草、黄芪各30克，炒白术、茯苓各10克，墨旱莲15克，阿胶（烊化冲服）9克。水煎取汁。口服，每日1剂。此方可补气摄血，调经止血，适用于气虚型月经过多。

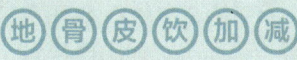
地骨皮饮加减

当归、阿胶（烊化冲服）各9克，麦冬、炒栀子、青蒿、地骨皮各10克，墨旱莲、小蓟草、生地黄炭、炒白芍各15克，川芎5克，生地榆12克，炙甘草3克。水煎取汁。口服，每日1剂。此方可滋阴清热，调经止血，适用于阴虚之月经过多。

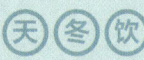
天冬饮

天冬15~30克，白糖适量。将天冬放入砂锅中，加水500毫升煎至250毫升，趁沸加入白糖，调匀即成。月经前每日1剂，分3次温饮，连服3~4剂。此方可清热凉血，适用于血热型月经过多。

痛经

痛经系因情志所伤，六淫为害，使中任受阻，或因素体不足，胞宫失于濡养，使经期或经行前后出现周期性小腹疼痛的月经病，又称"经行腹痛"。女性要学习并掌握月经卫生知识，生活起居要有一定规律，在经期不要吃生、冷、酸、辣的食物，并锻炼身体提高抵抗力，同时积极进行妇科疾病的诊治。预防痛经要从月经初潮之前开始积极进行，直至绝经之后。

痛经的防治妙方有以下几种。

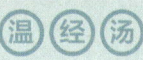
温经汤

吴茱萸、牡丹皮各6克，当归、

煨木香、川芎各10克，生蒲黄（包煎）、炒白芍各12克，桂枝、炙甘草各5克，生姜5片，延胡索15克。水煎取汁。口服，每日1剂。此方可温经和营，调经止痛，适用于寒凝之痛经。

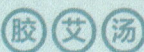

陈阿胶（烊化冲服）9克，艾叶、川芎各6克，当归、熟地黄各12克，炮姜5克，炒白芍15克，失笑散（包煎）、香附各10克。水煎取汁。口服，每日1剂。此方可益气养血，和营止痛，适用于血虚之痛经。

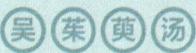

当归、牡丹皮、肉桂、麦冬、吴茱萸、制半夏各6克，细辛、茯苓、木香、藁本、炙甘草、防风、干姜各3克。水煎取汁。每日1剂，分2次服。此方可祛风散寒，温经止痛，适用于寒湿凝滞型痛经。

桃仁、牡丹皮各9克，当归、川楝子各12克，川芎6克，赤芍、五灵脂各10克，败酱草30克，红藤15克。水煎取汁。口服，每日1剂。此方可清热除湿，化瘀止痛，适用于痛经。

乌药、蒲黄、五灵脂、郁金、枳壳、木香各10克，艾叶、砂仁（后

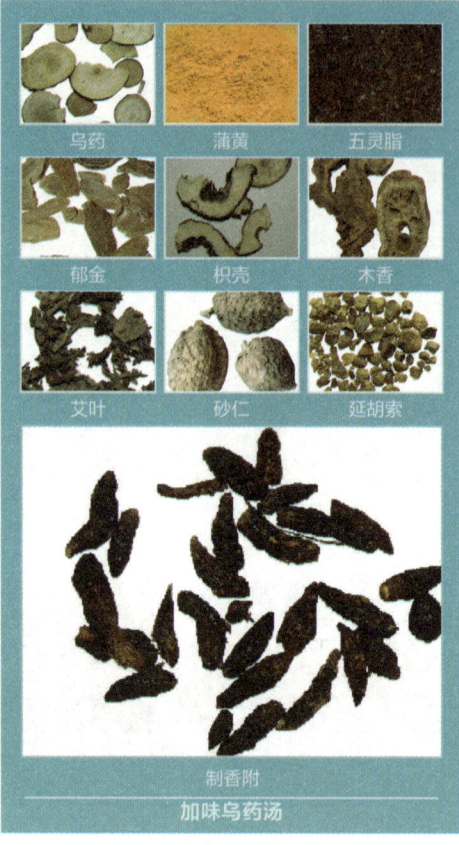

下）各3克，延胡索12克，制香附15克。水煎取汁。口服，每日1剂。此方可疏肝理气，调经止痛，适用于气滞之痛经。

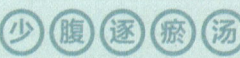

小茴香、没药、干姜、血竭各6克，肉桂3克，当归、川芎、赤芍、制香附、五灵脂各10克，延胡索15克，生蒲黄（包煎）、焦山楂各12克。水煎取汁。口服，每日1剂。此方可活血化瘀，通经止痛，适用于痛经。

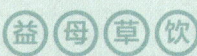

益母草饮

绿茶1克，干益母草20克。上药用沸水冲泡，加盖闷5分钟。痛经时代茶饮；孕妇忌服。此方可活血调经，降压利水，适用于原发性痛经。

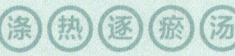

涤热逐瘀汤

丹参15克，通草、香附、三棱、槟榔、莪术、延胡索各6克，大黄3克，生地黄、牡丹皮各9克。水煎取汁。温服，每日1剂。此方可清热祛瘀，行气定痛，适用于湿热瘀结型痛经。

闭经

闭经是一种常见的妇科疾病，分为原发性闭经和继发性闭经两种。原发性闭经指年满18岁以上，月经仍未来潮的症状。这种闭经多见于性腺发育不良者，常与染色体异常有关。继发性闭经指月经周期建立之后，因怀孕、哺乳等原因，又未到绝经期，月经停止而超过3个月仍未来潮的症状。继发性闭经多与精神因素、内分泌异常有关。

中医学认为，闭经分为虚、实两类。虚证多与先天精气不足有关，加上后天有失补养所致。实证指气滞血瘀，经脉不畅，多为外邪侵入或饮食失节所致。

闭经的防治妙方有以下几种。

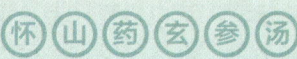

怀山药玄参汤

怀山药50克，牛膝、玄参各25克，白术、牛蒡子、桃红各15克，生鸡内金、大黄各10克，土鳖虫7.5克。上药加水煎2次，混合两煎所得药汁。每日1剂，早、中、晚分3次服。此方可推陈下瘀，适用于闭经。

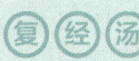

复经汤

柴胡、牡丹皮、绿萼梅各10克，当归、川牛膝、桃仁、川芎、香附各12克，月季花6克，白芍、红参、白术、茯苓、酸枣仁、茺蔚子、菟丝子各15克，熟地黄18克，鹿角霜20克。水煎取汁。每日1剂，分3次温服，30日为1个疗程。此方可疏肝化瘀，益气养血，调补冲任，适用于原发性闭经、继发性闭经、月经过少等。

红糖姜枣汤

红糖、大枣各100克，生姜25克。水煎取汁。代茶饮。此方可补血活血，散寒调经，适用于闭经。

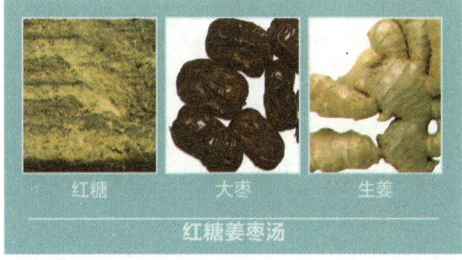

益母草乌豆水方

益母草30克，乌豆60克，黄酒、红糖各适量。将益母草、乌豆同放入锅内，加水600毫升，煎至200毫升，放黄酒、红糖冲服。每日1次，连服7日。此方可活血，祛瘀，调经，适用于闭经。

蚯蚓粉

蚯蚓4条，黄酒适量。蚯蚓焙黄，研末，备用。以黄酒送服，每日1剂，连服5日。此方可通络，适用于闭经。

香附桃仁散

香附2克，桃仁1克，水蛭1条。将香附、桃仁研为细末，然后与水蛭一起捣成膏状，备用。将药膏敷于脐部，外贴伤湿止痛膏，每隔2～3日换药1次。此方可活血祛瘀，适用于闭经。

桑椹鸡血藤汤

桑椹25克，鸡血藤20克，红花5克，黄酒适量。水煎取汁。每日1剂，分2次温服。此方可补血行血，通滞化瘀，适用于闭经。

蒲黄穿山甲散

蒲黄、五灵脂、穿山甲各2克。上药共研为细末，备用。先把药末撒到伤湿止痛膏上，再将药膏贴于脐部。此方可活血散结，适用于闭经。

生地当归汤

生地黄、大黄、桃仁、赤芍、牡丹皮、五灵脂、茜草、当归、木通各15克。上药加水1500毫升共煎，去渣取汁。药汁放温后淋脐下，每日1次，每次30分钟，7日为1个疗程。此方可清热通络，适用于热结所致的闭经。

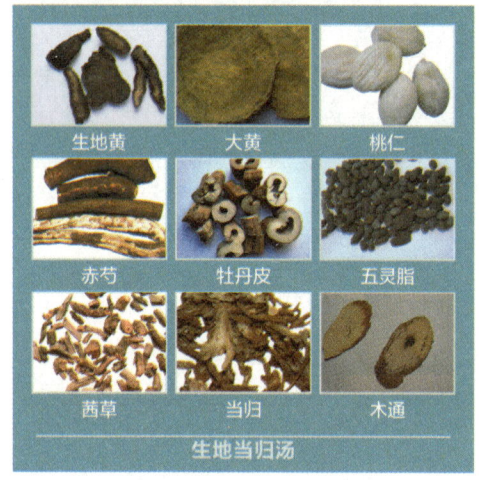

生地当归汤

阴道炎

阴道炎主要分为四类，即细菌性阴道炎、滴虫性阴道炎、念珠菌性阴道炎和老年性阴道炎。

细菌性阴道炎是由一般的病原菌（例如葡萄球菌、链球菌、大肠埃希菌、变形杆菌等）引起的阴道炎。其多发生于身体衰弱及生活卫生条件较差的女性。患者要注意饮食营养，宜多食新鲜蔬菜和水果，以保持大便通畅；宜多饮水，并要防止合并尿道感染；忌食辛辣刺激性食物，如辣椒、葱、大蒜、芥末等。

滴虫性阴道炎是滴虫生长在阴道里引起的炎症，是一种性传播疾病，也是常见的阴道炎之一。其传播方式除性传播外，还包括被污染的浴池、被污染的浴巾、游泳池、被污染的衣服、被污染的器械、坐式马桶边等间接传播。因此，要加强卫生宣传，提倡淋浴，废除盆浴，不与家人共用洗浴盆具及毛巾，上厕所后洗手，并冲净坐便器。患者不到公共游泳池去游泳，以免传染他人；健康者不到消毒不严的公共游泳池去游泳。患者日常讲究卫生，保持外阴清洁，每日清洗1～2次，并每日换洗内裤；为避免重复感染，个人毛巾、盆具等要定期消毒，个人内裤应单独清洗，不穿化纤内衣、内裤。医院所用各种器械、被服、妇科检查用具应严格消毒，诊察台上的垫单应每人更换1副，防止交叉感染。

念珠菌性阴道炎是白念珠菌感染所致的阴道炎，为常见妇科病，也是一种传染性疾病。一般认为本病主要从肛门传染而来，与手、足癣无关。患者要勤换内衣、内裤，注意经期卫生，忌食辛辣、肥甘之品，忌饮酒；瘙痒时避免挠，以免挠破后感染而加重病情。

老年性阴道炎不但常见于老年妇女，还见于卵巢功能衰退、手术切除卵巢或盆腔放射治疗后的青年妇女和中年妇女。患者要注意保持阴部清洁，勤换内衣、内裤，避免穿化纤内衣、内裤；保持乐观情绪，避免紧张、焦虑等不良情绪刺激；饮食搭配合理，多吃富含蛋白质的食物及新鲜蔬菜，忌食辛辣刺激性食物，忌烟、忌酒。

阴道炎类型不同，治疗方法也不同。

阴道炎的防治妙方有以下几种。

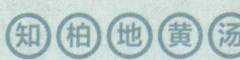
知柏地黄汤

知母、黄柏、生地黄、山药、山茱萸、牡丹皮、泽泻各10克，茯苓12克。水煎取汁。口服，每日1剂。此方可滋阴，清热，适用于肝肾阴虚型细菌性阴道炎。

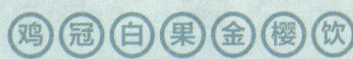
鸡冠白果金樱饮

鸡冠花30克，金樱子15克，白果10枚。上药洗净，一起放入锅中，加水适量，大火煮沸后改用小火煲30分钟。代茶频饮。此方可健脾固肾，适用于脾肾两虚型老年性阴道炎，症见腰酸耳鸣、带下量多清稀、食欲欠佳、疲倦乏力。

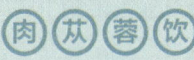
肉苁蓉饮

肉苁蓉20克。水煎取汁。代茶饮，每日早、晚各服1次。此方可温阳补肾，适用于细菌性阴道炎。

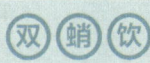
双蛸饮

桑螵蛸8克，海螵蛸、沙苑子、鹿角霜、金樱子各15克，白术10克。水煎取汁。代茶饮，每日1剂。此方可温肾健脾，固精止带，适用于证属肾虚之细菌性阴道炎，症见带下增多、清稀透明，伴腰酸膝软、头晕耳鸣、大便溏薄等。

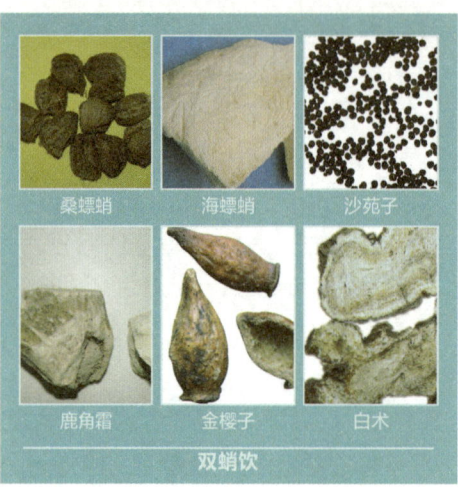

双蛸饮

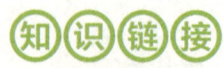

知识链接

食物与阴道健康

大蒜具有杀菌作用，其含有一种名为"蒜素"的天然硫物质，可以抑制白念珠菌等菌种在阴道内过度繁殖，故能起到抗菌防病的作用。

酸奶中含有的大量活乳酸菌也是一些滋生在阴道内的细菌的克星。

葡萄、柿子椒、苦瓜、西红柿、芥末和花椰菜等食物具有非常强的抗氧化作用，可以增强人体免疫力以抵抗细菌感染。

丹栀逍遥散加减

牡丹皮、炒栀子、当归、白芍、白术、茯苓各10克，薏苡仁30克，车前子12克，柴胡18克，茵陈15克。水煎取汁。口服，每日1剂。此方可疏肝清热，健脾利湿，适用于肝郁脾虚型细菌性阴道炎。

萆薢渗湿汤

萆薢、赤茯苓各12克，黄柏、薏苡仁、牡丹皮、泽泻、木通、苍术、白术、地肤子各9克。水煎取汁。口服，每日1剂。此方可健脾清热，利湿止痒，适用于脾虚湿热型滴虫性阴道炎。

子宫颈炎

子宫颈炎就是宫颈炎，指女性子宫颈的炎症病变，为现代妇科常见疾病。

临床上，子宫颈炎有急性和慢性之分。急性子宫颈炎大都发生于产褥感染、感染性流产、急性盆腔炎、宫颈裂伤等疾病，表现为宫颈局部充血、水肿、上皮脱落、坏死甚至形成溃疡，以及带下量多并呈脓样。慢性子宫颈炎的主要症状是白带增多，白带呈乳白色黏液状或淡黄色脓性，有的见血，如果治疗不力，炎症可扩散至盆腔结缔组织，引起腰和骶部疼痛、下坠感及痛经等。我们常听见的"宫颈糜烂""宫颈肥大"等皆属于慢性子宫颈炎的范畴。

子宫颈炎的危害很大，若治疗不及时可引起多种并发症，甚至导致不孕症、流产、宫颈癌。

急性子宫颈炎、慢性子宫颈炎在中医学中属"带下病"范畴，治疗时要根据带下的色、质、气味、症状等辨证施治。

子宫颈炎的防治妙方有以下几种。

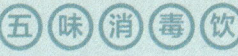

五味消毒饮

蒲公英、野菊花、紫花地丁、天葵子、白花蛇舌草各10克，金银花、败酱草各15克。水煎取汁。口服，每日1剂。此方可清热解毒，适用于热毒型急性子宫颈炎。

蒲公英半边莲饮

蒲公英、白花蛇舌草各30克，半边莲40克，金银花50克，葱白15克，红糖适量。将蒲公英、白花蛇舌草、半边莲、金银花、葱白洗净，放入锅中，加水适量，大火煮沸后改小火煲1小时，去渣取汁，再放入红糖调味即成。频饮。此方可清热，解毒，利湿，适用于湿热型慢性子宫颈炎。

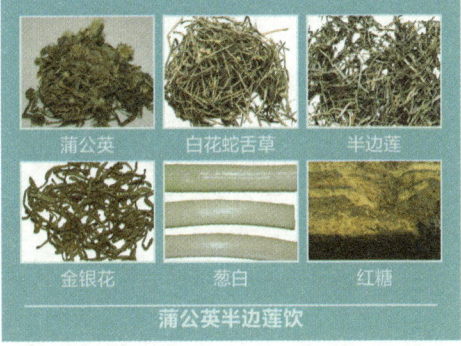
蒲公英半边莲饮

归肾丸

熟地黄、山药、黄芪各12克，白芍、白术、淫羊藿、当归、炙甘草各9克，煅牡蛎（先煎）30克，菟丝子10克。水煎取汁。口服，每日1剂。此方可益肾止带，适用于肾虚型慢性子宫颈炎。

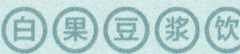

白果豆浆饮

白果7枚，豆浆150毫升。将白果捣烂如泥，用煮沸的豆浆冲服。代茶饮。此方可健脾利湿，适用于慢性子宫颈炎。

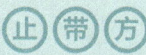

止带方

猪苓、车前子（包煎）、茯苓、茵陈各10克，赤芍、牡丹皮、黄柏、知母各9克，蒲公英15克。水煎取汁。口服，每日1剂。此方可清热，利湿，

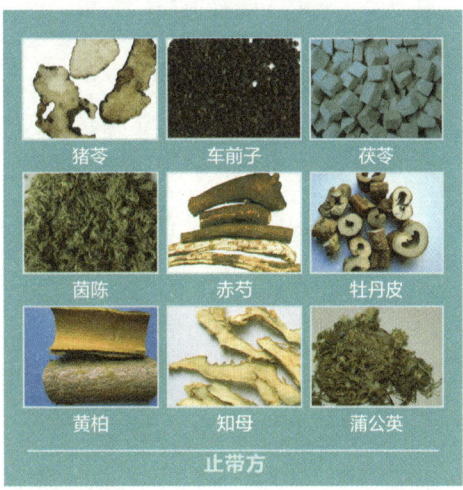
止带方

止带，适用于湿热型慢性子宫颈炎。

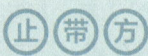 止带方

猪苓12克，茯苓15克，车前子20克，茵陈、黄柏、牛膝、泽泻各10克。水煎取汁。口服，每日1剂。此方可清热利湿，适用于湿热型急性子宫颈炎。

子宫脱垂

子宫脱垂为妇科常见疾病之一，指子宫偏离正常位置，沿着阴道下降，低于子宫颈外阴道口而到坐骨棘水平以下，甚至完全脱出阴道口外。本病多见于经产妇，与生育有密切关系。妇女原本体质虚弱，气血受损，生产时用力太过，或产后过早从事重体力劳动，会使子宫松弛，从正常位置下坠。子宫脱垂病情有轻有重，重症者会严重影响身体健康和日常生活。当子宫滑出阴道口外时，患者站立时都会感到阴部下坠，走路时会感到腰酸疼。若症状再严重，脱出物常会发生充血、水肿，还会导致阴道发炎、输尿管积水和肾盂积水等。

中医学称子宫脱垂为"阴挺""阴颓""阴疝"等，认为本病根本原因为肾气衰弱，治疗时宜益肾补气。

子宫脱垂的防治妙方有以下几种。

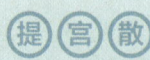 提宫散

制川乌、制草乌各30克，白及60克。上药共研为细末，过筛，混合均匀备用。取药末1.2克，装入绢制的如拇指大的袋内，袋口用线扎好，并留一段17厘米左右的线头，然后放入阴道后穹窿处。每日1袋，6~8小时取出药袋。此方可升提固脱，适用于子宫脱垂。

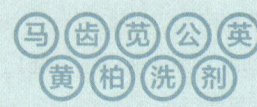 马齿苋公英黄柏洗剂

马齿苋30克，蒲公英15克，黄柏10克。水煎取汁。用药汁熏洗患处。此方可清利湿热，解毒，适用于合并感染的子宫脱垂。

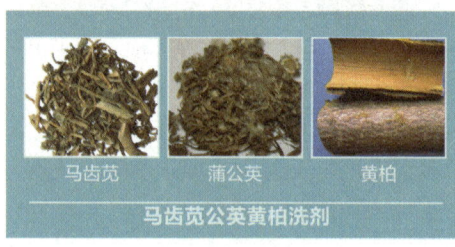
马齿苋　蒲公英　黄柏
马齿苋公英黄柏洗剂

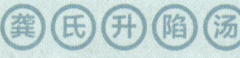 龚氏升陷汤

柴胡、升麻、知母各15克，黄芪60克，桔梗20克。水煎取汁。每日1剂，分次服。此方可升阳举陷，养阴清热，适用于子宫脱垂。

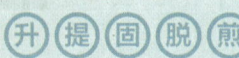 升提固脱煎

党参、炒白术、生黄芪、炙黄

精、炙龟板、大枣各15克，枳壳90克，巴戟天20克，当归、升麻各9克，益母草30克。水煎取汁。每日1剂，分次服。此方可益气补肾，强壮任督，升提固脱，适用于子宫脱垂。

收宫散

白胡椒、附片、肉桂、白芍、党参各20克，红糖60克。上药（红糖除外）共研为细末，加入红糖混合均匀后分成30包，备用。每日1包，早、晚分2次空腹以温开水送服；服前先饮一小杯黄酒，以助药性；服药期间忌食生冷食物。此方可升提固脱，温补脾肾，除下焦寒湿，适用于子宫脱垂。

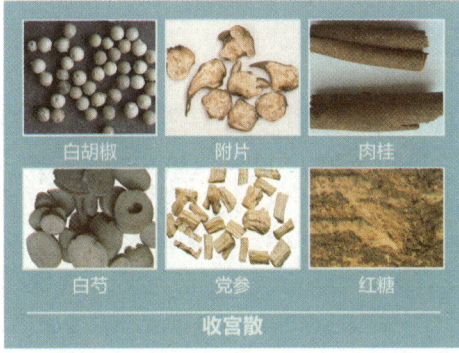

银花蒲公英洗剂

金银花、蒲公英、紫花地丁各30克，黄连、枯矾、黄柏各10克，苦参、蛇床子各15克。水煎取汁。用药汁趁热先熏后洗，并可坐浴。此方可清热解毒，适用于子宫脱垂并发感染。

椿根皮汤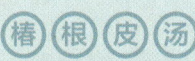

荆芥穗、藿香叶各15克，椿根皮60克。水煎取汁。用药汁洗患处，每日数次。此方可散寒除湿，温经止痛，适用于子宫脱垂。

知识链接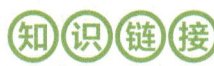

子宫脱垂患者的日常护理

子宫脱垂患者在日常生活中需要做到以下几点，以利于疾病的康复。饮食方面：少吃多餐，多吃蔬菜，多喝水；减少咖啡、酒精、乳制品的摄入量，因为这些东西会刺激人体内荷尔蒙分泌，造成皮肤发热；保持大便通畅，每日进食蔬菜量应保持在500克。减少站立时间，避免久蹲。遵医嘱，锻炼盆底肌肉，如做提肛运动。保持规律的性生活，刺激卵巢系统，防止雌激素锐减。

子宫肌瘤

子宫肌瘤是发生于子宫平滑肌的良性肿瘤，是女性生殖器官中最多见的肿瘤。临床上根据发病部位可将其分为肌壁间肌瘤、浆膜下肌瘤、黏膜下肌瘤三种。女性平时要保持情志舒畅，经期、产后避免感受外邪，并注意经期卫生和产褥保健；加强营养，宜多食含铁量丰富及蛋白质含量高的食物。

子宫肌瘤的防治妙方有以下几种。

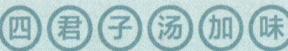
四君子汤加味

党参、三棱各30克，白术24克，甘草9克，莪术60克，牛膝、茯苓各15克。水煎取汁。每日1剂，每日2次。此方可益气健脾，祛瘀通络，适用于脾虚湿阻型子宫肌瘤。

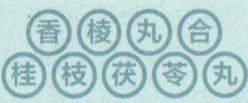
香棱丸合桂枝茯苓丸

木香、三棱、莪术、枳壳各10克，丁香、小茴香各6克，桂枝、茯苓、桃仁、赤芍各15克，牡丹皮12克。水煎取汁。口服，每日1剂。此方可行气活血，破瘀消症，适用于气滞血瘀型子宫肌瘤。

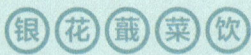
银花蕺菜饮

金银花、皂角刺、鱼腥草、丹参各20克，土茯苓、炒荆芥、赤芍、牡丹皮、三棱、莪术各15克，生甘草10克。水煎取汁。口服，每日1剂。此方可解毒除湿，破瘀消症，适用于血瘀兼湿热型子宫肌瘤。

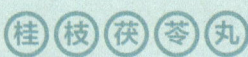
桂枝茯苓丸

桂枝、茯苓、芍药、牡丹皮、桃仁（去皮、尖）各15克。上药共研为细末，炼蜜为丸。每日10克，早、晚分服。此方可活血化瘀，消癥散结，适用于气滞血瘀型子宫肌瘤。

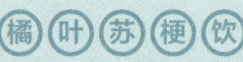
橘叶苏梗饮

鲜橘叶20克，紫苏梗10克，红糖15克。上药放入保温杯，开水冲泡15分钟，加盖闷。代茶频饮。此方可行气，止痛，宽膈，适用于子宫肌瘤。

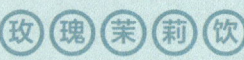
玫瑰茉莉饮

干玫瑰花、干茉莉花各5克，绿茶9克。将500毫升冷水煮沸后，把干玫瑰花、干茉莉花、绿茶放在大茶壶内，将开水徐徐冲入，等茶叶沉底后，先把茶汤倒出冷却，再续泡2次，待冷却后一并装入玻璃瓶，放入冰箱冷藏。常饮。此方可理气，活血，调经，适用于气滞血瘀型子宫肌瘤。

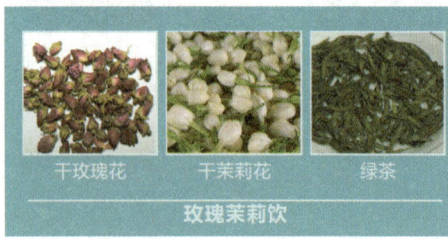

干玫瑰花　　干茉莉花　　绿茶

玫瑰茉莉饮

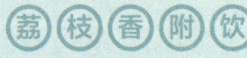
荔枝香附饮

荔枝核、香附30克，黄酒30毫升。将荔枝核、香附研为细末，混合后倒入瓷瓶密封保存。用时取药末6克，以适量黄酒调服，每日3次。此方可行气活血，散结止痛，适用于气滞血瘀型子宫肌瘤。

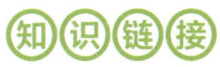

子宫肌瘤患者日常生活中的注意事项

子宫肌瘤患者日常生活中需要注意以下几点：注意休息，防止过度疲劳，尤其在经期；保持外阴清洁、干燥，衣服须选大码的；每月到医院检查一次，如果子宫肌瘤增大明显，应考虑手术治疗；避免怀孕；若月经量过多，应多吃富含铁的食物，防止出现缺铁性贫血；不要额外补充雌激素，桂圆、大枣、阿胶等食品中含有雌激素，应该尽量少吃，特别是绝经的女性更要注意，以免子宫肌瘤长大；日常饮食以清淡为主，多吃水果、蔬菜，少吃辛辣刺激性食物。

习惯性流产

妊娠在28周以内，胎儿体重在1000克以下的自然或人工的终止妊娠，叫作流产。自然流产连续发生3次以上，每次流产往往发生在同一个妊娠月的，称为习惯性流产，中医学称为"滑胎"。流产发生前，阴道通常会有少量出血，出血时间可持续数日或数周，同时伴有腰腹疼痛。

习惯性流产的发生多与孕妇患病有关。例如，孕妇患有黄体功能不足、甲状腺功能减退、先天性子宫畸形、子宫发育异常、子宫肌瘤等疾病时，会造成习惯性流产。长期服避孕药、做过人工流产的女性，在之后的怀孕过程中也易发生习惯性流产。一些年龄较大的女性患习惯性流产的比例也相对较高。

习惯性流产者妊娠后要避免疲劳与精神刺激，禁止房事，注意预防与及时治疗外感疾病，禁止使用不利于妊娠及有损于胎儿的药物；同时平时要多吃富有营养的食物，保持大便通畅。

习惯性流产的防治妙方有以下几种。

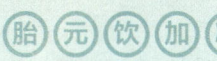

黄芪15克，党参、白术、白芍、熟地黄、杜仲各10克，陈皮6克，阿胶（烊化冲服）、当归各9克，菟丝子12

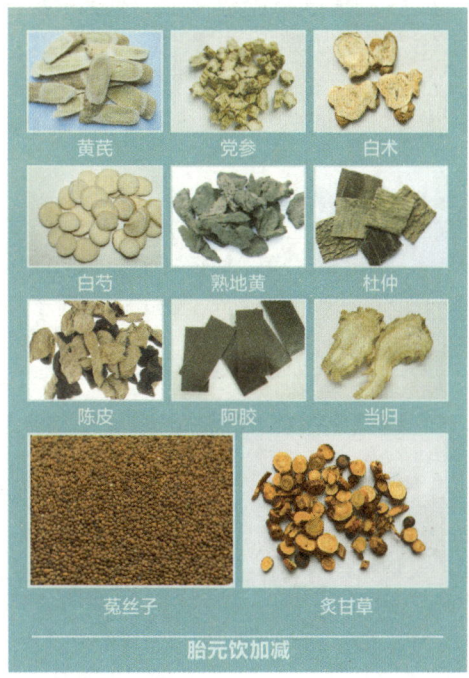

胎元饮加减

克，炙甘草3克。水煎取汁。口服，每日1剂。此方可补气，养血，安胎，适用于气血虚弱型习惯性流产。

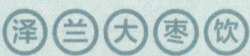
泽兰大枣饮

绿茶1克，泽兰10克，大枣（剖开，去核）30克。将泽兰、大枣洗净，与绿茶同放入茶杯中，以沸腾的开水冲泡，加盖闷30分钟即成。饮茶汤，最后将大枣吃完，每日数次。此方可活血化瘀，健脾舒气，适用于习惯性流产。

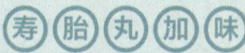
寿胎丸加味

菟丝子、杜仲、续断、狗脊、党参各12克，桑寄生、阿胶（烊化冲服）、巴戟天各9克，黄芪、仙鹤草各15克。水煎取汁。口服，每日1剂。此方可补肾，益气，安胎，适用于肾气亏虚型习惯性流产。

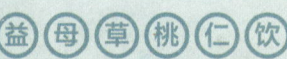
益母草桃仁饮

益母草60克，桃仁15克。水煎取汁。代茶饮。此方可安胎止血，适用于习惯性流产。

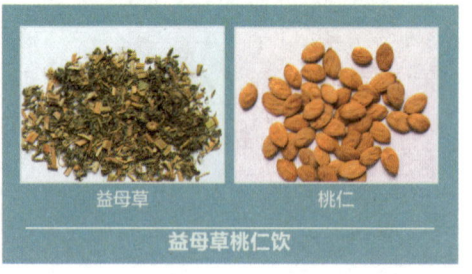
益母草桃仁饮

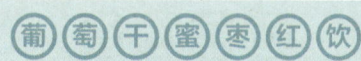
葡萄干蜜枣红饮

红茶1.5克，葡萄干30克，蜜枣25克。取红茶、葡萄干、蜜枣加水400毫升，煮沸3分钟后即成。分3次代茶饮，每日1剂。此方可益气养血，调补脾胃，除烦安胎，适用于习惯性流产。

产后出血

产妇在分娩时，随着胎盘的排出，都有一定量的出血（一般为100～300毫升），这是正常现象。如果胎儿娩出后24小时内阴道流血量达到或超过500毫升者称为产后出血。分娩24小时以内发生大出血的，称为早期产后出血；分娩24小时以后，在产褥期的任何时候（一般多在产后1～2周）发生大出血的，则称为晚期产后出血。出血过多会导致产妇严重贫血和失血性休克，甚至危及产妇生命。因此，孕妇要加强孕期保健，并及时治疗血液系统疾病、病毒性肝炎或其他全身性疾病。

产后出血的防治妙方有以下几种。

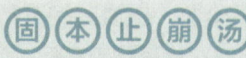
固本止崩汤

人参、阿胶（烊化冲服）、白术各12克，黄芪、仙鹤草、熟地黄各30克，当归9克，黑姜3克。水煎取汁。口服，每日1剂。此方可补气摄血，适用于气虚型产后出血。

清热化瘀汤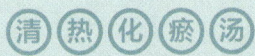

党参、黄芪各10克,当归、牡丹皮、川芎、乌药各9克,败酱草、蒲公英、仙鹤草各30克,延胡索12克,炮姜5克。水煎取汁。口服,每日1剂。此方可清热活血,化瘀止血,适用于外伤型产后出血。

逐瘀止血汤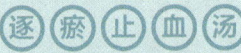

熟地黄15克,制大黄、枳壳、赤芍各10克,三七粉(分次吞服)3克,没药、牡丹皮、当归尾、桃仁各9克,陈阿胶(烊化冲服)12克,黄芪30克。水煎取汁。口服,每日1剂。此方可益气行瘀,适用于血瘀型产后出血。

益母草饮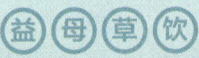

益母草45克。水煎取汁。代茶饮,每日1剂。此方可活血化瘀,调经利水,适用于产后出血。

旱莲草小蓟饮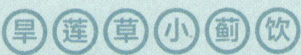

墨旱莲30克,小蓟15克。水煎取汁。代茶饮,每日1剂。此方可凉血止血,适用于产后出血。

仙鹤草贯众饮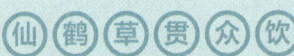

仙鹤草、贯众各30克。水煎取汁。代茶饮,每日1剂。此方可凉血止血,适用于产后出血。

蒲黄饮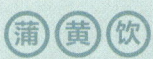

蒲黄100克。水煎取汁。代茶饮,每日1剂。此方可活血散瘀,适用于产后出血。

山楂益母草糖饮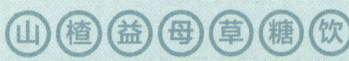

山楂30克,红糖、益母草各20克。将山楂、益母草洗净,放入砂锅中,加水500毫升,煮至200毫升,去渣,再加入红糖,煮至红糖完全溶解即成。代茶饮。此方可活血,祛瘀,止痛,适用于产后出血。

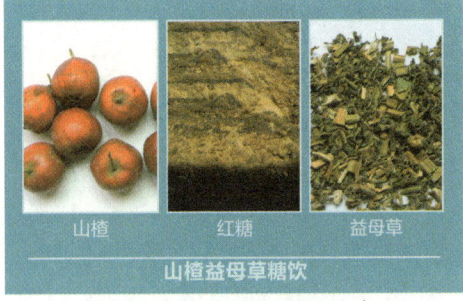
山楂　红糖　益母草
山楂益母草糖饮

知识链接

产后出血患者的调理

产后出血患者应卧床休息,以减轻疲劳感;增加营养,少吃多餐,进食高热量、高蛋白、易消化且含铁量高的食物,并宜食一些人参粥、柿饼饮、生地黄益母汤等药膳。

产后出血的主要原因是子宫张力缺乏,促进子宫收缩的最佳办法是让产妇哺乳。婴儿吮吸乳汁会刺激子宫收缩，子宫收缩时会产生压力，压紧血管，从而减少出血。

产后恶露不下

产后恶露不下是以胎盘娩出后子宫内的余血浊液（恶露）停蓄不下或下亦甚少且小腹疼痛为主要临床表现的产科常见疾病。

中医学认为，本病病因多与产妇分娩时受寒邪入侵，或产妇身体气血虚冷导致气滞血瘀有关。治疗产后恶露不下宜散寒，活血，补虚。

产后恶露不下的防治妙方有以下几种。

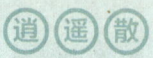
逍遥散

柴胡、当归、白芍、白术、白茯苓各30克，炙甘草15克，煨姜3片，薄荷少许。上药共研为细末，每次6～15克；煨姜和薄荷加水煎煮，以药汁送服药末。每日1剂。此方可行气解郁，适用于气滞型产后恶露不下。

益母草当归饮

益母草5克，当归、花茶各3克。前2味加水煎煮300毫升药汁，泡花茶。代茶饮，冲饮至味淡。此方可养血调经，适用于产后恶露不下。

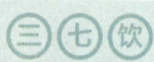
三七饮

三七5克，花茶3克。三七加水煎煮250毫升药汁，泡花茶。代茶饮，冲饮至味淡。此方可散瘀止血，消肿定痛，适用于血瘀型产后恶露不下。

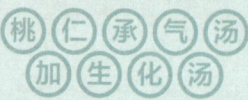
桃仁承气汤加生化汤

桃核（去皮、尖）、大黄、川芎、桂枝、炙甘草、芒硝各6克，当归10克，炮姜3克，生蒲黄5克，益母草8克。水煎取汁。口服，每日1剂。此方可温经散寒，活血化瘀，适用于血瘀型产后恶露不下。

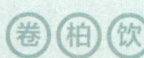
卷柏饮

卷柏全草适量。卷柏洗净后晒干，每次15克，加开水浸泡。代茶饮。此方可活血化瘀，适用于血瘀型产后恶露不下。

山楂饮

山楂、红糖各30克。山楂晒干后切片，加水750毫升，煎至山楂烂熟，再加入红糖即成。代茶饮，一般饮3～5次有效。此方可活血散瘀，适用于血瘀型产后恶露不下。

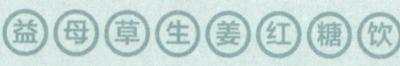
益母草生姜红糖饮

益母草、红糖、生姜各适量。水煎取汁。代茶饮，每日1剂，连服

3~7日。此方可养血调经，适用于产后恶露不下。

圣愈汤

生地黄、熟地黄、川芎、人参各9克，当归身、黄芪各15克。水煎取汁。口服，每日1剂。此方可益气养血，适用于血虚型产后恶露不下。

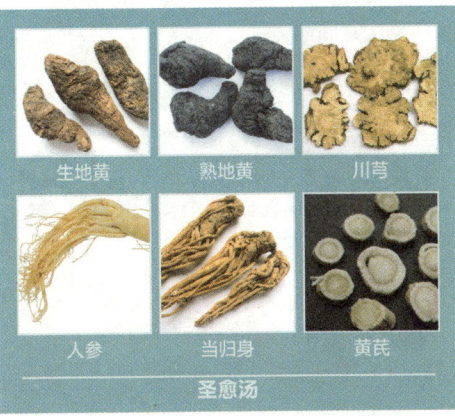

圣愈汤

知识链接

治疗产后恶露不下的小方法

治疗产后恶露不下可采用按摩法和热熨法。

按摩法的要领：产妇取半坐卧位，用手从心下按压至脐，在脐部轻轻揉按数遍。如此反复按摩，每日数次。

热熨法需要一些药材，如柚子皮、桂皮、生姜、艾叶、川芎、红花、花椒、陈皮、葱、乳香等，任选其中两三味就可以。将选中的药材炒热或蒸热，用医用纱布包起来，外熨患处。

不孕症

凡夫妻同居2年以上，没有采取避孕措施而未能怀孕者，称为不孕症。婚后2年从未受孕者称为原发性不孕；曾经有过生育或流产，又连续2年以上不孕者，称为继发性不孕。不孕症是一种常见生殖系统疾病，受其影响的人很多。排卵障碍、输卵管异常、子宫内膜异位等都可导致不孕，女性的宫颈出现问题也可致不孕。

不孕症的防治妙方有以下几种。

助孕育麟方

云茯苓、生地黄、熟地黄、淫羊藿、制黄精各12克，川牛膝、炙甲片、石楠叶各9克，公丁香、桂枝各2.5克。水煎取汁。口服。此方可益肾通络，调补冲任，适用于不孕症排卵功能异常或黄体功能不足等。

当归蜜丸

当归、白芍、紫河车各60克，枸杞子、党参、杜仲、巴戟天、菟丝子、桑寄生、鹿角胶各30克，川芎20克，鸡血藤120克。上药共研为细末，炼蜜为丸。每次9克，每日3次。此方可滋补肝肾，适用于不孕症。

种子丸

制附子、白及、细辛、山茱萸、五灵脂、白蔹各15克，石菖蒲、当归、生晒参、炒白术、陈莲蓬（烧存性）各50克，制香附30克。上药共研为细末，炼蜜为丸，如梧桐子大。月经结束后服，以糯米酒送服，每日2次，每次20粒；服药7日内忌房事。此方可温肾暖宫，补气化瘀，适用于宫寒肾虚、血瘀之不孕症。

助孕汤

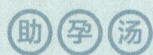

广木香、当归各10克，柴胡、香附各3克，紫河车、羌活、益母草、白芍各9克。水煎取汁。月经结束后第10～15日服，服4～6剂。此方可疏肝解郁，养血调经，适用于肝郁之不孕症。

开郁种玉汤

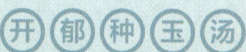

白芍（酒炒）30克，茯苓（去皮）、香附（酒炒）、牡丹皮（酒洗）各9克，白术（土炒）、当归（酒洗）各150克，天花粉6克。水煎取汁。口服。此方可解肝、脾、心、肾经之郁，开胞胎之门，适用于不孕症。

并提汤

大熟地黄、巴戟天（盐水浸）、白术（土炒）各30克，人参、生黄芪各15克，枸杞子6克，山茱萸9克，柴胡1.5克。水煎取汁。每日1剂，每日2次。此方可补肾气，兼补脾胃，适用于不孕症。

三七红藤汤

红藤、生薏苡仁各30克，金银花、麦冬各10克，桃仁、香附各12克，当归15克，川芎6克，三七粉（吞服）3克。水煎取汁。口服，经期第1～10日服。此方可活血化瘀，清热解毒，适用于输卵管阻塞所致的不孕症。

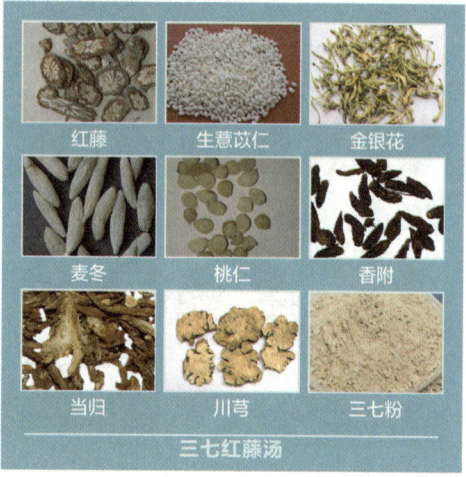

三七红藤汤

桃仁地龙汤

桃仁、当归、赤芍各10克，三棱、莪术、昆布各12克，路路通、地龙各18克，川芎6克。水煎取汁。口服，每日1剂。此方可活血化瘀，通经活络，适用于输卵管阻塞所致的不孕症。

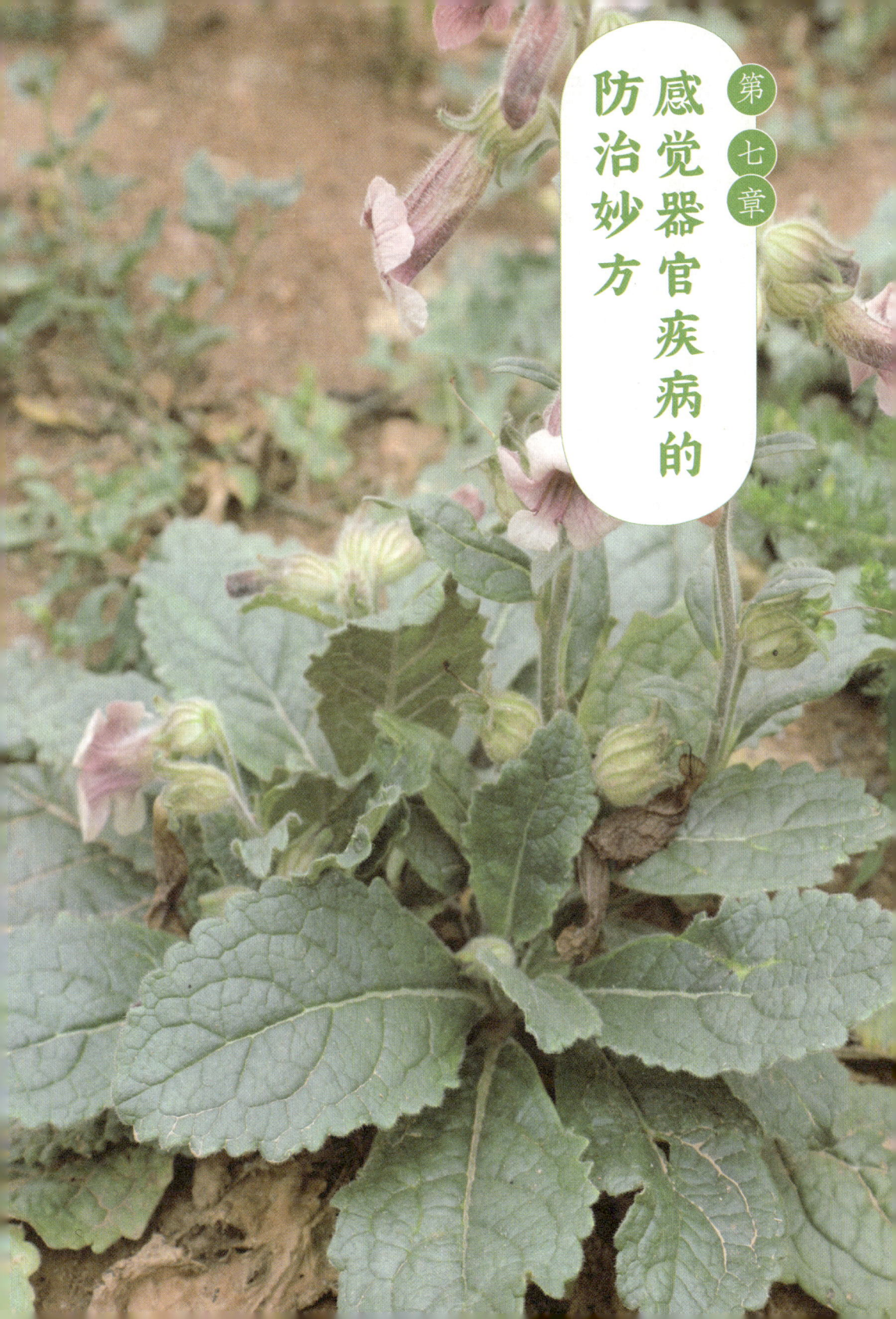

第七章 感觉器官疾病的防治妙方

皮肤瘙痒

皮肤瘙痒指全身皮肤瘙痒难忍，人不由自主地用手挠，使皮肤出现明显抓痕，甚至皮肤被抓破，产生血痂，但不起风团。皮肤瘙痒发病是有一定时间规律的；从季节上来讲，秋、冬季发病率高于春、秋季；从时间上来讲，一般昼轻夜重，夜间发作时使人难以入睡，严重影响睡眠。

老年人是皮肤瘙痒的高发人群。对皮肤瘙痒，现代医学和中医学有着各自的认识。

现代医学认为，老年人腺体器官萎缩，腺体功能减退，腺液分泌量减少，故皮肤干燥、粗糙，瘙痒产生。

中医学则把皮肤瘙痒称为"痒风"，认为本病是老年人肝肾不足、肾阴亏虚而导致血虚，血虚致血燥，血燥则血液无法充分营养肌肤，加之风邪乘虚而入，于是产生了皮肤瘙痒。治疗原则为滋补肾阴，养血润燥，祛风除湿，行血通络。

皮肤瘙痒的防治妙方有以下几种。

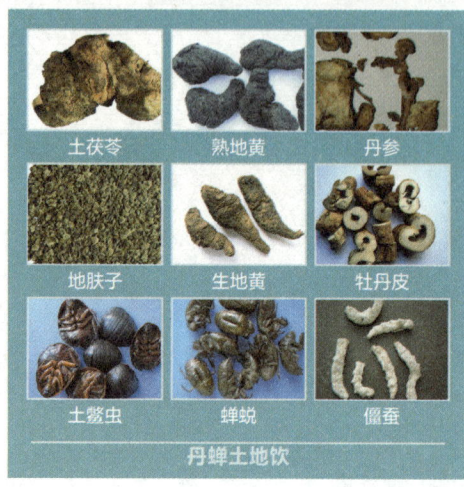
丹蝉土地饮

除湿，清热解毒，适用于皮肤瘙痒，症见全身瘙痒、不起风团、昼轻夜重。

丹蝉土地饮

土茯苓30克，熟地黄、丹参、地肤子、生地黄各20克，牡丹皮15克，土鳖虫、蝉蜕、僵蚕各10克。上药加水以小火浓煎2次，每次取汁250毫升，混合两煎所得药汁共500毫升。每日1剂，分3次服，每次服药间隔4小时。此方可滋阴养血，凉血润燥，祛风

四地饮

地肤子、生地黄、熟地黄、地龙、当归、丹参各20克，乌梢蛇25克，白鲜皮、白芍、赤芍各15克，蝉蜕8克，甘草5克。上药加水以小火浓煎2次，每次取汁250毫升，混合两煎所得药汁共500毫升。每日1剂，分3次服，每次服药间隔4小时。此方可滋阴养血，祛风除湿，活血通络，适用于全身皮肤瘙痒，症见痒无定处、昼轻夜重。

润肤饮

熟地黄、白鲜皮、生龙骨、生牡蛎、珍珠母、灵磁石各30克，何首乌、白芍、玄参、鸡血藤、蒺藜各15克，当归、黄精、僵蚕各10克，生甘

草6克。上药水煎取汁200毫升。每日1剂，早、晚分2次温服。此方可养血息风，滋阴润燥，适用于皮肤瘙痒。

止痒息风汤

生地黄30克，玄参、当归、煅龙骨、煅牡蛎、丹参各9克，炙甘草6克。水煎取汁。每日1剂，分2次服。此方可息风止痒，养血润燥，适用于皮肤瘙痒。

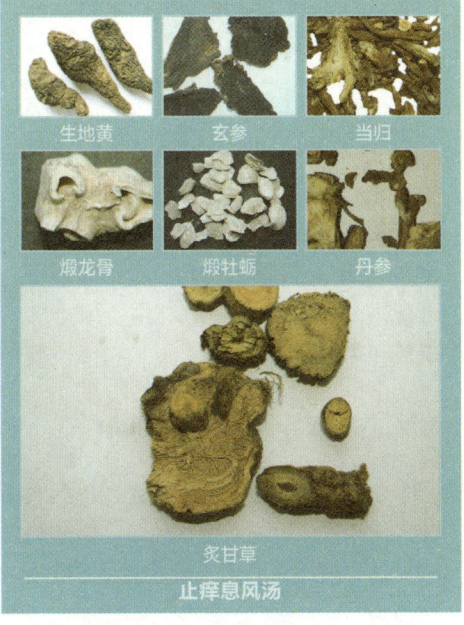

生地黄　玄参　当归
煅龙骨　煅牡蛎　丹参
炙甘草
止痒息风汤

脂溢性皮炎

脂溢性皮炎是一种皮肤炎症，多发生于头皮、眼睑、鼻等皮脂腺丰富的部位。其主要症状为头皮糠状脱屑或头面部等出现红色或黄色斑片，表皮覆有油脂性鳞屑或痂皮，严重时可渗出液体；患者自觉瘙痒，会不自觉挠痒处来止痒。

中医学将脂溢性皮炎归于"白屑风"范畴，认为是血燥、复感风热、郁久化燥、肌肤失去濡养所致。另外，本病还与过食辛辣、肥腻食物，脾胃运化失常，湿热积于皮层有关。

脂溢性皮炎的防治妙方有以下几种。

苦参菊鲜洗方

苦参、白鲜皮、野菊花各30克，硫黄10克。水煎取汁。以药汁温洗皮损处。此方可解毒止痒，适用于脂溢性皮炎。

透骨草洗方

透骨草、侧柏叶各120克，皂角60克，明矾9克。上药加水2000毫升，沸煮10分钟，晾温后备用。以药汁温洗皮损处，洗浴15分钟，每周洗2次。此方可除脂止痒，适用于脂溢性皮炎。

苍耳子王不留行洗方

苍耳子、王不留行各15克，苦参13克，明矾8克。上药加水1500毫升，煎沸后去渣取汁，备用。以药汁洗皮损处，每次15分钟，每日1剂，可洗2次，间隔3日再用1剂。此方可解毒止痒，适用于脂溢性皮炎。

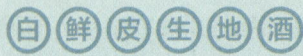

白鲜皮生地酒

白鲜皮15克，生地黄30克，白酒150毫升。将白鲜皮、生地黄浸泡入白酒内，5日后去渣取汁，备用。以药汁擦洗头部。此方可清热燥湿，祛风解毒，适用于脂溢性皮炎。

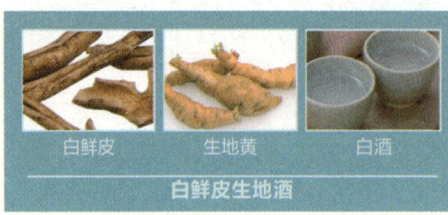

白鲜皮生地酒

接触性皮炎

接触性皮炎是皮肤、黏膜接触刺激物或致敏物后，在接触部位发生的急性或慢性皮炎。能引起接触性皮炎的物质很多，有原发性刺激物和致敏物。有些物质在低浓度时为致敏物，但浓度增高时则具有毒性和刺激性。接触物质的来源可分为动物性、植物性和化学性三大类。

中医学根据接触物的不同，将接触性皮炎命名为"马桶癣""漆疮""膏药风""粉花疮"等，治疗时宜疏风解毒，清热除湿。

接触性皮炎的防治妙方有以下几种。

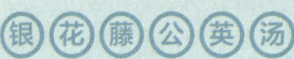

银花藤公英汤

金银花藤、蒲公英各15克，蜂房、薄荷（后下）、地龙各9克，桔梗、甘草各6克。水煎取汁。口服，每服1剂。此方可疏风止痒，清热解毒，适用于接触性皮炎。

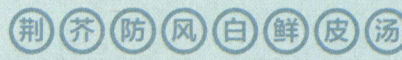

荆芥防风白鲜皮汤

荆芥、防风各10克，白鲜皮12克，生地黄20克，金银花、蒲公英各30克，连翘15克，首乌藤20克，蝉蜕9克，甘草6克。水煎取汁。每日1剂，分3次服，3日为1个疗程。此方可清热，凉血，解毒，适用于染发剂引发的接触性皮炎。

知柏连翘石膏汤

生石膏12克，连翘、玄参各9克，黄连3克，知母、黄柏、蝉蜕各6克。水煎取汁。口服，每日1剂。此方可清热解毒，疏风凉血，适用于漆等引发的接触性皮炎。

山楂百合沙参饮

山楂、百合、沙参各9克。水煎取汁。代茶饮。此方可活血化瘀，清热消肿，清心安神，适用于风盛血燥型接触性皮炎。

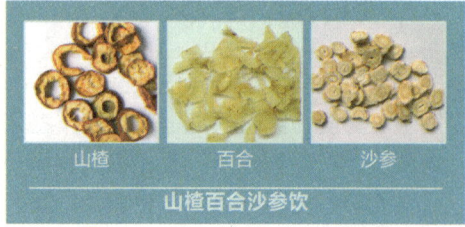

山楂百合沙参饮

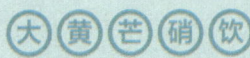
大黄芒硝饮

生大黄8~12克,芒硝6~9克。加水以大火煎生大黄5~10分钟,取500毫升药汁,再加入芒硝,溶解即成。每日分3~6次口服。此方可泻火解毒,适用于接触性皮炎。

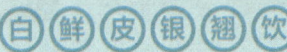
白鲜皮银翘饮

白鲜皮、滑石、金银花各15克,大豆黄卷、生薏苡仁、连翘、土茯苓各12克,牡丹皮、紫花地丁各9克,木通、栀子、生甘草各6克。水煎取汁。口服,每日1剂。此方可除湿利水,清热解毒,适用于急性接触性皮炎。

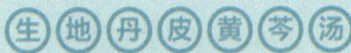
生地丹皮黄芩汤

生地黄、牡丹皮、黄芩各20克,黄柏、甘草各15克,白鲜皮、金银花、防风、土茯苓各30克。水煎取汁。每日1剂,分3次服。此方可清热解毒,除湿止痒,适用于接触性皮炎等。

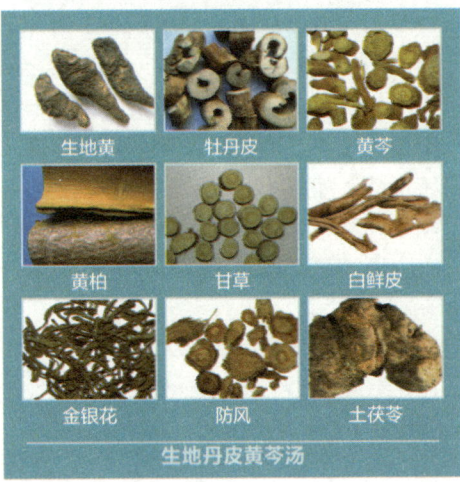
生地丹皮黄芩汤

知识链接

夏季染发易诱发接触性皮炎

染发已成为许多人生活中的一部分。有不少人发现,夏季染发时很容易发生接触性皮炎,这究竟是为什么呢?一是染发剂中多有化学成分,染发过程中难免会伤到皮肤;二是夏季天气炎热,人体出汗较多,头皮毛孔是张开的,染发剂中的化学成分更易通过皮肤被人体吸收;三是头部流出的汗液中有大量的代谢物,它们为细菌滋生、繁殖提供了便利条件。各种因素综合到一起,夏季染发时易发生头皮瘙痒、红肿等问题也就可以理解了。

为了安全起见,染发时最好先用染发剂做皮肤试验。方法:染发前24~48小时将染发剂涂在耳后皮肤上,看有无过敏反应。另外,染发后应彻底地清洗头皮,把未渗入头发的化学残留物洗掉。

水痘

水痘指由水痘-带状疱疹病毒感染引起的以皮肤及黏膜分批出现丘疹和疱疹为特征的急性传染病,愈后多有终身免疫力。本病多见于小儿,成人以前未得过此病的,若与水痘患者直接接触可感染此病。本病传染性很强，常易造成流行病。其以发热，以及皮肤和黏膜分批出现斑疹、丘疹、疱疹、痂盖为特征。

中医学认为，水痘是外感时邪病毒，内有湿热蕴郁所致，可酌选药方预防和治疗。

水痘的防治妙方有以下几种。

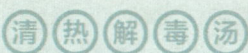

清热解毒汤

生地黄、黄连各3克，牛蒡子8克，荆芥、牡丹皮、紫草、连翘各10克，薄荷、木通各5克，淡竹叶6克。（此为6～10岁小儿用量，可根据患者年龄增减。）上药用水煎取浓汁120毫升，后加糖调味即成。每日1剂，分2次服，5日为1个疗程。此方可透表凉营，解毒渗湿，适用于重症水痘。

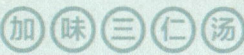

加味三仁汤

杏仁5克，白豆蔻、厚朴、法半夏、白通草、淡竹叶各4克，滑石、生薏苡仁各6克。水煎取汁。每日1剂，分2次服。此方可清热利湿，适用于水痘。

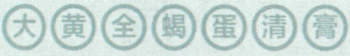

大黄全蝎蛋清膏

大黄、全蝎、防风、石膏、青黛各等份，鸡蛋清适量。上药（鸡蛋清除外）共研为细末，加入鸡蛋清调成膏状，备用。将药膏敷于脐部，然后用医用纱布覆盖，再用医用胶布固定，每日换药2次。此方可清热泻火，解毒祛风，适用于小儿水痘，症见发热不恶寒、面赤唇红、口臭、尿黄、便秘。

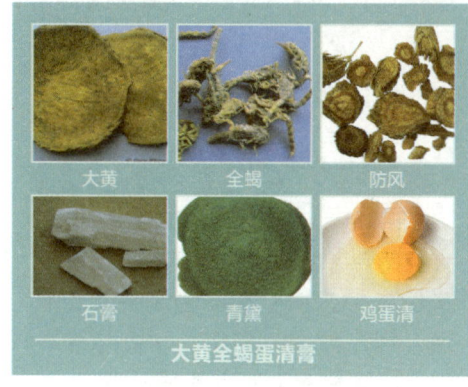

大黄　全蝎　防风
石膏　青黛　鸡蛋清
大黄全蝎蛋清膏

知识链接

小儿战"痘"护理方法

小儿一旦确认患了水痘，一定要在家隔离，直至水痘结痂。居室一定要通风；小儿的衣服要宽大、柔软，这样才不会刮破皮肤上的疱疹；穿衣服也不要太多，太多会捂出汗，而汗液易引起皮肤瘙痒，使小儿用手挠，从而增加皮肤感染的概率。为了防止小儿抓破皮疹引发皮肤感染，家长一定要剪短小儿的指甲，让小儿双手保持清洁。如果小儿出现高热不退、咳嗽或呕吐、烦躁不安、嗜睡等症状，应立即就医，以防出现肺炎、脑炎等并发症。

小儿的食物以清淡为主，多让小儿休息，多喝水；忌食一些姜、辣椒等刺激性食物，忌吃燥热、滋补性食物。

痤疮

痤疮是一种累及毛囊皮脂腺的慢性炎症性皮肤病，好发于面部、前胸及背部，可表现为粉刺、丘疹、脓疱、结节、囊肿等皮损，多见于青年。痤疮的发病机制目前尚未完全明了。不过，有一点是可以明确的，即雄激素在痤疮的发病过程中起着重要的作用。毛囊内细菌或螨虫等微生物感染、内分泌因素等也都是诱发痤疮的重要因素。另外，痤疮的发病还与人们的饮食、居住环境、生活等有关。嗜食甜食者患痤疮的概率会明显增高；居住在闷热、潮湿的环境，会使痤疮高发；精神紧张、使用化妆品及使用某些药物等，也可引发痤疮。最让人担心的是，痤疮在消失后往往形成瘢痕，影响人的容貌。

中医学认为，素体血热偏盛是痤疮发病的根本原因，饮食不节、外邪侵袭是致病的外在因素，血郁痰结则会导致病情复杂、加重。治疗痤疮时应辨证施治。

痤疮的防治妙方有以下几种。

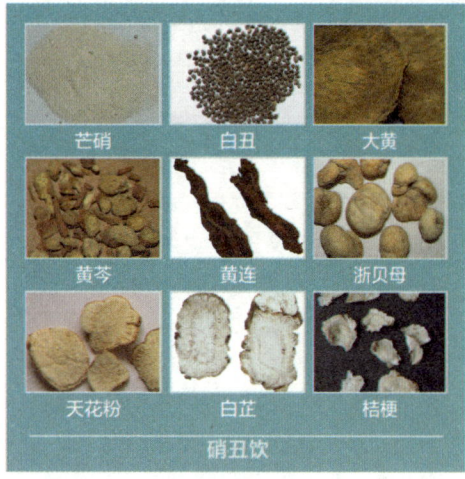

硝丑饮

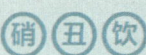

芒硝、白丑、大黄各30克，黄芩、黄连、浙贝母、天花粉、白芷、桔梗各20克。上药共研为粗末，备用。每次取药末15～30克，以沸水冲服，每日2次，连服5日为1个疗程。此方可清泄心肺，散结消肿，适用于痤疮。

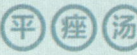

平痤汤

金银花、白花蛇舌草各20克，川芎、苍术、合欢皮、僵蚕各10克，丹参、赤芍、山楂、大贝、玄参、炒山栀各12克，夏枯草15克。上药加水煎2次，混合两煎所得药汁，药渣留用。口服药汁，每日1剂，早、晚分服；药渣煮水取汁，趁温热外敷患处，每次15分钟；15剂为1个疗程。此方可清热解毒，活血化瘀，祛湿散结，适用于痤疮。

五黄汤

黄连、黄芩、黄柏、栀子、桑叶各10克，大黄10～15克，连翘、牡丹皮各12克，桑白皮、丹参、赤芍各15克，生甘草6克。上药用水浸泡30分钟，然后煎30分钟，取药汁；再加水煎，再取药汁；混合两煎所得药汁，备用。每日1剂，早、晚分服；大便溏薄者大黄适当减量。此方可清热凉血止痛，活血祛瘀生新，适用于痤疮。

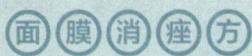 面膜消痤方

金银花、零陵香花、薄荷各10克，紫草、绞股蓝各12克，白芷、大黄、桃花、赤芍、黄柏各6克，白及、牡丹皮各3克，连翘9克。上药共研为细末，备用。先清洗面部痤疮，然后将药末加凉开水调成糊状，均匀地涂于面部，20～30分钟后洗掉；每周2～3次，6次为1个疗程。此方可清热解毒，活血化瘀，适用于痤疮。

黄褐斑

黄褐斑俗称"蝴蝶斑"，为边界不清的褐色或黑色斑片，主要发生在面部，以颧部、颊部、鼻、前额、颏部为主，多为对称性。

许多因素可引发黄褐斑。女性怀孕后，体内激素发生变化，黄体酮和雌激素分泌旺盛，会引起面部皮肤色素沉着，出现黄褐斑；长期在野外工作及过多的阳光照射也会诱发黄褐斑；肝炎晚期、肝癌、肝硬化、肝功能差的患者，皮肤变黑、发黄，也会形成黄褐斑；女性子宫、卵巢等功能失调，会使体内的黑色素沉着于皮肤，形成黄褐斑；长期服氯丙嗪、苯妥英钠等药物也会引发黄褐斑。

中医学认为，黄褐斑多与情志不遂、气血失和、肝气郁结有关。

黄褐斑的防治妙方有以下几种。

 七草汤

夏枯草6～15克，益母草10～30克，白花蛇舌草15～60克，旱莲草15～30克，谷精草、豨莶草各10～15克，紫草6～12克。上药加水煎2次，混合两煎所得药汁，备用。每日1剂，分次服，1个月为1个疗程。此方可清肝养阴，凉血活血，适用于黄褐斑。

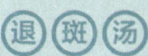 退斑汤

生地黄、熟地黄、当归各12克，柴胡、香附、茯苓、川芎、白僵蚕、白术、白芷各9克，白鲜皮15克，白附子、甘草各6克。水煎取汁。每日1剂，分3次服。此方可疏肝解郁，养血健脾，适用于肝郁化火导致的黄褐斑。

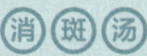 消斑汤

珍珠母30克，鸡血藤、青葙子各21克，茵陈、丹参各15克，浙贝母、杭白菊、茯苓各12克，红花、杭白芍各9克。上药加水煎2次，混合两煎所得药汁，备用。每日1剂，早、晚分服，2个月为1个疗程。此方可活血化瘀，清肝利湿，适用于黄褐斑。

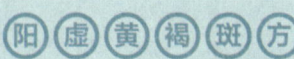 阳虚黄褐斑方

制附片、淫羊藿、熟地黄各9克，仙茅、桃仁、红花各6克，冬瓜仁、生

薏苡仁各30克，党参、茯苓各12克，白附子、蔓荆子、细辛各3克。水煎取汁。每日1剂，分3次服。此方可补阳祛斑，适用于肾阳虚导致的黄褐斑。

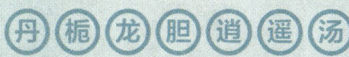
丹栀龙胆逍遥汤

柴胡、当归、白芍、茯苓、白术、薄荷、牡丹皮各9克，龙胆草、甘草各6克，生姜3克。水煎取汁。每日1剂，分2次服。此方可疏肝扶脾，清热凉血，适用于肝脾不和、火燥郁滞导致的黄褐斑。

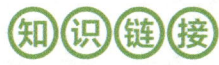

黄褐斑的日常护理

黄褐斑的日常护理很重要，主要包括以下几点。

首先，保持乐观的心态。压力过大会引发黄褐斑。因此，患者应注意精神方面的调理，保持良好情绪，并适当运动，乐观面对生活。

其次，多食新鲜水果、蔬菜。水果、蔬菜中含有大量的维生素，可营养肌肤。

再次，勿在阳光下暴晒。长时间在阳光下暴晒会诱发黄褐斑的原因，所以外出时要做好防晒工作。

最后，调理好内分泌问题。特别是女性，应注重补气养血，祛除积在体内的毒素。

雀斑

雀斑是一种具有遗传特性的皮肤色素病变，一般见于3～5岁儿童，患者面颊、手背、颈、肩等部位会出现黑褐色斑点，小如针尖，大如米粒，数目不定，到青春期时加重，随着年龄增长有减淡的趋势。女性发病者多于男性发病者。

研究发现，雀斑受日晒影响会加重。这就意味着雀斑很难治愈。现代医学治疗雀斑主要采用的是脱色疗法、腐蚀和破坏疗法等。

中医学认为，雀斑多是先天肾水不足、阴虚火炎、日晒热毒内蕴所致，治疗时以补益肝肾、滋阴降火为原则。

雀斑的防治妙方有以下几种。

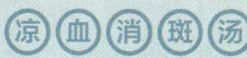
凉血消斑汤

黄芩、牡丹皮、菊花、生地黄、甘草、赤芍、丹参、荆芥、金银花、白鲜皮、石膏、防风、淡竹叶各10克。水煎取汁。每日1剂，分次温服。此方可清热凉血，解毒消斑，适用于雀斑。

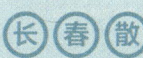
长春散

甘松、藁本、广陵香、小陵香、藿香、山柰、茅香、白檀香、川芎、白附子、细辛、白芷各60克，皂角适量，白丁香、白及、白蔹各90克，滑石、樟脑各250克，天花粉、楮实子、牵牛子各120克,绿豆200克,面粉500克。上药(樟脑、面粉除外)共研为细末,与面粉混合均匀,再加入樟脑和匀即成。外用,取适量药末散擦面部。此方可洁面消斑,适用于雀斑。

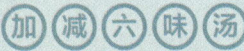
加减六味汤

生地黄、熟地黄、炒牡丹皮、巴戟天、山茱萸、甘草各10克,山药30克,茯苓12克,升麻、细辛、白附子各3克。水煎取汁。每日1剂,分次温服。此方可滋肾,消斑,适用于雀斑。

养血美容汤

生地黄、当归、北沙参各15克,白芍(酒炒)、香附、党参、红花、炒白术各10克,茯苓、川芎、广木香各6克。水煎取汁。每日1剂,分次温服,7日为1个疗程。此方可解毒除斑,适用于雀斑。

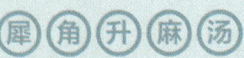
犀角升麻汤

水牛角60克,防风、升麻、羌活、生地黄各12克,川芎、当归、白附子、白芷、红花、黄芩、知母各10克。水煎取汁。每日1剂,每日2次。此方可凉血祛风,活血解毒,适用于雀斑。

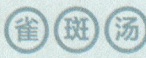
雀斑汤

鸡血藤、丹参、浮萍各30克,红花、川芎、荆芥穗、生甘草各10克,生地黄20克,连翘15克。水煎取汁。每日1剂,分3次服。此方可凉血祛痰,清肺祛风,适用于雀斑。

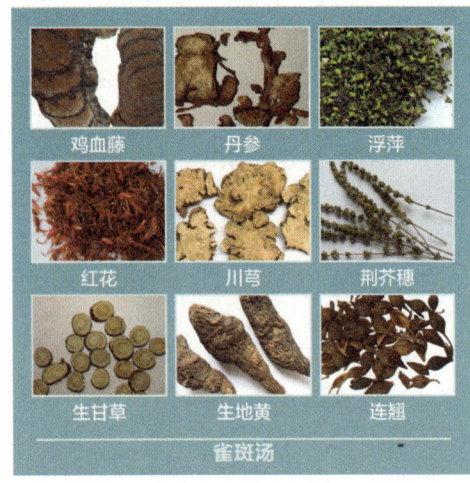

雀斑汤

单纯疱疹

单纯疱疹是由单纯疱疹病毒感染引起的一种常见皮肤病,好发于皮肤、黏膜交界处,如口唇边缘、鼻孔周围、外生殖器等,主要表现为出现局限性、簇集性水疱。患者应锻炼身体,增强抵抗力,避免挠皮损处;皮损发生于生殖器部位的多与不洁性生活有关。

单纯疱疹的防治妙方有以下几种。

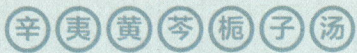
辛夷黄芩栀子汤

辛夷、黄芩、栀子、麦冬、百合、石膏、知母、甘草、枇杷叶、升麻各10克。水煎取汁。口服,每日1剂。

此方可疏风清肺，适用于单纯疱疹。

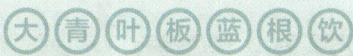
大青叶板蓝根饮

大青叶、板蓝根、薏苡仁各30克。水煎取汁。每日1剂，分3次服；儿童用量酌减。此方可清热利湿，解毒，适用于单纯疱疹。

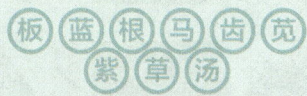
板蓝根马齿苋紫草汤

板蓝根、生薏苡仁、马齿苋、紫草各15克。水煎取汁。每日1剂，分3次服。此方可抗病毒，适用于单纯疱疹。

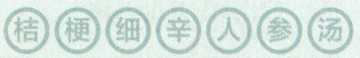
桔梗细辛人参汤

桔梗、细辛、人参、甘草、茯苓、天花粉、白术、薄荷各10克。水煎取汁。口服，每日1剂。此方可清热，益气，透毒，适用于单纯疱疹。

带状疱疹

带状疱疹是由水痘-带状疱疹病毒感染引起的一种急性皮肤病，常见于腰胁间，蔓延如带，故有"缠腰龙"之称，中医学还称之为"缠腰火丹""蛇丹""蛇串疮"。除常见于腰胁间外，还可见于胸部、四肢、颈部、耳、鼻、眼、口腔等。少数严重者可发生带状疱疹性脑膜脑炎及胃肠道或泌尿道带状疱疹。

皮疹出现前患者常有发热、倦怠、食欲不振，以及局部皮肤知觉过敏、灼热、针刺样疼痛等症状，然后皮肤出现红斑、水疱，簇集成群，互不融合，排列成带状。治疗时宜泻火，解毒，定痛。患者应锻炼身体，增强抵抗力，保持皮肤清洁、干燥，防止继发感染；饮食方面宜食高蛋白、高维生素及易消化食物，忌辛辣刺激性食物。

带状疱疹的防治妙方有以下几种。

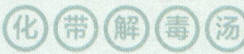
化带解毒汤

马齿苋、大青叶各15克，金银花30克，黄连、苦参、泽泻、黄芩、牡丹皮、柴胡各10克。上药加水煎2次，混合两煎所得药汁。每日1剂，早、晚分2次服。此方可清热解毒，祛湿止痛，适用于带状疱疹。

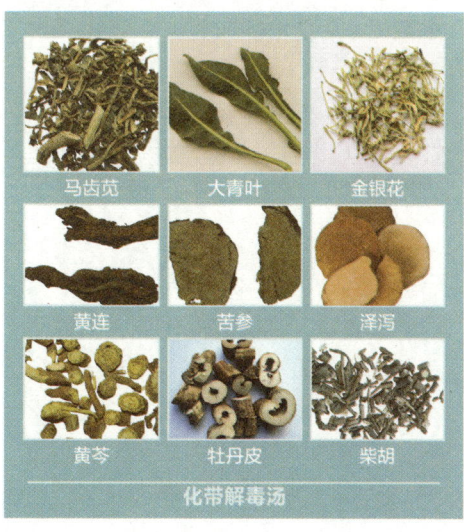

化带解毒汤

止痛汤

当归、丹参、木瓜各15克，鸡血藤、伸筋草各30克，白芍60克，金铃子、延胡索各12克，甘草6克。上药加水煎3次，混合三煎所得药汁。每日1剂，早、中、晚分服。此方可柔肝缓急，理气活血，通络，解痉，止痛，适用于带状疱疹后遗神经痛。

加味龙胆泻肝汤

龙胆草、黄芩、栀子、紫草、柴胡、当归、木通、泽泻、车前草各10克，板蓝根、延胡索、生地黄各30克。上药加水煎2次，混合两煎所得药汁。每日1剂，早、晚分服。此方可清热利湿，解毒止痛，适用于带状疱疹后遗神经痛。

治带方

龙胆草15克，大黄炭8克，苦参、薏苡仁、乌梢蛇各30克，赤芍10克，金银花、连翘、茯苓各20克，全蝎4克。上药加水煎2次，混合两煎所得药汁。每日1剂，早、晚分服。此方可泻火燥湿，活血通络，适用于带状疱疹。

清热解毒利湿方

败酱草、马齿苋各15克，茵陈、猪苓、鲜仙人掌各10克，金银花、紫草、大黄、木通各5克。上药加水煎2次，混合两煎所得药汁。每日1剂，早、晚分服。此方可清热利湿，解毒，适用于带状疱疹。

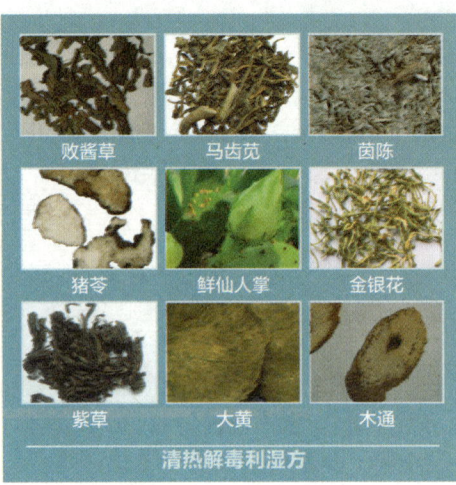

清热解毒利湿方

知识链接

老年人如何预防带状疱疹

老年人是带状疱疹多发人群。老年人在日常生活中做到以下几点，可有效预防带状疱疹。

一是坚持适当户外锻炼，以增强体质，提高抵抗力。

二是做好对各种疾病的预防，尤其是在冷暖交替季节，应适时增减衣服，避免受寒引起上呼吸道感染。此外，口腔、鼻腔的炎症应积极治疗。这样能最大限度地掐断带状疱疹的感染源。

三是防止外伤。外伤会使人体抵抗力降低，易引发带状疱疹。

四是尽量避免接触化学品及毒性药物，以防损伤皮肤。

五是合理膳食，适当多食豆制品、鱼、蛋、瘦肉等富含蛋白质的食物，以及新鲜的水果、蔬菜。

湿疹

湿疹是由多种复杂的因素引起的一种表皮及真皮浅层的皮肤炎症性反应。引发湿疹的因素很多，常因个体因素和疾病的不同阶段而异，因此不易确定。简单来说，湿疹病因可分为外因和内因两类。外因又可分为若干种，如生活环境中的日光、炎热、干燥等，食物中的鱼、虾等，吸入的花粉、尘螨等，各种动物的皮毛、皮屑，以及化妆品、肥皂等的中化学物质，均可引发湿疹。

根据病情发展的程度，湿疹可分为急性、亚急性和慢性三个时期。急性期和慢性期有明显的特征，亚急性期常是急性期缓解的过程或是向慢性期过渡的过程。

中医学认为，治疗湿疹的原则是清热健脾利湿，疏风止痒，养血润燥。

湿疹的防治妙方有以下几种。

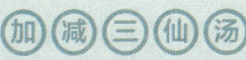

龙胆草、黄芩、泽泻各9克，栀子、柴胡各12克，生地黄、车前子、当归各15克，金银花、土茯苓、大胡麻各21克，甘草6克。水煎取汁。每日1剂，分2次服，15日为1个疗程。此方可清热利湿，养血润燥，适用于湿疹。

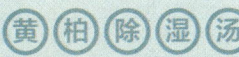

炒麦芽、炒谷芽、炒神曲各10克，薏苡仁、山药、土茯苓、苍术、防风各5克。水煎取汁。每日1剂，分2次服。此方可健脾消食，清热除湿，适用于婴儿湿疹。

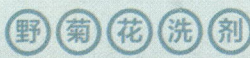

黄柏、牛蒡子各9克，苦参、知母、浮萍各5克，泽泻、防风、荆芥、甘草各10克，苍术15克，土茯苓30克。水煎取汁。每日1剂，分2次服。此方可清热利湿，祛风燥湿，适用于急性湿疹、亚急性湿疹。

野菊花洗剂

野菊花全草250克，陈石灰粉100克。把野菊花全草切碎置于铝锅中，加水2000毫升，小火煎至800毫升，去渣取汁。用药汁趁热熏洗患处15分钟，然后扑陈石灰粉。每日1剂，分2次用。此方可清热解毒，适用于湿疹。

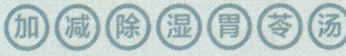

苍术、白术、厚朴、陈皮、茯苓、猪苓、泽泻、赤芍、苦参各10克，丹参、白鲜皮各15克，黄柏6克。水煎取汁。每日1剂，分2次服。此方可健脾除湿，适用于亚急性湿疹。

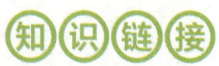

湿疹快速止痒方法

湿疹奇痒难忍，患者会忍不住挠，很容易造成皮肤感染。那么该如何止痒呢？瘙痒难耐时，可以适当地用手拍击皮疹处，但不要用力过猛，这样可以起到止痒的效果。

还可以试试擦香蕉内皮的方法。香蕉内皮含的蕉皮素具有抑制真菌和细菌生长繁殖及止痒的作用，对湿疹、手癣、体癣等引起的皮肤瘙痒均有效。用香蕉内皮轻擦皮损处，或者贴敷到皮损处，能快速止痒。

荨麻疹

荨麻疹是一种常见的过敏性皮肤病，主要表现为出现时隐时现、大小不等的风团。其常见的病因有动物因素和植物因素、物理因素和化学因素、内脏疾病和全身疾病、情绪紧张等。一般多发生于过敏体质者，主要表现为皮肤突然出现风团，形状大小不一，颜色为红色或白色，发生迅速，消退亦快，可一日发作多次，伴有剧烈的瘙痒。患者饮食上应忌食鱼、虾等易致敏的食物及辛辣刺激性食物，忌饮酒、浓茶、咖啡等，避免皮、毛、化纤织物直接接触皮肤，避免挠皮损处来止痒。

本病在中医学中属"瘾疹"等范畴，治疗时宜疏风止痒。

荨麻疹的防治妙方有以下几种。

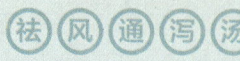

荆芥、防风、栀子、地骨皮、白鲜皮各10克，葛根、淡竹叶、蝉蜕、苦参各12克，大黄（后下）、甘草各6克。上药（大黄除外）放入砂锅中，加适量冷水煎沸后再以小火煎10分钟，放入大黄后再煎5～10分钟；滤出药汁后复煎1次。早、晚分2次温服，儿童用量酌减。此方可祛风，清热，通利，适用于荨麻疹。

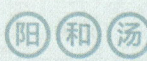

熟地黄30克，麻黄、肉桂各5～10克，黑芝麻20克，当归、蝉蜕、甘草、鹿角胶各10克，白芥子10～15克，苦参、防风各10～30克，荆芥10～20克。水煎取汁200毫升。每日1剂，早、晚分2次服，7日为1个疗程，一般服1～4个疗程。此方可养血补血，温经散寒，祛风止痒，适用于慢性荨麻疹。

黄芪30克，扁豆皮、五加皮、牡丹皮、地骨皮、大腹皮、防风、浮萍各10克，白鲜皮、茯苓皮各15克，干姜皮、桑白皮各15克，当归6克。水煎取汁200毫升。每日1剂，早、晚分2次服，2周为1个疗程。此方可疏风散寒，除湿清热，适用于慢性荨麻疹。

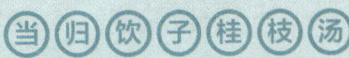
当归饮子桂枝汤

当归、桂枝、白芍各10克，生姜3片，甘草5克，大枣、蝉蜕各6克，防风9克，黄芪15克，白鲜皮12克。水煎取汁300毫升。每日1剂，早、中、晚分3次服，10日为1个疗程。此方可调和营卫，祛风止痒，适用于慢性荨麻疹。

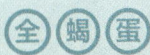
全蝎蛋

全蝎1只，鸡蛋1个。在鸡蛋顶部开一小孔，将全蝎洗净后塞入鸡蛋内，小孔向上放入容器内蒸熟。弃蝎食蛋，每日2次，5日为1个疗程。此方可疏风止痒，适用于慢性荨麻疹。

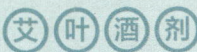
艾叶酒剂

生艾叶10克，白酒100毫升。上药共煎至50毫升。顿服，每日1次，连服3日。此方可祛风散寒，调和营卫，适用于风寒型荨麻疹，症见风块色淡、受凉则发、舌苔淡白。

扁平疣

扁平疣是一种由人乳头状瘤病毒感染引发的良性皮肤赘生物。扁平疣多发于青少年面部、手背部，大都骤然出现，为浅褐色或正常肤色，如针尖至米粒大，表面光滑、边界清楚，损害常为多个，散在或密集，一般无自觉症状或微痒，可自愈，亦可复发。

中医学认为，治疗本病宜散风平肝，清热解毒。

扁平疣的防治妙方有以下几种。

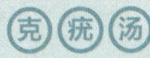
克疣汤

白花蛇舌草、马齿苋、生薏苡仁、板蓝根各30克，土茯苓、牡蛎（先煎）各20克，夏枯草、木贼、紫草各12克，红花、生甘草各6克，赤芍10克。水煎取汁。每日1剂，早、晚分2次服。此方可利湿清热解毒，活血软坚散结，适用于扁平疣。

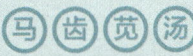
马齿苋汤

鲜马齿苋300克（或干品100克）。水煎取汁，药渣留用。每日1剂，早、晚分2次温服，连服6剂为1个疗程；药渣外敷患处，每日4～6次，每次10～15分钟。此方可解毒消疣，适用于扁平疣。

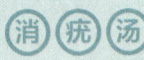
消疣汤

磁石、生牡蛎、紫贝齿各30克，鸡苏散18克，赤芍15克，川芎9克。水煎取汁。每日1剂，10日为1个疗程，最长服3个疗程。此方可活血解毒，镇肝潜阳，适用于扁平疣。

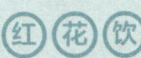
红花饮

红花10克。每日1剂，反复泡开

水。代茶饮，至无色即可丢去。此方可活血消疣，适用于青少年扁平疣。

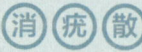
消疣散

板蓝根30克，桑叶、当归、白芍、晚蚕沙、补骨脂各10克，紫草、熟地黄各12克，大青叶15克，生薏苡仁20克。水煎取汁。口服，每日1剂，2周为1个疗程。此方可疏风解毒，调气活血，适用于扁平疣。

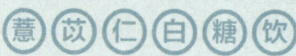
薏苡仁白糖饮

薏苡仁50克，白糖少许。将薏苡仁煮至刚裂开，加入白糖。将薏苡仁与药汁同时服下，每日1剂；儿童用量酌减。此方可解毒消疣，适用于扁平疣。

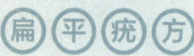
扁平疣方

红花6克，鸡内金1个。用开水冲泡红花，口服，并用鲜鸡内金反复擦皮损处5～10分钟；若为干鸡内金，可用温水泡软后使用。1个月为1个疗程，可连续用2～3个疗程。此方可活血消疣，适用于扁平疣。

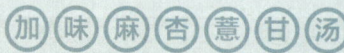
加味麻杏薏甘汤

麻黄、杏仁各9克，苍术15克，薏苡仁45克，板蓝根20克，甘草3克。上药加水煎2次，混合两煎所得药汁。每日1剂，早、晚分2次服，15日为1个疗程。此方可解表利湿，清热解毒，适用于扁平疣。

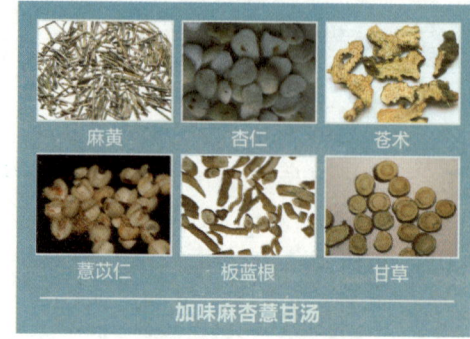
加味麻杏薏甘汤

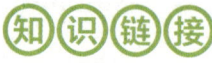

扁平疣患者日常注意事项

扁平疣多发于青少年面部，严重影响容貌美观，因此许多人总想用手把它抓掉。殊不知，这种做法是错误的。因为扁平疣是病毒感染性疾病，具有传染性，用手把它抓破后，它会顺着抓痕的方向生长，越长越多。正确的方法是不去理会它，尽量减少对它的刺激。

另外，使用外用药膏治疗扁平疣时要谨慎。像复方醋酸地塞米松乳膏这类外用药膏属于激素类药物，主要是用来治疗湿疹类皮肤病的，如果用于治疗扁平疣，不仅收不到什么效果，而且还会抑制皮肤免疫系统功能，使疣体短时间内迅速发展。使用外用药物时应选用刺激性小的抗病毒药物。

寻常疣

寻常疣是由人乳头状瘤病毒感染

引起的良性皮肤赘生物，临床表现为米粒至豌豆大的角质增生性突起，边界清楚，表面粗糙。本病好发于青少年，多见于手指、手背等处，皮肤和黏膜的损伤是引起感染的主要原因。更多的人称它为"瘊子"。

寻常疣的防治妙方有以下几种。

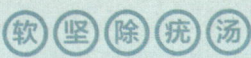
软坚除疣汤

黄芪40克，当归、红花、山豆根各9克，三棱、莪术、昆布、海藻、山慈菇、香附各15克，生牡蛎30克，穿山甲、重楼各20克，木贼草10克。上药加水浸泡30分钟，用小火煎煮40分钟，取汁。早、晚分服。此方可清热解毒，活血散结，益气养血，适用于寻常疣。

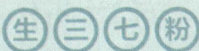
生三七粉

生三七适量。上药研为细末。每次服1克，每日3次；儿童用量酌减；以温开水送服，连服3～5日。此方可活血消疣，适用于寻常疣。

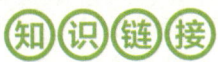
知识链接

星星草籽治寻常疣

星星草是一种生长在华北地区的一年生小草。它的种子呈棕红色，能除寻常疣。星星草籽治寻常疣方法：洗净患处，用消过毒的针把寻常疣顶端挑个小坑，然后敷入洗净的星星草籽，再贴上橡皮膏。一个星期后揭开橡皮膏，寻常疣即随橡皮膏脱落，永不再发，而且不留瘢痕。

斑秃

斑秃俗称"鬼剃头"，是突然发生的局限性斑片状脱发。本病可发生在儿童到成年的任何时期，大多时候是一块如硬币大或更大的圆形脱发斑，严重时会蔓延至整个头皮及身体其他部位，蔓延之处毛发全部脱落。斑秃一般没有其他身体不适，但通常会给患者带来巨大的精神压力。

引起斑秃的原因至今不明。不过，中医学认为，本病与肝肾不足、血热生风、血瘀毛窍有关。

斑秃的防治妙方有以下几种。

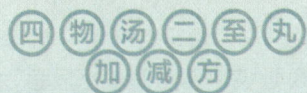
四物汤二至丸加减方

生地黄、熟地黄、墨旱莲、桑椹、制何首乌、黄精、朱茯神各15克，当归、木瓜各9克，磁石30克，砂仁、川芎各6克，白芍12克。水煎取汁。每日1剂，每日2次。此方可补肾荣发，养血宁心，适用于斑秃。

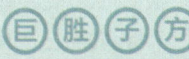
巨胜子方

巨胜子、黑芝麻、桑椹、川芎、酒当归、甘草各9克，菟丝子、何首乌、白芍各12克，炒白术15克，木瓜6克。水煎取汁。每日1剂，每日2次。此方可滋阴补血，乌须生发，适用于斑秃。

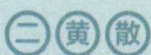

硫黄60克，雄黄30克，猪油适量。将硫黄、雄黄共研为细末，以猪油调匀，备用。将药膏外涂患处，涂时用力按摩，每日换药1次。此方可燥湿祛痰，解毒止痒，适用于斑秃。

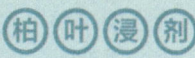

鲜侧柏叶32克，75%乙醇100毫升。鲜侧柏叶泡入75%乙醇中，7日后即可使用。用棉球蘸少许药汁涂患处。此方可清泄肺热，凉血解毒，适用于斑秃。

何首乌、当归各30克，杭白芍12克，鱼鳔胶（烊化）、补骨脂、淡竹叶各9克，菟丝子、枸杞子、牛膝各10克，代赭石6克，连翘心4.5克，炙甘草6克。水煎取汁。每日1剂，每日3次。此方可补养肝血，佐以益肾，适用于斑秃。

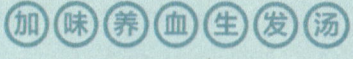

生地黄、熟地黄、鸡血藤、何首乌藤、白芍、桑椹各15克，生黄芪30克，天麻、冬虫夏草、木瓜各6克，墨旱莲、川芎各9克。水煎取汁。每日1剂，每日2次。此方可滋补肝肾，养血生发，适用于斑秃。

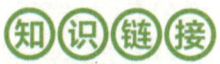

预防斑秃的方法

预防斑秃可从以下三点做起：一是保持头发卫生，不用碱性太强的肥皂洗头发，不滥用护发产品。二是饮食要多样化，克服和改正偏食的不良习惯。精血不足的人宜补充一些补精益血的食物，如海参、胡桃仁等。三是保持良好心情。心神不宁时，可适当服些具有镇静安神作用的食物，如百合莲子粥、酸枣仁汤等。

臭汗症

臭汗症俗称"狐臭"，主要症状是腋窝等褶皱部位散发难闻的气味。腋窝处有大汗腺分布，排出的汗液中往往含有较多的脂肪酸，呈淡黄色，当其浓度达到一定程度时，再经细菌分解，便会产生不饱和脂肪酸，发出难闻的气味。臭汗症影响着患者的生活，严重的会导致患者心理障碍。

臭汗症的防治妙方有以下几种。

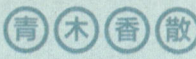

青木香60克，附子、石灰各30

克，矾石15克。上药共研为细末。将药末擦于腋下。此方可收敛干燥，杀毒消毒，适用于臭汗症。

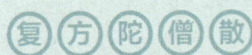

密陀僧、枯矾各30克，冰片6克。上药共研为细末，装入有色玻璃瓶中备用。先用水清洗腋窝，拭干，将药末涂于局部并揉擦片刻。秋、冬季不出汗时，每日涂2次，20日为1个疗程。此方可敛汗，清毒，除臭，适用于臭汗症。

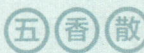

檀香、木香、沉香、零陵香各9克，麝香1克。上药共研为细末，备用。每次取0.15克，以水调为糊状，擦于腋下，每3日1次。此方可芳香辟秽，适用于臭汗症。

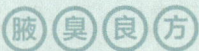

雄黄、煅石膏各120克，白矾240克。上药共研为细末，用水调成糊状，备用。以手指取适量药糊擦在腋窝处，每日2次。此方可敛汗除臭，适用于臭汗症。

密陀僧24克，枯矾6克。上药共研为细末。将药末扑撒在腋窝处，每日1次。此方可敛汗，除臭，适用于臭汗症。

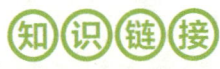

让身体没有异味的方法

臭汗症患者通过一些自我调理方法可以减轻身体的异味。首先，患者应以清淡、易消化的食物为主，少吃葱、蒜、姜、辣椒、香菜等刺激性食物，以免引起内分泌紊乱，使大汗腺分泌异常。其次，注意个人卫生，勤洗澡，尤其注意清洗乳房下、腹股沟、腋窝、脐部等处。最后，患者可使用一些简单的方法来掩盖臭味，如使用止汗剂等。

丹毒

丹毒是一种累及真皮浅层淋巴管的感染，因皮损处色如涂丹，故称丹毒。本病的特点是病起突然，局部皮肤忽起红斑，并迅速蔓延成鲜红一片，稍高出皮肤表面，边界清楚，压之红色减退，放手又显红色；皮损处表皮光亮，灼热肿痛，有的可出现瘀斑、水疱，间有化脓或皮肤坏死。

中医学认为，治疗丹毒以凉血清热、解毒化瘀为总则，根据部位配合疏风、清肝、利湿等。

丹毒的防治妙方有以下几种。

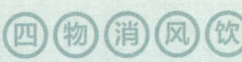

生地黄18克，赤芍、当归、独活、川芎、荆芥、防风各9克，蝉蜕、

薄荷（后下）、柴胡各3克，大枣、白鲜皮各15克。水煎取汁。每日1剂，分2次服。此方可清热解毒，凉血祛风，适用于丹毒。

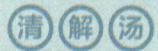 清解汤

金银花、蒲公英、紫花地丁、土茯苓、板蓝根、赤芍各30克，牡丹皮、黄柏、牛膝各15克，薏苡仁、苍术各20克，生甘草10克。水煎取汁。每日1剂，7日为1个疗程，一般连服2个疗程。此方可清热解毒燥湿，凉血活血消肿，适用于丹毒。

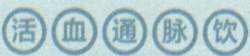 活血通脉饮

赤芍、土茯苓各60克，丹参、金银花各30克，当归、川芎各15克。上药加水煎取药汁400毫升。每日1剂，分2次服。此方可活血化瘀，利湿消肿，适用于属血瘀证之丹毒。

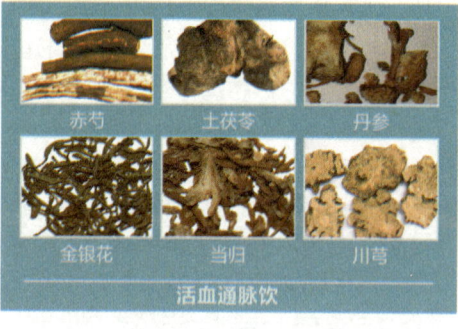
活血通脉饮

萆薢渗湿汤

萆薢20克，薏苡仁、泽泻、赤茯苓各15克，黄柏、牡丹皮、牛膝各10克。水煎取汁。每日1剂，分2次服。此方可清热利湿，活血化瘀，适用于下肢丹毒。

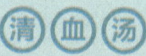 清血汤

蒲公英、紫花地丁、川芎、牡丹皮、七叶一枝花、金银花、当归尾、丹参、赤芍各15克，防风、生甘草各10克。上药加水煎2次，混合两煎所得药汁，药渣留用。每日1剂，分2次服；药渣再煎1次，用药汁湿敷皮损局部；一般用药2~4周。此方可清热解毒，凉血活血，适用于丹毒。

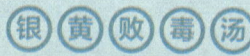 银黄败毒汤

金银花30克，紫花地丁20克，车前草、川牛膝各10克，牡丹皮15克，萆薢、黄芩、生薏苡仁各12克。水煎取汁。每日1剂，早、晚分2次服。此方可清热解毒，凉血化瘀，适用于丹毒。

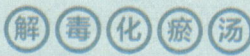 解毒化瘀汤

金银花、连翘、蒲公英、紫花地丁、玄参、赤芍、败酱草各30克，当归12克，蜈蚣3条，甘草6克。水煎取汁。每日1剂，分2次服，10日为1个疗程。此方可清热解毒，凉血消肿，活血化瘀，适用于下肢丹毒。

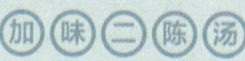 加味二陈汤

陈皮15克，半夏10克，茯苓、白

芥子各12克，甘草、牛膝各6克。水煎取汁。每日1剂，分2次服。此方可健脾祛痰，理气通络，适用于下肢慢性丹毒。

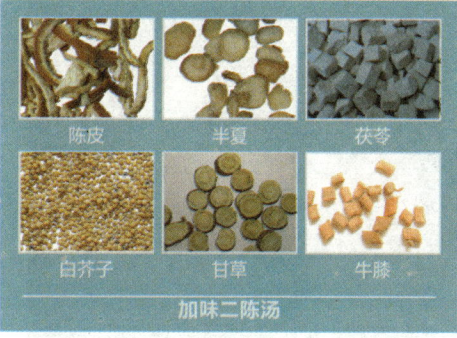

加味二陈汤

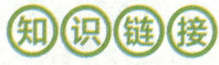

预防丹毒要记住三点

预防丹毒应记住以下三点。

第一，预防脚气。日常养成洗脚的好习惯，保持足部清洁。特别是脚出汗多的人更应注意。袜子也要勤洗、勤换。

第二，防止过度疲劳。日常劳动时间不能过长，劳动量不能过大。过度疲劳会耗损人的精气，使机体免疫力下降，若偶遇皮肤破损即可继发感染，诱发丹毒。因此，平时应该劳逸结合，并加强体育锻炼。

第三，防止再发。丹毒痊愈后常有复发的倾向，所以应注意保护原发部位，不要用力挠，也要防止意外撞伤、蚊虫叮咬等。一旦发现原发部位破损，应及时治疗。

冻疮

冻疮是冬季常见病，寒冷是其发病的主要原因。冻疮一般易发生在气温较低的湿冷环境中，至春季气候转暖后自愈，但下一个冬天如果护理不好会复发。本病多见于儿童、青年女性和血液循环不良的人，好发于手、足、耳郭、面颊等处，初起损害为局限性红斑或暗红色带紫色肿块，有痒感，受热后痒感加剧。重症冻疮会导致皮损处溃烂，流出淡黄色浆液，伴有疼痛。

冻疮的防治妙方有以下几种。

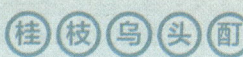

桂枝50克，生川乌、生草乌各30克，细辛、红花、樟脑、冰片各10克，75%乙醇750毫升。将上药浸于75%乙醇中，7日后用纱布过滤，取上清液备用。先清洗皮损处，拭干后擦药汁，每日3~5次。此方可消肿止痒，适用于冻疮初发，疮面溃烂者勿用。

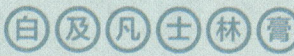

白及10克，凡士林100克。白及研为细末，与凡士林混合调成软膏。将药膏涂于患处，每日3次。此方可收敛止血，消肿生肌，适用于冻疮。

桂枝12克，赤芍、当归各15克，

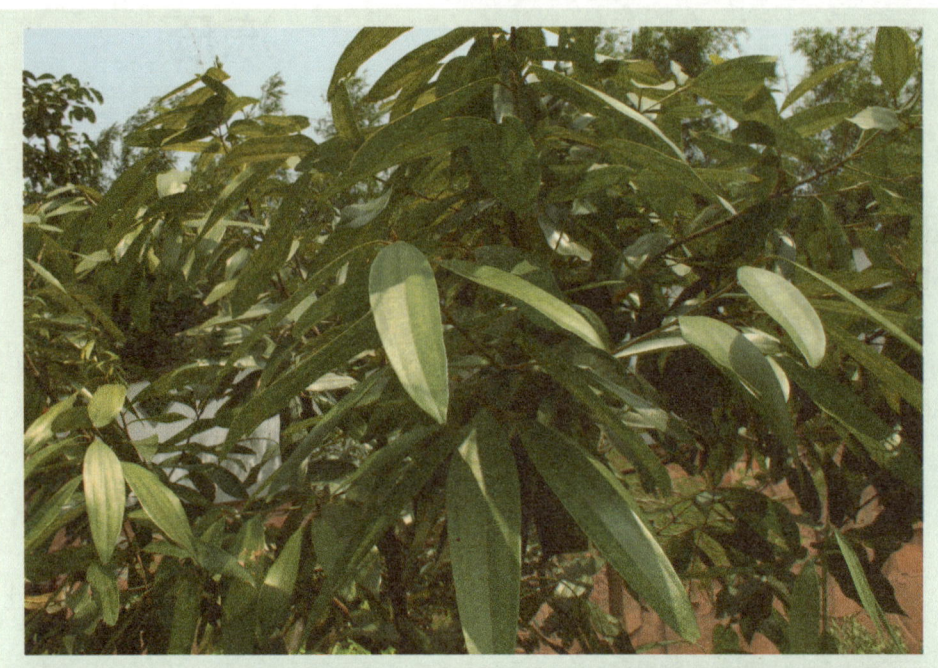
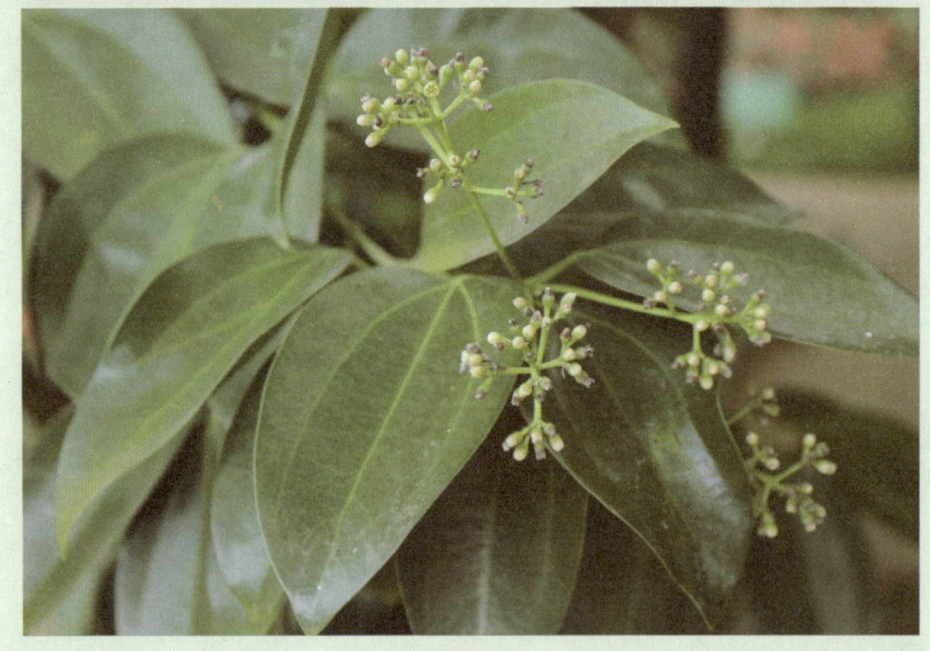
肉桂

炙甘草6克，通草5克，细辛、生姜各10克，大枣5枚。水煎，取汁300毫升。每日1剂，分3次温服，7日为1个疗程。此方可温经散寒，养血通脉，适用于冻疮初发，特别适用于手、足部冻疮。

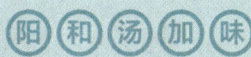

鹿角霜20克，熟地黄15克，麻黄、炙甘草、桂枝、生姜各10克，淫羊藿30克。水煎取汁300毫升。每日1剂，分3次温服，7日为1个疗程。此方可温阳补血，散寒通滞，适用于属阳虚寒凝证之冻疮初发。

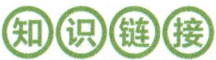

科学预防和护理冻疮

冬季预防冻疮最重要的是保持脚的温暖、干燥，勤换鞋袜，户外运动停下来后要注意保暖。不要用饮酒来御寒及预防冻疮，因为饮酒会加速人体血液循环，将体内热量散发出去，身体反而会更加寒冷；醉酒后大脑对外界环境不敏感，不能及时增添衣物保暖，更容易冻伤。可用生姜涂局部皮肤来预防冻疮。

另外，患上冻疮后，禁止把皮损处直接泡入热水中或用火烤皮损处，这样不仅不能使冻疮好转，反而会加重病情。冻疮溃烂时最好不要用手按摩皮损处，否则容易引起感染。

银屑病

银屑病是一种常见的易复发的慢性炎症性皮肤病，特征性损害为红色丘疹或斑块上覆有多层银白色鳞屑。皮损主要分布于头皮和四肢伸侧，亦可泛发全身。除累及皮肤外，还可侵犯关节，即为关节炎型银屑病；少数患者在红斑基础上还可出现脓疱，即为脓疱型银屑病。本病病程缓慢，容易复发，难以彻底治愈。青壮年发病最多，男性发病人数多于女性发病人数，北方发病人数多于南方发病人数，春、冬季易发或加重，夏、秋季多缓解。其病因和发病机理目前尚未完全明确，一般认为其发病与遗传因素、感染链球菌、免疫系统紊乱、代谢障碍等有关。

在中医学中，银屑病有"松皮癣""牛皮癣""干癣"等多个叫法，多由风邪外侵、情志内伤、饮食失节等引起，有内治、外治等多种治疗方法。

银屑病的防治妙方有以下几种。

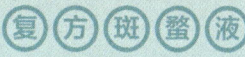

斑蝥12只，大黄、芒硝、金银花、白蒺藜、地肤子、荆芥、苦参各30克，土茯苓60克，白鲜皮20克。上药（芒硝除外）加水2500毫升，煎30分钟，去渣，再放入芒硝，搅拌至溶化，备用。用药汁趁热烫洗皮损处，每日1次。此方可清热解毒，祛风止痒，适用于银屑病。

白鲜皮合剂

徐长卿、蛇床子、苦参、狼毒、白鲜皮、土茯苓、地肤子、补骨脂各20克，木通、当归各15克，白芷12克，细辛、红娘子各6克，轻粉10克，山西老陈醋1000毫升。上药（红娘子、轻粉、山西老陈醋除外）放入山西老陈醋中浸泡7日，再加入红娘子、轻粉，装瓶备用。用时取适量药汁涂于皮损处，每日3次，16～20日为1个疗程。此方可活血燥湿，杀虫止痒，适用于银屑病。

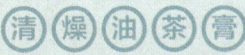
清燥油茶膏

煅蛤粉、煅石膏各30克，青黛12克，黄柏、轻粉各15克，香油、茶水适量。上药（香油、茶水除外）共研为细末，以香油、茶水各半调成药糊，备用。取适量药糊均匀涂于皮损处，每日2次。此方可清热燥湿，适用于银屑病。

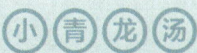
小青龙汤

麻黄、干姜、甘草各6克，桂枝、半夏、白芍、黄芩、栀子各9克，细辛3克。水煎取汁。每日1剂，分次温服。此方可温中化痰，宣肺利湿，适用于银屑病。

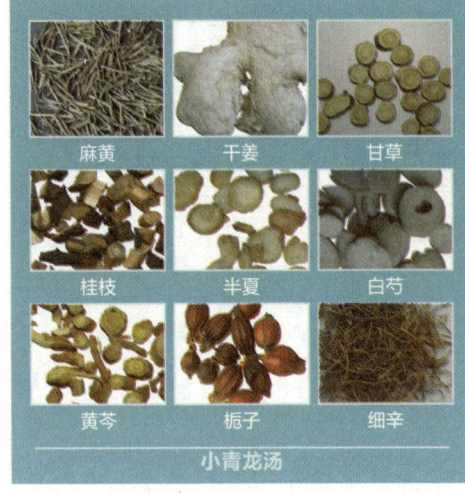
小青龙汤

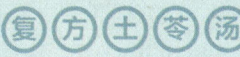
复方土苓汤

土茯苓、补骨脂、莪术、牛蒡子、山楂、丹参各25克，乌梢蛇15克。水煎取汁。每日1剂，分次温服。此方可除湿解毒，活血祛风，适用于银屑病。

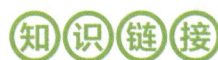
知识链接

银屑病患者可适当多吃的蔬菜

银屑病患者在日常饮食中宜适当多吃一些具有清热解毒作用的蔬菜。

（1）白菜：具有清热解毒、安神的作用，而且含有胡萝卜素、维生素C等多种营养成分。

（2）胡萝卜：含有大量的胡萝卜素，可为人体补充维生素A。

（3）白萝卜：含有钙、磷、胡萝卜素、维生素C等多种营养成分，性味甘凉，可清热润肺、化痰止咳。

（4）茄子：含有丰富的蛋白质、钙、磷、胡萝卜素、维生素C等营养成分，性味甘凉，具有活血凉血、逐风消肿的作用。

（5）芋头：性味甘辛，具有清热解毒、祛瘀消肿、消炎止痛的作用，而且含有丰富的营养成分（如蛋白质、钙、磷、铁及维生素等）。

（6）空心菜：性味甘凉，具有化瘀消肿、清热解毒的作用，而且含有蛋白质、钙、磷、胡萝卜素、维生素C等营养成分。

（7）苦瓜：性味苦凉，具有清热解毒的作用，而且含有蛋白质、钙、磷、胡萝卜素、维生素C等营养成分。

另外，土豆、油菜、黄瓜、丝瓜这几种蔬菜也具有清热解毒的作用，适合银屑病患者食用，有利于提高患者的抵抗力。

白癜风

白癜风是一种后天性色素脱失的皮肤病。其症状是身体暴露、易受摩擦等部位出现白斑，特别是脸部、颈部、腰腹部、手指背部等处。患者一般无自觉症状，但日晒后皮损处可出现灼痛感。皮损为局部色素脱失斑，斑为近圆形、椭圆形，随着病情的迁延，皮损会不断扩大。白斑内的毛发也会变白，白斑边界清楚，日晒后会局部发红或起水疱。

目前认为，白癜风的发病可能与遗传因素、精神因素和内分泌因素等有关。本病发展缓慢，患处皮肤知觉、分泌功能和排泄功能正常。患者要保持心情舒畅，树立战胜疾病的信心，多食维生素含量高的食物，忌烟、忌酒。

中医学认为，治疗本病治疗宜活血祛风。

白癜风的防治妙方有以下几种。

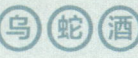

乌梢蛇180克，蒺藜、防风、桂心、五加皮各60克，枳壳、天麻、牛膝、羌活各90克，熟地黄120克，白酒1000毫升。上药（白酒除外）捣为粗末，用纱布包好后放入酒坛内，倒入白酒，浸泡7日，取汁。饮药汁，每日3次，每次15～20毫升；服药期间勿食猪肉、鸡肉等食物。此方可益肾通络，祛风活血，适用于白癜风。

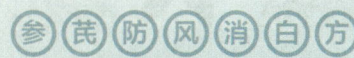

党参15克，黄芪、茯苓、丹参、何首乌、蒺藜各20克，白术、山药、红花、当归、防风、白扁豆各10克，砂仁6克。水煎取汁200毫升。每日1剂，早、晚分2次服；儿童用量酌减。此方可调和脾胃，通络和营，润肤祛斑，适用于白癜风。

养阴活血汤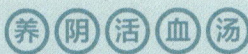

女贞子、墨旱莲、制何首乌、丹参、赤芍、生地黄各30克，牡丹皮、白芷各15克，川芎、紫草、蒺藜各12克。上药水煎3次，每次煎取浓汁500毫升。每日1剂，于饭前分次温服。此方可养阴，活血，行血，适用于白癜风。

盐煮绿豆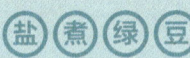

绿豆500克，八角茴香、盐各适量。将绿豆用水泡软后放入锅中，加八角茴香、盐、水，煮到绿豆软烂即成。每日2次，早、晚各吃绿豆25克，10日为1个疗程。此方可益阴清热，适用于白癜风。

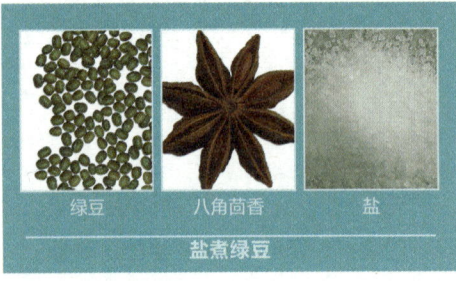

祛风清斑汤

补骨脂、黑桑椹、何首乌各20克，黑芝麻30克，当归、丹参、蒺藜、防风、川芎各15克，红花10克。水煎取汁200毫升。每日1剂，早、晚分2次服，30日为1个疗程；服药期间停用其他药物。此方可补益肝肾，祛风消斑，适用于白癜风。

蒺藜蘸猪肝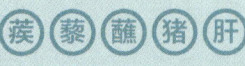

猪肝1个，沙蒺藜60克，盐少许。沙蒺藜拣去杂质，放入锅中炒焦，然后研为细末；再将猪肝洗净，放入锅中，加适量清水和盐，煮至用筷子扎猪肝不出血即可，捞出猪肝，切成薄片即成。用猪肝蘸沙蒺藜末食之，每日2次。此方可滋补阴血，平肝潜阳，适用于精血不足、肝木失养引起的白癜风。

扶正固本汤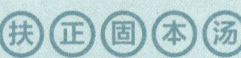

炙黄芪、制何首乌、熟地黄各30克，枸杞子、女贞子各15克，当归12克，补骨脂、桑椹、生甘草各10克。水煎取汁200毫升。每日1剂，早、晚分2次服；儿童用量酌减；1个月为1个疗程。此方可补肾填精，润肤祛斑，适用于白癜风。

皲裂

皲裂是一种常见的手、足皮肤干燥和裂开的疾病，好发于手掌、指尖、足跟等部位，初起时皮肤干燥、角化增厚、皮纹明显，沿皮纹出现裂口，裂口深浅不一，深者可达皮下，有出血、针刺般疼痛。本病常见于成人，多发于冬季。冬季皮肤皮脂等分泌减少，遇到机械性摩擦或牵引就容易引发本病。另外，经常使用碱性肥皂等亦会使皮肤干燥、变厚，失去弹性与韧性，引起皲裂。

中医学认为，本病为气血不和，外受风寒，血脉凝滞，使肌肤失养，治疗时宜温经散寒，活血润肤。

皲裂的防治妙方有以下几种。

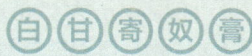

白及、甘草、刘寄奴、甘油（不用纯甘油，要加入一半75%乙醇）、凡士林按2∶2∶1∶20∶20的比例配方。将白及、甘草、刘寄奴分别研为细末，再过120目筛；凡士林加温熔化，冷却。将药末和甘油、凡士林混合均匀，装瓶备用。患处用热水浸泡十几分钟后擦干，剪去硬皮，敷上药膏，早、晚各1次，直至痊愈。此方可益气活血，生肌愈裂，适用于属气虚血瘀证之手、足皲裂。

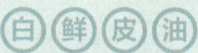

白鲜皮、当归、龙胆草、紫草、苦参、黄柏、威灵仙、地榆各15克，五倍子、白及各10克，菜油适量。前10味药放入菜油中，以油淹过药材为准，静置7日。用棉签蘸药油涂皲裂部位，每日1~2次。此方可除湿，止痒，收敛，润肤，适用于手、足皲裂。

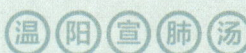

炙麻黄、玄明粉各3克，桂枝4.5

克，桑白皮、桑枝、玉竹、天花粉各12克，杏仁、肉苁蓉、桃仁各9克，红花6克，豨莶草10克。水煎取汁。每日1剂，分2次服。此方可解毒，活血，润肤，适用于属肾虚肺郁证之手、足皲裂。

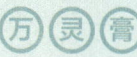

轻粉、红粉各20克，银珠、冰片各10克，凡士林3000克。前4味药共研为细末，过筛后投入已熔化的凡士林中搅匀，装瓶备用。将皲裂部位用温水洗净，涂上药膏，早、晚各1次，7日为1个疗程。此方可温经散寒，通络止痛，收敛止血，适用于属湿热结聚证之手、足皲裂。

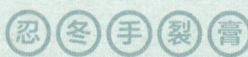

忍冬藤400克，生何首乌、川芎各150克，当归、白及、冰片各100克，麻油2000毫升，黄蜡适量。将前6味药浸泡于麻油中24~48小时，然后加热炸枯，去渣取药油，加入黄蜡，晾凉成膏，装盒备用。先将患部浸入热水中泡数分钟，擦干，取药膏匀擦，再用热水袋敷数分钟；每日2次，14次为1个疗程。此方可收敛止血，温经止痛，适用于属寒凝血瘀证之手、足皲裂。

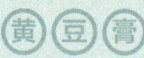

黄豆100克，凡士林200克。将黄

豆洗净，晾干，研为细末，与凡士林混匀，装瓶备用。洗净患处皮肤，擦干，用药膏填平裂口，外用医用纱布敷盖。每隔3日换药1次，一般换药2～4次即愈。此方可润燥消水，祛风润肤，适用于手足皲裂。

口臭

口臭指口中散发出令人难闻的气味。人长期不刷牙会导致口臭，但更多的口臭与某些疾病有关。譬如，牙周炎、牙龈炎等一些口腔疾病常会导致口气难闻，让人难以忍受；邻近口腔的组织疾病（如化脓性扁桃体炎、萎缩性鼻炎等）可导致口臭；急性胃炎、慢性胃炎则会让口腔发出酸臭味；晚期胃癌、糖尿病酮症酸中毒、尿毒症等也会让患者出现口臭。因此，不能忽视口臭，它常是某些疾患的信号。

中医学认为，"脾开窍于口"，口臭病根在于脾，多因积食、脾胃积热等诱发。治疗口臭应以清泄脾胃之火、清积导滞为原则。

口臭的防治妙方有以下几种。

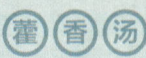
（藿）（香）（汤）

藿香叶9克，石菖蒲3克。水煎取汁。每日1剂，以药汁多次漱口，也可口服。此方可化湿开胃，清新口气，适用于口臭。

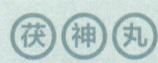
（茯）（神）（丸）

茯神、郁李仁、白术、诃子、陈橘皮各30克，桂心、白槟榔、炒枳壳、缩砂蜜（去皮）各9克，大麻仁（另研）、厚朴（姜汁研）各60克，煨大黄、人参、白鲜皮、地骨皮、芍药、旋覆花各15克。上药共研为末，炼蜜为丸，如梧桐子大。每次服20丸，每日2次。此方可健脾益气，清新口气，适用于口臭。

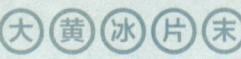
（大）（黄）（冰）（片）（末）

大黄、冰片各适量。大黄炒炭，研末，备用。早晨起床后，取少许大黄炭末，加适量冰片，刷牙漱口。此方可清热祛火，适用于口臭。

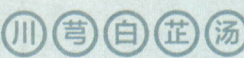
（川）（芎）（白）（芷）（汤）

川芎、佩兰、藿香各9克，细辛、白芷各3克。水煎取汁。每日1剂，以药汁分多次漱口，也可口服。此方可行气开郁，清新口气，适用于口臭。

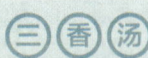
（三）（香）（汤）

木香10克，藿香11克，葛根30克，白芷12克，公丁香6克。水煎取汁。以药汁多次漱口，每日1剂。此方可生津除臭，芳香化湿，适用于口臭。

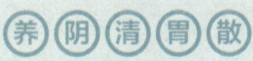
（养）（阴）（清）（胃）（散）

玄参、升麻、生地黄、麦冬、牡

丹皮各10克，芦根30克。水煎取汁。每日1剂，早、晚分服，4日为1个疗程。此方可清新口气，适用于口臭。

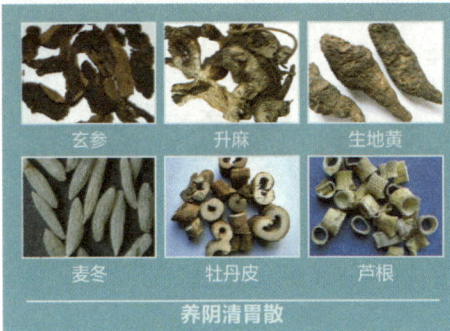
养阴清胃散

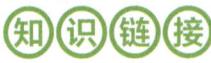
知识链接

让口气清新的小方法

人吃完大蒜、葱后，口腔中常常会产生异味，影响社交。这时，不妨嚼点茶叶，或者吃几枚大枣，嘴里的异味即可消除。喝牛奶也能除去口腔内的大蒜异味。如果在家中，最好的方法是用淡盐水漱口，不仅能除臭，还能杀灭口腔中的细菌。

牙周炎

牙周炎是牙周组织的慢性炎症，常见症状为牙齿松动、牙龈出血、牙龈肿胀、露牙根、牙垢多、口臭等，若病情发展下去，可对牙龈、牙槽骨、牙周膜等造成实质性破坏。牙周炎的主要病因是菌斑和牙石，身体其他疾患也可对牙周炎的发生和发展产生一定的影响。

牙周炎主要见于成人群体，一旦发病，病情可能迅速恶化，治疗不及时常会导致牙齿过早松动、脱落。

牙周炎的防治妙方有以下几种。

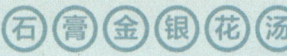
石膏金银花汤

生石膏（先煎）15克，金银花12克，知母9克，谷精草18克，蝉蜕6克，甘草3克。水煎取汁。口服，每日1剂，重症者可每日2剂。此方可消炎止痛，适用于急性牙周炎。

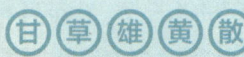
甘草雄黄散

甘草3克，雄黄、冰片各1.5克，滑石粉18克，朱砂0.5克。上药分别研为极细末，混匀，装瓶备用。先刷牙，然后用牙刷蘸药末刷患处，每日早、晚各1次。此方可收敛止血，适用于牙周炎。

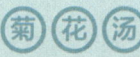
菊花汤

菊花、乌贼骨、生甘草各30克。水煎取汁。每日1剂，早、晚餐前1小时服。此方可清热解毒，补脾益气，

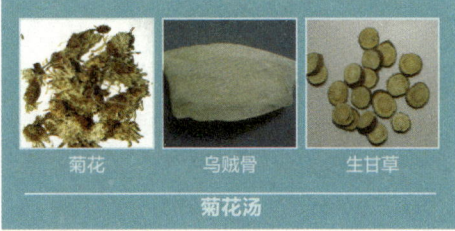
菊花汤

适用于牙周炎。

生地黄、天花粉各20克，牡丹皮、连翘、当归各15克，黄连、升麻、淡竹叶、虎杖、大黄各5～10克，生石膏（先煎）30克。水煎取汁。每日1剂，分3次服。此方可清热解毒，适用于牙周炎所致的牙龈红肿热痛。

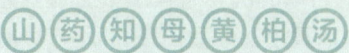

山药、茯苓各12克，知母、黄柏、女贞子、枸杞子、山茱萸、泽泻各10克，生地黄、熟地黄各15克。水煎取汁。每日1剂，分2次服。此方可滋阴降火，适用于牙周炎所致的疼痛。

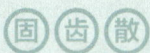

滑石粉18克，朱砂面0.9克，雄黄、冰片各1.5克，甘草粉3克。上药共研为细末，装瓶备用。刷完牙后，以牙刷蘸药末刷患处。早、晚各1次。此方可清热解毒，消肿止痛，化腐生肌，收敛止血，适用于牙周炎。

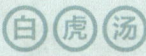

知母、石斛、麦冬各10克，墨旱莲、生石膏（先煎）各30克，怀山药20克，生地黄、酸枣仁各12克，甘草6克。水煎取汁。每日1剂，分2次服，

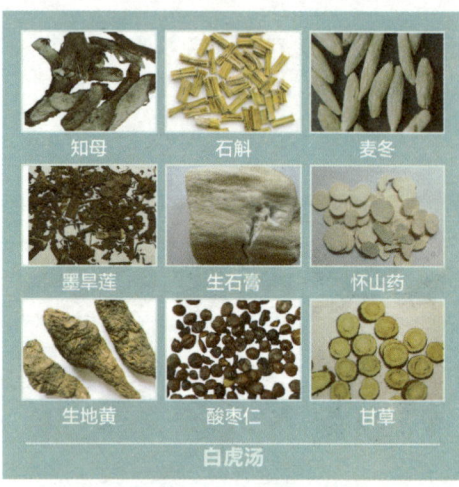

连服10日。此方可清热泻火，除烦生津，适用于牙周炎。

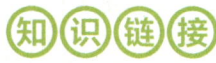

牙周炎的护理小技巧

牙周炎患者在进行药物治疗时，可以采用按摩牙龈的物理方法来促进牙周炎痊愈。具体方法如下。

（1）外按摩法。晚上刷牙后，将右手食指放在牙龈相应的口外皮肤上，做小圆圈旋转按摩，由左至右，由上至下，一个接一个，每个牙龈部位都不放过，各按摩50次。按摩过程中，可用舌头抵牙齿内侧的牙龈，以舌头按摩上下牙龈，也各按摩50次。

（2）口内按摩法。洗手、漱口后，将右手食指放在口内牙龈上，依照外按摩法按摩上、下牙，各按摩50次。

（3）注意饮食。牙周炎患者宜多吃富含纤维的蔬菜，如芹菜等。

青光眼

青光眼是造成人失明的第二大眼科疾病。病发时，眼球内部的眼压增高，且眼球表面硬化，会出现眼睛痛或不舒服，视线模糊，光源四周有光环，瞳孔失去在黑暗中的调节功能等症状。一般情况下，青光眼多见于40岁以上的人群，而且女性患者人数多于男性患者人数。

现代医学和中医学对青光眼都有自己的解释。现代医学认为，青光眼是眼内压过度增高的结果。中医学则把青光眼称为"绿风内障"，认为病起于肝肺瘀热、痰湿功伤，也就是眼内液体调节功能失常，由水毒而引起的眼球疾患。临床研究发现，青光眼的起因很多，特别与精神紧张、营养问题等因素有关。

青光眼的防治妙方有以下几种。

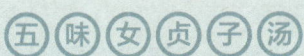

五味女贞子汤

茺蔚子、女贞子各10克，五味子8克，夏枯草12克，茯苓15克。水煎取汁。每日1剂，分2次服。此方可补益肝肾，利水明目，适用于青光眼，伴头晕耳鸣、腰膝酸软、精神乏力等。

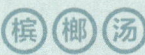

槟榔汤

槟榔9克。水煎取汁。口服，服后若有腹痛、呕吐、恶心等症状均属正常现象。此方可下气破积，清热明目，适用于青光眼。

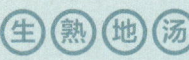

生熟地汤

生地黄、熟地黄各12克，夏枯草、女贞子、黄芩各9克，珍珠、生牡蛎各30克。水煎取汁。每日1剂，分2次服。此方可滋阴补肾，清热明目，适用于慢性青光眼。

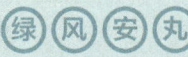

绿风安丸

芦荟、丁香、黑丑各50克，磁石100克。上药共研为细末，混匀，装入空心胶囊内，备用。根据病情，每日早、晚各服3~5粒（重2~4克），餐后1小时服。此方可清热明目，适用于原发性青光眼。

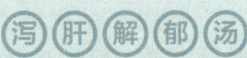

泻肝解郁汤

茺蔚子、桔梗、防风、黄芩、香附、车前子各9克，夏枯草、芦根各30

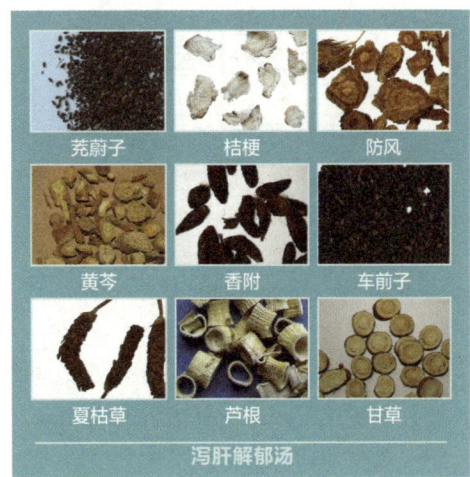

泻肝解郁汤

克，甘草3克。水煎取汁。每日1剂，分2次服。此方可明目益精，适用于青光眼。

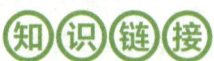

青光眼的日常养护

青光眼的日常养护十分重要，可减缓病情的恶化，降低失明的发生风险。第一，患者要调节心态，保持乐观，不要生气，避免情绪波动过大。情绪波动会引起瞳孔散大，眼压增高，加重病情。第二，患者要起居有常，预防感冒，穿的衣服要宽松，睡眠要充足，不能洗冷水澡。第三，患者要注意用眼卫生，不要在强光下读书，也不要在暗室内停留时间太久。第四，患者要接受正规治疗，与医生随时沟通，定期检查视力、视野及眼底和眼压的变化情况等。

白内障

白内障是眼球内的晶状体受某些因素的影响变得混浊，透明度降低或变得完全不透明的一种眼病。说简单点，白内障就是眼球被蒙上了一层不透明的膜，使人视物不清或完全失明。

白内障病因复杂，可分为先天性、外伤性、并发性、中毒性、电光性、放射性等。在多种类型的白内障中，老年性白内障最为常见。一般来讲，老年性白内障是晶状体新陈代谢障碍所致，可分为四期。

第一，初发期：晶状体周边开始变得混浊，但中间是透明的，视力不变。

第二，膨胀期：晶状体日益膨胀，混浊加剧，视力逐渐下降。

第三，成熟期：晶状体已变得完全混浊，视力消失，但仍有光感。

第四，过熟期：晶状体皱缩变小，皮质可出现液化，晶状体核可能已产生沉积。

白内障的防治妙方有以下几种。

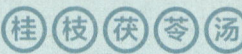

桂枝、牡丹皮、赤芍、茯苓、泽兰各9克。水煎取汁。每日1剂，分2次服。此方可软坚化翳，适用于老年性白内障。

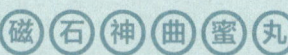

磁石60克，琥珀粉、生蒲黄各15克，朱砂30克，神曲120克。上药共研为细末，炼蜜为丸。每日3次，每次9克。此方可祛障明目，适用于白内障。

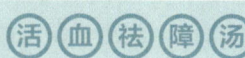

桃仁、白芍、神曲、益智仁、桑椹、菊花、夜明砂、青葙子各10克，红花、蝉蜕、陈皮、川芎、白蒺藜、磁石各6克，当归12克，熟地黄、决明子、枸杞子、丹参各15克。水煎取汁。每日1剂，分2次温服，4个月为

1个疗程。此方可滋补肝肾，退翳明目，活血化瘀，适用于老年性白内障。

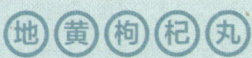
地黄枸杞丸

生地黄、熟地黄、玄参、钩藤、麦冬各20克，白芍、茺蔚子各15克，车前子、当归、云茯苓、菊花、青葙子、决明子各12克，防风、红花、香附各10克，石决明30克。上药研末，水泛为丸，青黛为衣。每日2次，每次服6～10丸。此方可滋肝养肾，祛障明目，适用于未成熟的白内障。

补消汤

熟地黄、何首乌、枸杞子、黄精各15克，菟丝子、云茯苓、楮实子各12克，昆布、海藻各10克。水煎取汁。每日1剂，分2次温服。此方可滋补肝脏，软坚化翳，适用于老年性白内障。

化翳汤

生石决明30克，决明子15克，谷精草、生地黄、赤芍、女贞子、密蒙花、菊花、沙苑子、白蒺藜、党参、黄芪、黄芩各12克，炙甘草6克。水煎取汁。每日1剂，分2次温服。此方可滋补肝肾，以补中益气为主，以平肝潜阳、退翳明目为辅，适用于老年性白内障。

耳鸣、耳聋

许多人40岁以后听力减退，会出现耳鸣、耳聋。耳鸣指人在没有任何外界刺激条件下所产生的异常声音感觉。耳聋指听力减退或完全失去听力。耳聋可分为突发性耳聋、药物中毒性耳聋、神经性耳聋等。突发性耳聋发病急骤，往往1小时或1周后病情加重，病发时有眩晕感，甚至能听到耳内"呼"或"咔嗒"一声，此声过后即感耳聋。药物中毒性耳聋主要表现为听觉系统的慢性中毒，多在用药后1～2周出现，并逐渐加重，多表现为双耳耳聋。神经性耳聋指内耳听觉神经、大脑的听觉中枢发生病变，从而引起听力减退甚至消失，常常伴有耳鸣、耳内闷塞感，有的人还会出现眩晕、恶心及呕吐等症状。

中医学认为，耳为肾的外窍，胆及三焦等的经脉会于耳中，所以耳鸣、耳聋多与肾、胆、三焦的异常有关。

耳鸣、耳聋的防治妙方有以下几种。

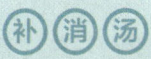
芍红汤

赤芍、红花、桃仁、没药、白芷各9克，川芎、水蛭各6克，三七、干姜各3克，大枣15克。水煎取汁。口服，每日1剂。此方可活血化瘀，清热凉血，适用于突发性耳聋，有脑血管疾病者不宜服。

血府逐瘀汤加减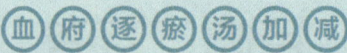

生地黄、枳壳、当归、赤芍、川芎各9克,桔梗、柴胡、甘草、桃仁、红花各6克,牛膝、丝瓜络各20克,路路通10克,石菖蒲15克。水煎取汁。每日1剂,分2次服。此方可活血化瘀,通络开窍,适用于神经性耳聋。

耳鸣耳聋方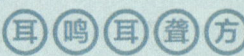

熟地黄50克,黄柏、石菖蒲各9克。上药放入砂锅内,加水500毫升,浓煎至250毫升,取汁。每日1剂,温服。此方可滋阴去火,适用于阴虚火旺所致的耳鸣、耳聋。

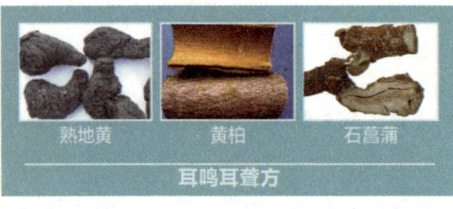

熟地黄　黄柏　石菖蒲
耳鸣耳聋方

耳鸣方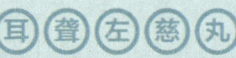

冰片1克,石菖蒲2克,麝香0.5克。石菖蒲研为细末,与冰片、麝香一起用医用纱布包好。将药包塞入一耳内,双耳交替塞,耳鸣止即取出。此方可开窍醒神,适用于耳鸣。

耳聋左慈丸

煅磁石20克,熟地黄160克,制山茱萸、山药各80克,牡丹皮、茯苓、泽泻各60克,竹叶柴胡20克。上药共研为细末,水蜜为丸,丸重9克,备用。每次服1丸,每日2次。此方可滋肾平肝,适用于耳鸣、耳聋、头晕目眩。

菖蒲根饮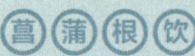

石菖蒲根6～15克。水煎取汁。每日1剂,顿服,连服数日。此方可开窍醒神,宁神益志,适用于神经性耳聋。

清耳增听汤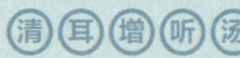

金银花、龙胆草、胡黄连、栀子、紫草、石菖蒲各6克,杭菊花、连翘、骨碎补、荷叶各10克,乳香2克。水煎取汁。口服,每日2剂。此方可清热滋阴,适用于耳聋、耳流脓、头部欠清朗感。

中耳炎

中耳炎是鼓室及耳咽管的炎症,有急性和慢性之分。急性中耳炎多由细菌感染引起,常见致病菌为肺炎链球菌、流感嗜血杆菌等,症见耳部持续性隐隐疼痛、听力下降、耳鸣。急性中耳炎治疗不彻底会变成慢性中耳炎。慢性中耳炎很难治愈,常会导致耳聋。

8岁以下儿童易发中耳炎,发病时表现为不明原因的摇头、哭闹不安等。若病情继续恶化下去会出现恶心、呕吐、腹泻等症状。

中医学将中耳炎称为"耳脓""耳疳",认为其是由肝胆湿热、邪气盛行引起。治疗中耳炎有实证、虚证之分。实证表现为耳内胀闷、耳痛耳鸣、面色红赤、耳道脓液黄稠,多见于急性化脓性中耳炎;虚证表现为耳道脓液清稀、耳聋耳鸣、面色萎黄、头昏眼花、四肢乏力。

中耳炎的防治妙方有以下几种。

蒲公英适量。将蒲公英洗净,晾干,捣成糊状,挤出汁,备用。清洁耳道,用滴管将蒲公英汁滴入患耳孔,早、中、晚各滴1次。此方可清热解毒,消肿散结,适用于化脓性中耳炎。

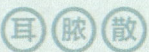

煅水龙骨、海螵蛸、飞青黛、石榴花瓣(炙脆)、五倍子(炒黄)各3克,枯矾、煅黄鱼齿、细薄荷各1.5克,梅片、黄连、蛀竹屑各0.9克。上药共研为细末,备用。清洁耳道,取少许药末吹入耳内。此方可行气活血,消肿散瘀,适用于化脓性中耳炎。

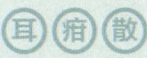

五倍子、海螵蛸、枯矾、龙骨、黄连各6克,冰片0.6克。先将五倍子研碎,海螵蛸去皮,与枯矾、龙骨、黄连、冰片共研为极细末,备用。先用过氧化氢溶液将耳道内外的脓液清洁干净,再以消毒棉花卷条蘸药末塞入耳中,每日3～5次。此方可清热泻火,解毒燥湿,祛腐生肌,适用于慢性化脓性中耳炎。

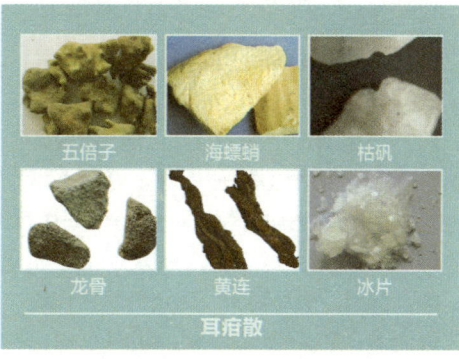

耳疳散

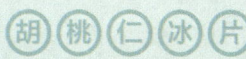

胡桃仁3个,冰片3克。将胡桃仁挤压出油,加入冰片,调匀备用。用时洗净耳内外,拭干耳道,将药油滴于耳内。每日1次或2次,5～10日可愈。此方可清热,消肿,适用于化脓性中耳炎。

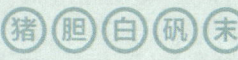

猪胆1个,白矾9克。将白矾捣碎,放入猪胆内,阴干(或烘干)后研为细末,过筛备用。用时以过氧化氢溶液清洗耳朵,拭干脓液,然后吹入药末。每隔2日用药1次。此方可清热解毒,消肿止痛,适用于化脓性中耳炎。

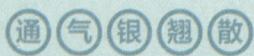

通气银翘散

金银花20克，川芎15～25克，连翘、赤芍各15克，石菖蒲30克，桔梗、柴胡各6克，菊花、香附、泽泻各10克。水煎取汁。每日1剂，早、晚分2次服。此方可行气活血，疏肝清热，利湿通窍，适用于非化脓性中耳炎。

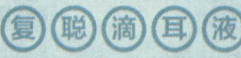

复聪滴耳液

石菖蒲、地龙各9克，全蝎3只，55度的白酒100毫升。将石菖蒲、地龙、全蝎浸泡于白酒中，密封，每日摇晃2次，7日后取上清液装入小塑料瓶中，备用。患耳朝上，清洁外耳道，往耳内滴入2滴药汁，然后侧卧1小时。每日1次。此方可通络开窍，适用于急性非化脓性中耳炎。

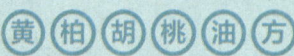

黄柏胡桃油方

胡桃油120毫升，黄柏、五倍子各9克，薄荷油1克，冰片4.5克。先将黄柏、五倍子切片，然后用胡桃油炸至焦黄，去渣过滤，冷却后加入薄荷油、冰片，拌匀后装瓶备用。清洁患耳，然后滴入药油少许，每日3次。此方可清热解毒，消肿止痛，适用于中耳炎。

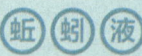

蚯蚓液

蚯蚓5条，白糖10克。将蚯蚓剖开，洗净，放入白糖，半个小时后用纱布滤出清液。将滤液滴入患耳内，每次4滴，每日3次。此方可通络清热，适用于中耳炎。

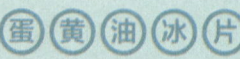

蛋黄油冰片

冰片粉2克，鸡蛋3个。鸡蛋煮熟，取蛋黄放入铁锅中，用小火煎出蛋黄油，然后与冰片粉拌匀，备用。用棉球拭干耳内脓液，滴入药油。每日3次，直到痊愈。此方可消肿止痛，适用于化脓性中耳炎。

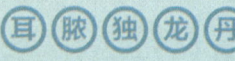

耳脓独龙丹

生川乌（去皮、脐）适量。将生川乌研为细末。取少许药末吹入耳中。此方可敛疮止痛，适用于中耳炎，症见耳中脓血一直流。